食物と栄養学基礎シリーズ **4**

食べ物と健康

吉田 勉 監修

佐藤隆一郎・加藤久典 編

学文社

監修のことば

　監修者は，学文社から必要に応じて何冊かの教科書を長年にわたり刊行してきたが，2011年春に学文社から新たな企画についての相談を受けたため，現在の自分として監修可能な分野につき，シリーズを企画することとした。まず，企画の内容を深める前に，厚生労働省の管理栄養士国家試験出題基準（ガイドライン）を参考にしながら，これまでに自分がかかわった学文社の既刊の刊行書籍を調べたところ，未刊行の分野がかなり多いことを知った。そこで，それらの中で，監修者として関与できると思われる領域の中でも特にコミットしやすい分野から，この度のシリーズを手がけることにしたのである。それゆえ，これらのシリーズは上記ガイドラインに準拠してはいるが，それだけに捉われることなく随所に新知見を取り入れてある。その上で，単に専門分野を目指す方々のみならず，広く一般にも興味が湧くような内容を加える努力もなされている。

　本書の作成に当たっては，気鋭の研究者でありまた優れた教育者でもある佐藤隆一郎教授および加藤久典教授が編集の労を取られて，姉妹編の『基礎栄養学』と同時に出発することができた。両教授は大学院生の頃から，当時は現役であった監修者の勉強会（ゼミ）に講師などとして参加頂いて以来，長らくご厚誼を願っている先生方である。両教授ともご多忙な公務を縫いつつ本書の刊行作業を精力的に進められた。その結果，幾多の優れた気鋭の執筆者にご参加願った上で，ここに充実した内容の『食べ物と健康』が刊行されたことに対し，厚く御礼申し上げたい。

2012年3月

監修者記す

編者のことば

　今からおよそ100年前，東京大学農学部教授であった鈴木梅太郎博士は，江戸時代以来，国民病として日本人を悩ませ続けてきた脚気の原因物質として，米ぬかよりオリザニン（後のビタミンB_1）を発見した。ビタミンという概念のない時代に，食品中に健康に必須な有効成分の存在することを明らかにした先駆的な研究であった。後に，ビタミン発見の成果に対して2人の欧米人にノーベル生理学・医学賞が授与されたが，残念なことに，そこに鈴木博士の名前はなかった。

　同じくおよそ100年前，東京大学理学部教授であった池田菊苗博士は，昆布よりうま味成分としてグルタミン酸を精製し，特許を取得し，人工調味料として工業生産されるに至った。現在では，味覚として甘味，酸味，苦味，塩味に加えてうま味は世界的に認知され，Umamiという単語は国際語として通用するまでになった。

　時を隔て20世紀の終盤近くになり，日本の栄養・食品科学者らが，食品は一次，二次，三次機能をもつことを提唱した。栄養成分としての一次機能，味覚・おいしさなどの二次機能に加えて，積極的に健康を維持し，疾病への罹患を未然に防ぐ三次機能が存在することを示した。この概念は広く認められ，本書の題名である「食べ物」と「健康」は密接な関係をもつことに疑いを持つ者はいない。

　超高齢社会を迎える日本において，今後ますます医療費の総額が膨れ上がることが予想されている。疾病を治療することが薬の役目であるならば，疾病発症を遅延させ，発症を未然に防ぐのは，まぎれもなく食べ物の役目である。医療費の膨大化を防ぐためにも，「食べ物と健康」の関係を理解し，健康維持にふさわしい食生活を構築することが，国民全員に求められている。そのような意味からも，気鋭の執筆者らによって書かれた本書を是非とも隅々まで読まれ，「食べ物と健康」について理解を深めて頂きたい。

　本書は，監修者であられる吉田勉先生のご発案で企画されたものであり，出版に際しては学文社の田中千津子社長ならびに編集部の椎名寛子氏のご尽力のもと完成に至ったこと，お礼申し上げる。

2012年3月

編者を代表して　　佐藤　隆一郎

目　次

1　人間と食物

1.1　食文化と食生活 ……………………………………………………………… 1
　1.1.1　食物の歴史的変遷 …………… 1　　1.1.2　食物連鎖 …………………… 3
　1.1.3　食品と栄養 …………………… 4
1.2　食生活と健康 …………………………………………………………………… 5
　1.2.1　食生活と健康維持・管理 …… 5　　1.2.2　食生活と生活習慣病 ……… 6
　1.2.3　食嗜好の形成 ………………… 7
1.3　食料と環境問題 ………………………………………………………………… 9
　1.3.1　フードマイレージの低減 …… 9　　1.3.2　食料生産と食料自給率 …… 11
　1.3.3　地産地消 …………………… 11　　1.3.4　食べ残し・食品廃棄の低減 …… 12

2　食品の分類と食品の成分

2.1　分類の種類 …………………………………………………………………… 15
　2.1.1　生産様式による分類 ……… 15　　2.1.2　原料による分類 …………… 15
　2.1.3　主要栄養素による分類 …… 15　　2.1.4　食習慣による分類 ………… 16
　2.1.5　その他の分類 ……………… 17
2.2　食品成分表 …………………………………………………………………… 18
　2.2.1　食品成分表の構成と内容 … 18　　2.2.2　食品成分表の成分値の分析原理 … 21
　2.2.3　日本食品標準成分表準拠アミノ酸成分表2010 … 23　　2.2.4　五訂増補日本食品標準成分表脂肪酸成分表編 … 23
2.3　植物性食品 …………………………………………………………………… 24
　2.3.1　穀　類 ……………………… 24　　2.3.2　いも類 ……………………… 30
　2.3.3　豆　類 ……………………… 33　　2.3.4　種実類 ……………………… 36
　2.3.5　野菜類 ……………………… 38　　2.3.6　果実類 ……………………… 44
　2.3.7　きのこ類 …………………… 49　　2.3.8　藻　類 ……………………… 52
2.4　動物性食品 …………………………………………………………………… 54
　2.4.1　肉　類 ……………………… 54　　2.4.2　魚介類 ……………………… 59
　2.4.3　乳　類 ……………………… 65　　2.4.4　卵　類 ……………………… 70
2.5　油脂，調味料，香辛料，嗜好飲料 ………………………………………… 74
　2.5.1　食用油脂 …………………… 74　　2.5.2　甘味料 ……………………… 77
　2.5.3　調味料 ……………………… 80　　2.5.4　香辛料 ……………………… 82
　2.5.5　嗜好飲料 …………………… 84
2.6　微生物利用食品 ……………………………………………………………… 86
　2.6.1　アルコール飲料 …………… 86

3　食品の機能

- 3.1　はじめに……91
- 3.2　栄養素の働き──一次機能……91
  - 3.2.1　たんぱく質……92
  - 3.2.2　炭水化物（糖質，食物繊維）……93
  - 3.2.3　脂質……95
  - 3.2.4　ビタミン……97
  - 3.2.5　ミネラル……98
- 3.3　嗜好成分の働き──二次機能……100
  - 3.3.1　色素……100
  - 3.3.2　呈味成分……102
  - 3.3.3　香気・におい成分……104
  - 3.3.4　テクスチャー……105
- 3.4　機能性成分の働き──三次機能……106
  - 3.4.1　機能性食品と特定保健用食品……106
  - 3.4.2　腸管吸収前に機能する成分……107
  - 3.4.3　消化管吸収後に機能する成分……108
- 3.5　おわりに……111

4　食品の安全性

- 4.1　食品衛生と法規……113
  - 4.1.1　食品衛生とは……113
  - 4.1.2　食品の安全性の確保に関するリスク分析……113
  - 4.1.3　食品安全基本法と食品衛生法……114
  - 4.1.4　食品衛生関連法規……115
  - 4.1.5　食品衛生行政組織……115
  - 4.1.6　食品衛生に係わる人びと……116
  - 4.1.7　国際機関……117
- 4.2　食中毒……117
  - 4.2.1　食中毒とは……117
  - 4.2.2　食中毒の発生状況……118
  - 4.2.3　食中毒と季節……119
  - 4.2.4　微生物性食中毒……119
  - 4.2.5　自然毒食中毒……123
  - 4.2.6　化学性食中毒……126
- 4.3　食品による感染症・寄生虫症……128
  - 4.3.1　経口感染症……128
  - 4.3.2　食中毒と経口感染症……129
  - 4.3.3　人畜共通感染症……129
  - 4.3.4　食品から感染する寄生虫症……129
- 4.4　食品の変質……129
  - 4.4.1　腐敗……130
  - 4.4.2　油脂酸敗……130
  - 4.4.3　トランス型不飽和脂肪酸(トランス脂肪酸)……130
  - 4.4.4　食品の変質防止法……131
  - 4.4.5　鮮度・腐敗・酸敗の判定法*……134
  - 4.4.6　食品成分の変化により生ずる有害物質……135
- 4.5　食品中の汚染物質……136
  - 4.5.1　かび毒（マイコトキシン）……136
  - 4.5.2　化学物質……138
  - 4.5.3　放射性物質……139
  - 4.5.4　混入異物……141
- 4.6　食品添加物……141
  - 4.6.1　食品添加物とは……141
  - 4.6.2　食品添加物のメリットとデメリット……141
  - 4.6.3　食品添加物の分類……142
  - 4.6.4　食品添加物種類と用途……142
  - 4.6.5　食品添加物の指定と削除……142
  - 4.6.6　食品添加物公定書……142

目　次

4.6.7	食品添加物の表示方法……144	4.6.8	食品添加物の安全性の評価……144
4.6.9	食品添加物の使用基準……146		

4.7　その他の食品の安全性問題……………………………………………146
　　4.7.1　遺伝子組み換え食品……146　　4.7.2　食物アレルギー……………147
4.8　食品衛生管理………………………………………………………………147
　　4.8.1　HACCPの概念……………147　　4.8.2　食品工場における一般衛生管理事項…148
　　4.8.3　家庭における衛生管理……148　　4.8.4　残留農薬のポジティブリスト制度……149
　　4.8.5　国際標準化機構……………149

5　食品の表示と規格基準

5.1　表示の種類………………………………………………………………153
　　5.1.1　品質表示基準………………153　　5.1.2　成分表示(栄養成分表示,アレルギー表示,添加物表示)…155
　　5.1.3　原産地・原産国表示………161
5.2　栄養・健康に関する表示の制度………………………………………161
　　5.2.1　特定保健用食品……………161　　5.2.2　栄養機能食品………………166
　　5.2.3　特別用途食品………………166　　5.2.4　いわゆる健康食品…………168
　　5.2.5　関連法規……………………169　　5.2.6　国際的整合性………………176
5.3　その他の食品基準………………………………………………………177
　　5.3.1　製造・加工・調理基準……177　　5.3.2　成分基準……………………178
　　5.3.3　保存基準……………………181　　5.3.4　器具・容器包装の安全性基準…181

6　食品の生産・加工・保存・流通と栄養

6.1　食品加工の意義・目的…………………………………………………184
　　6.1.1　意義・目的ならびに成分変化…184　　6.1.2　加工による利便性の向上……186
6.2　農産物の加工貯蔵による成分変化と栄養……………………………187
　　6.2.1　穀　類………………………187　　6.2.2　豆類および大豆……………190
　　6.2.3　いも類………………………192　　6.2.4　野菜および果物……………194
6.3　畜産物の加工，貯蔵による成分変化と栄養…………………………197
　　6.3.1　食肉製品……………………197　　6.3.2　乳製品………………………200
　　6.3.3　卵と卵加工品………………206
6.4　水産食品の加工と栄養成分……………………………………………207
6.5　成分間反応とメイラード反応…………………………………………209
6.6　保存と栄養………………………………………………………………210
　　6.6.1　食品の劣化要因と保存方法……210　　6.6.2　包　装………………213

7　食事設計と栄養・調理

7.1　食事設計の基礎…………………………………………………………216
　　7.1.1　食事設計の意義・内容……216　　7.1.2　食べ物のおいしさ…………216
7.2　調理の基本………………………………………………………………218

7.2.1	調理の意義……………………218	7.2.2	調理操作……………………218
7.2.3	食品の特性に応じた調理の特性…225		

7.3 調理操作による食品成分の変化と栄養……………………………………………232

7.3.1	炭水化物………………………232	7.3.2	たんぱく質……………………232
7.3.3	脂　質…………………………232	7.3.4	ビタミン………………………233
7.3.5	ミネラル………………………233	7.3.6	酵　素…………………………234
7.3.7	その他の成分…………………234		

7.4 献立作成…………………………………………………………………………………235

7.4.1	食品構成の作成………………235	7.4.2	献立作成条件と手順……………235
7.4.3	供食，食卓構成，食事環境………236		

索　引…………………………………………………………………………………………239

1 人間と食物

1.1 食文化と食生活
1.1.1 食物の歴史的変遷
(1) 日本の食文化の形成と展開

　日本は山国で豊かな水に恵まれ，周りを海に囲まれた島国である。東アジアモンスーン地帯に属する高温多湿の気候により，水田稲作中心の農耕文化が形成された。南北に細長い地形は，四季折々の野菜・果物・いも・きのこなどの多彩な食材を利用でき，清浄で豊富な水は田畑の作物や淡水産の藻類・魚介類を育てた。日本の周りには暖流の黒潮と対馬海流，寒流の親潮とリマン海流があり，暖流と寒流がぶつかる良い漁場となっているため，多種類の魚介類を利用することが可能だった。米は小麦よりも栄養価の高いたんぱく質をもつので，小麦のように卵や乳のようなたんぱく質食品と組み合わせる必要がなく，たくさん食べれば単食でも生きていける。このようにして，主食を多食して副食と分けた日本の食文化が発展した。ただし，白米を常時食べることができたのは，富裕層か一部の都市住民に過ぎず，大部分の人の日常食は，麦，アワ，ヒエなどを混ぜたもので，一般庶民が白米を主食にできたのは，昭和30年に入ってからのことである。

　弥生時代にはすでに銘々の器があり，清少納言の「枕草子」に登場する膳部は飯と汁と菜でなりたっていることから，平安時代には日本食の原型が出来あがっており，遅くても鎌倉時代には，日本料理の定番となる一汁三菜（飯，汁，主菜，副菜，副々菜（香の物））の食膳形式が成立していたと考えられている。日本では，675年の天武天皇による肉食禁止以来，肉食禁忌の意識が定着しており，明治維新による肉食解禁まで，主菜となる動物性たんぱく質は魚介類に頼っていた。副菜や副々菜の野菜，海藻，いも，豆類からビタミン・ミネラル，汁・菜の大豆から植物性たんぱく質が摂取できる一汁三菜の食膳形式は，栄養バランスのよい日本型食生活の基礎となっている。

(2) 明治維新から戦後〜現代

　明治維新の後，明治政府は富国強兵のため西洋文明の積極的な導入をはかり，肉食と西洋料理やそれらの食材を推奨した。明治以降になるとコロッケ，カレーライス，トンカツなど和洋折衷の料理が生まれ，一般にも広まるが，都市以外の農山漁村部では昭和初期まで自給自足の穀類や野菜を主とした粗食であった。

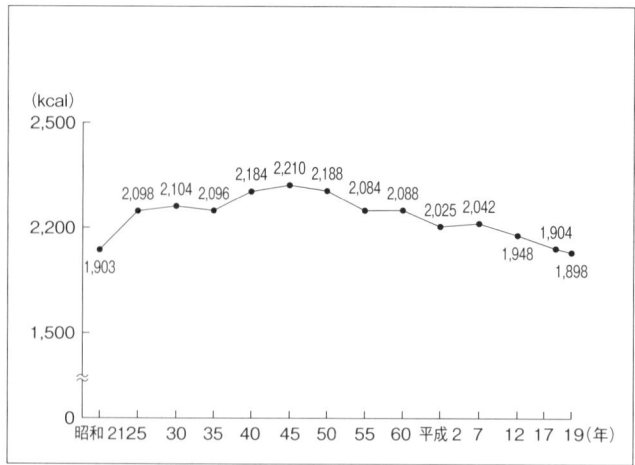

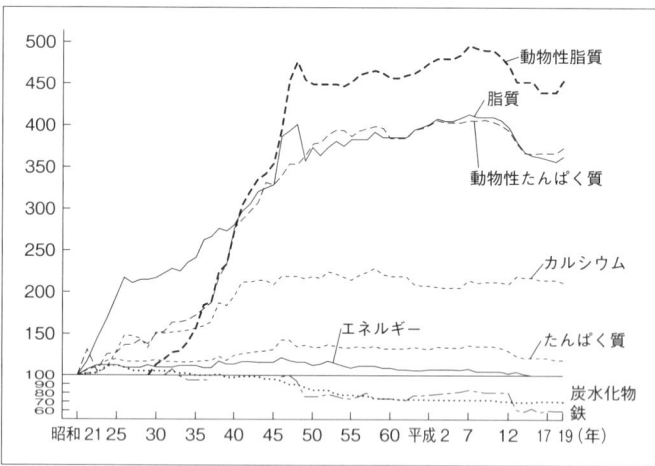

注）動物性脂質については昭和27年=100，鉄については昭和30年=100としている。

図1.1　エネルギーと栄養素摂取の年次変化

その後の第二次世界大戦中から戦後5年間は深刻な食糧不足に陥ったが，アメリカからの食糧物資の流入，戦後の経済復興により，獣肉や小麦・乳製品等の新しい食品や大量生産された加工食品が都市のみならず農山漁村部においても日常に使われるようになった。1960年に国民所得倍増計画が打ち出され高度経済成長が進むと，貿易拡大，国民の所得増，消費拡大に伴い，総エネルギー摂取量，たんぱく質摂取量，特に動物性たんぱく質が急増し，1911年には1日3gであった動物性たんぱく質摂取量は1975年には40gになり，動物性たんぱく質：植物性たんぱく質摂取比率も1：1になった（図1.1）。1964年の東京オリンピック，1970年の世界万国博覧会の開催以降には，ファーストフードや多国籍多種類の食が広まった。

(3) 現代日本の食事情とその問題点

1970年代後半から主食であるコメの摂取量の低下に伴いエネルギー摂取量の減少がみられるが，主な栄養素の摂取には大きな差はない。しかし，食生活の簡便化や多様化が進み，冷凍食品や加工済み食品の利用，中食（惣菜や弁当を買って家で食べる）や外食が普及した。社会環境の変化により，家庭で食事を作り家族そろって同じものを食べるという機会も少なくなった。子どもも大人も忙しく，朝食の欠食や孤食や個食という問題もおきている。食糧自給率が低いにも関わらず，好きなものを好きな時に好きなだけ食べられる飽食の現代において，ビタミン・ミネラルの欠乏や肥満や摂食障害などの問題もある。日常食のバランスを改善し，豊かな食生活を送るためには，伝統的な日本の食事構成を再考することも必要である。2005年には**食育基本法***が制定され，子どもたちが豊かな人間性をはぐくみ，生きる力を身に着けるために食に関する総合的な教

***食育基本法**　食をめぐるさまざまな問題の解決を目指した取り組みが食育であり，国民運動として国民一人ひとりが健全な食生活の実践を目指して自ら取り組み，食育の推進に資することができるように，2005年に食育基本法が制定された。食育を総合的かつ計画的に推進するために，国，地方公共団体，教育関係者，農林漁業関係者，食品関係事業者，国民等がそれぞれ定めた基本理念に沿って取り組むことになった。

育を行う取り組みが始められた。

1.1.2 食物連鎖
(1) 食物連鎖とは

生物はさまざまな形で自分以外の生物に依存して生きている。生態系は，光合成により無機物から有機物を作り出す生物（生産者），生産者がつくった有機物を消費する生物（消費者），生物の遺体や排出物を無機物に分解する生物（分解者）と無機的環境からなっている（図1.2）。食物連鎖とは，生物群集の中における食べる―食べられる，の関係によるつながりをいい，実際には「鎖」状より複雑な「網」状（食物網）をなしている。

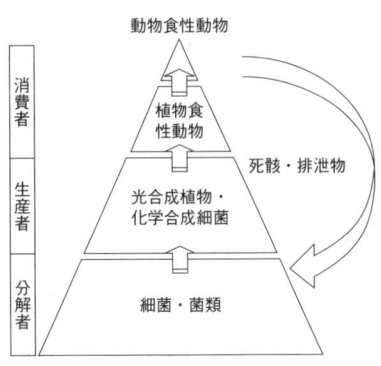

図1.2 食物連鎖と生態系ピラミッド

一般に，食べるものは食べられるものよりも大型で個体数が少ない。そのため，食物連鎖の階層（栄養段階）が上がるにつれてピラミッド状になっている（**生態系ピラミッド**）。

(2) 生物濃縮

脂溶性の物質や重金属，分解されにくい化合物などは，身体の中から排出されにくく，食物連鎖の上位に行くほど生物体に蓄積され，環境中の濃度より高い濃度になる。これを生物濃縮という。生物体と環境における物質の濃度比は物質や条件によって異なる。

このような食物連鎖の例に，魚油に含まれるエイコサペンタエン酸（EPA）やドコサヘキサエン酸（DHA）がある。EPAやDHAはn-3系列の脂肪酸で，脳や神経組織に多く含まれるだけでなく，その生体内代謝産物は血小板凝集の抑制作用や抗炎症作用をもつため，ヒトが生きていくために必要な脂肪酸である。魚油に含まれるEPAやDHAは，藻類や植物プランクトン（生産者）に含まれるリノレン酸が，動物プランクトンや小魚に食べられて代謝され，さらにカツオやマグロなどの大型魚に食べられて濃縮されたものである。人はEPAやDHAの材料となるリノレン酸を作ることができないため，食物から摂取しなくてはならないが，リノレン酸を摂取するよりも，魚を食べることによってEPAやDHAを効率よく摂取することができる。

食物として人がとりいれるものは，栄養素として役に立つものばかりではなく，有毒な重金属，農薬，内分泌かく乱物質などの有害な物質も生物濃縮されて高濃度になるので，注意が必要である。たとえば水俣病は，環境汚染による食物連鎖によりひきおこされた病気で，海水に排出されたメチル水銀がプランクトンや小魚を通して生物濃縮されたものを人が摂取した例である。生体ピラミッドの上位にいるヒトや動物は，生物濃縮によって高濃度になった有害物質に曝される危険も高くなる。

1.1.3 食品と栄養

栄養とは，私たちが食物を摂取して生命を維持する現象，すなわち，成長する，運動する，思考する，健康を保持するといったすべての生活活動を営む現象をいう。すなわち栄養とは，体を養うという意味であり，生命現象を指している。それに対し，栄養素とは，私たちが生きていくために必要とされる食品の中の成分をいい，糖質，たんぱく質，脂質の3大栄養素とビタミン，ミネラルを含めた5大栄養素に分類される。有機体である生命体は生命活動を維持するために，有機物質からなる食品を常に摂取しなくてはならない（図1.3）。したがって，一般に使われている「栄養のある食品」という言葉は正確な表現ではなく，必要な栄養素が十分に含まれている，あるいはバランスが取れている食品を意味している。

栄養素による食品の分類には，初歩的な栄養指導に利用される三食食品群，栄養素の特徴により4つに分類した4つの食品群，さらに6つの基礎食品群に分けるという群わけがある（表1.1）。現在日本では，教育段階によって使い分けられているが，いずれも各食品群からまんべんなく食品を選ぶことにより，栄養バランスのよい食事になるように考えられている。

また最近では食事による健康維持という観点から，食品のもつ機能として，栄養面での機能（一次機能），嗜好面での機能（二次機能）に加え，病気のリスクを低下させる機能（三次機能）という考えかたも重視されるようになってきた。

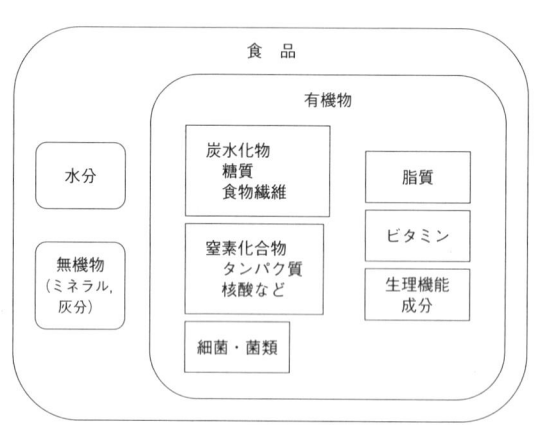

図1.3 食品の概念

表1.1 栄養素の特徴による食品群の分類

4つの食品群	1群	2群	3群	4群
	栄養を完全にする	血や肉を作る	体の調子をよくする	エネルギー源となる
	乳・乳製品・卵	魚介・肉・豆・豆製品	野菜・いも類・果実	穀類・砂糖・油脂

3色食品群	赤	緑	黄
	血や肉をつくる	体の調子をよくする	エネルギー源となる
	魚・肉・豆類・乳・卵	緑黄色野菜・淡色野菜・果実・海藻・きのこ	穀類・砂糖・いも類・油脂

基本6つの食品群	1群	2群	3群	4群	5群	6群
	血や肉をつくる	骨・歯をつくる・体の各機能を調節	皮膚や粘膜の保護・体の各機能を調節	体の各機能を調節	エネルギー源となる	エネルギー源となる
	魚・肉・卵・だいず	牛乳・乳製品・小魚・海藻	緑黄色野菜	淡色野菜・果実	穀類・いも類・砂糖	油脂

1.2 食生活と健康
1.2.1 食生活と健康維持・管理
(1) 健康とは

世界保健機構（WHO）はその憲章のなかで，「健康とは単に疾病または病弱の存在しないことではなく，完全な肉体的，精神的および社会的にも完全に良好な状態である」と定義し，その加盟各国はこの原則に従って自国民の健康に関する責任を負い，それを果たすことが求められる。WHOの定義は社会的側面の重視も指摘され，現在では一般的な考え方になっている。しかし3つの側面が完全に良好な状態と定義すると，病気をもった人や高齢者は不健康となってしまう。ストレスが多く心身に不調を抱える人が多くなっている現代社会においてはこの3つが完全に良好な状態を維持するのは難しい。そのため，「健康とは，環境に適応し，かつその人の能力が十分に発揮できる状態」とされ，多少の問題があっても普通の社会生活を送り，自分の能力を十分に発揮できれば健康であるという考え方に変わってきている。また，健康と疾病は独立したものではなく連続したものであることや，人間の尊厳やQOL（quality of life，生活の質）の必要性など，社会的な情勢の変化にともない，WHO憲章の健康の定義を改正する意見が出され，審議されることとなっている。

健康は個人の努力のみでは成り立たず，環境条件（物理的条件，社会的条件，経済的条件，大気・水質汚染など），病因（物理的・化学的条件，栄養，病原体），主体条件（個人の習慣，性・年齢，体質・遺伝など）の3つの要因のバランスが取れていることが必要であり，そのバランスが崩れた時に不健康となると考えられる（図1.4）。

健康状況の変化に応じて健康の保持・増進や疾病予防のために，レーベルとクラークらは，健康増進と特殊予防を行うための一次的予防，早期診断・早期治療と障害の抑制を含めた二次的予防，リハビリテーションとしての三次的予防というアプローチを提示した。従来はいわゆる「成人病*」予防のために早期診断・早期治療に焦点をあてた二次的予防が中心に行われてきたが，十分な成果が得られなかった。健康的な生活習慣を続けていれば疾病が予防できることがわかってきたため，発病の初期の二次的予防よりも，疾病前の一次的予防を積極的に行うようになった。そのために1994年に地域保健法が制定され，保健所の規模と機能が強化された。個人が主体的に健康を実現していけるようにするプロセス（ヘルスプロモーション）に対する援助や，社会的環境整備も必

*成人病　成人期に多い疾病と考えられ厚生省が便宜的に作った行政用語。子供に見られた同様の症状は「小児成人病」と呼んでいた。これらの疾病は生活習慣に起因することがわかったので，1996年より生活習慣病と呼ぶことになった。

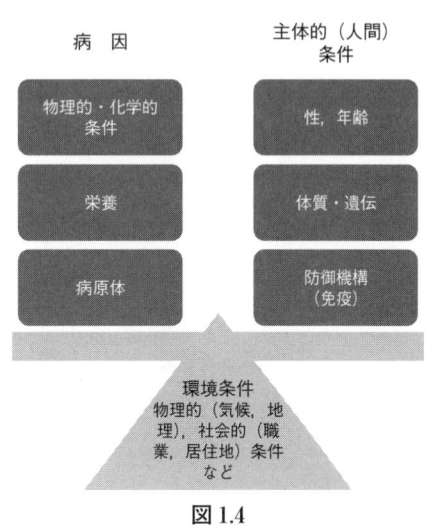

図1.4

*ブレスローの7つの健康習慣
1. 喫煙をしない
2. 過度の飲酒をしない
3. 身体活動を規則的にする
4. 標準体重を維持する
5. 十分な睡眠をとる(7〜8時間)
6. 朝食を毎日食べる
7. 間食をしない

要である。

ブレスローが提唱する7つの健康習慣* にも示されているように，食生活は健康を維持する上で，毎日繰り返し，個人でコントロール可能な最も重要な生活習慣である。一次予防を推進する上で，健全な食生活の維持とそのサポートが重要になってくる。

1.2.2 食生活と生活習慣病

日本人の平均寿命が急激に伸びた背景には疾病構造の変化がある。主要死因別の年次推移をみると（図1.5），1950（昭和25）年頃から1960（昭和35）年頃にかけて，衛生状態が改善し抗生物質が普及したことから結核などの感染症による死亡率が大幅に減少した半面で，慢性疾患である悪性新生物や心疾患が増加している。脳血管疾患は1970（昭和45）年以降減少し，現在では高血圧が薬でコントロールできるようになり脳出血の死亡は低減した一方で，動脈硬化による脳梗塞の割合が高くなっている。

また前述のように，日本人の食生活も1950（昭和25）年から動物性たんぱく質と動物性脂肪の摂取が増加した。虚血性心疾患の原因となる動脈硬化や糖尿病は脂肪やエネルギー，高血圧は食塩の摂取過剰と関連があり，このような食生活の変化が日本人の疾病構造の変化にも影響を与えていると考えられる。

1996年に公衆衛生審議会は，食生活や運動，喫煙などの生活習慣によって引き起こされる「成人病」を **「生活習慣病」** とよび，生活習慣の改善によるこれらの疾病の発症を防ぐことを推進している。主な生活習慣病には，糖尿病，高血圧，脂質異常症，肥満，脳卒中（脳出血，くも膜下出血，脳梗塞）などがある。

一方で，糖尿病，高血圧および脂質異常症を複数併発している場合には，単一の疾患ではそれぞれの症状が軽くても，動脈硬化性の脳血管疾患や虚血性心疾患による死亡リスクが高くなることが知られていた。このような高いリスクに肥満が共通していることから，**メタボリックシンドローム（内臓脂肪症候群）** とい

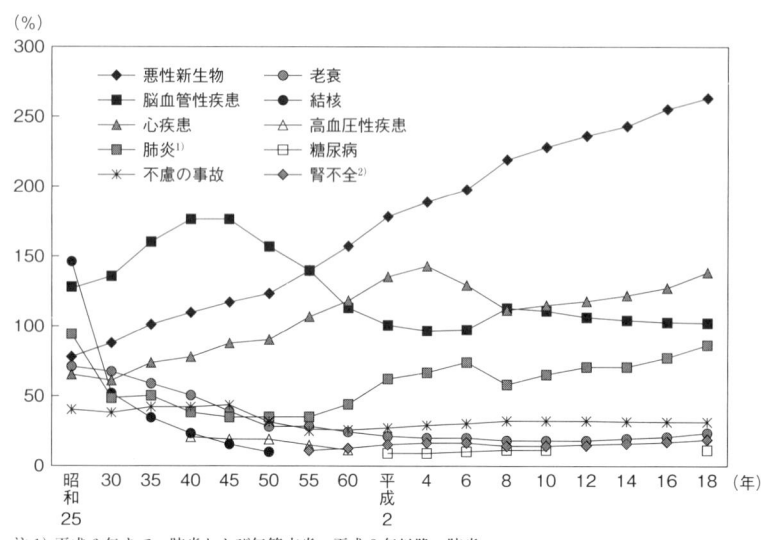

注1）平成6年まで：肺炎および気管支炎，平成8年以降：肺炎
2）平成6年まで：腎炎，ネフローゼ症候群およびネフローゼ，平成8年以降：腎不全

図1.5 主要死因別に見た年齢調整死亡率（人口10万対）の年次推移

う概念が生まれ，内科系の8つの学会が合同で検討委員会を作り，2005年4月にメタボリックシンドロームの診断基準を作成した（図1.6）。2008年から医療保険に，40歳～74歳の被保険者，被扶養者を対象とした健康診査（**特定健康診査**）と保健指導（**特定保健指導**）の実施が義務付けられることになった。

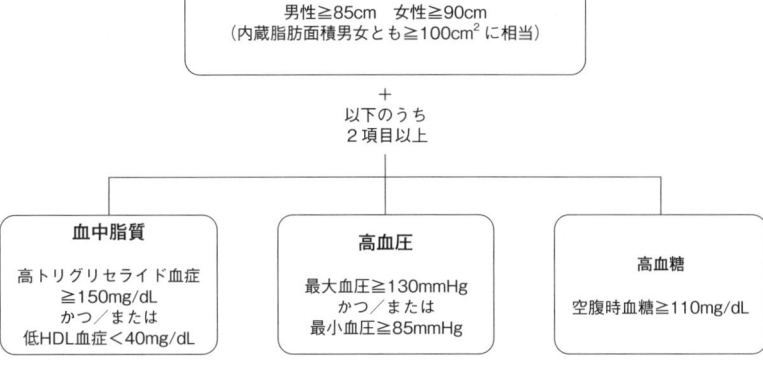

図1.6 メタボリックシンドロームの診断基準

肥満は過剰なエネルギーが脂肪として脂肪細胞に蓄積された状態をいう。脂肪組織を形成している脂肪細胞は，単なる脂肪の貯蔵庫ではなく，食欲を抑制するレプチンや動脈硬化症を予防するアディポネクチンのような種々の生理活性物質（アディポサイトカイン*）を分泌する（図1.7）。過度な肥満は脂肪組織が慢性の炎症状態にあると考えられており，このような状態では，生活習慣病につながる血圧が上昇したり，インスリン抵抗性を引き起こすアディポサイトカインが分

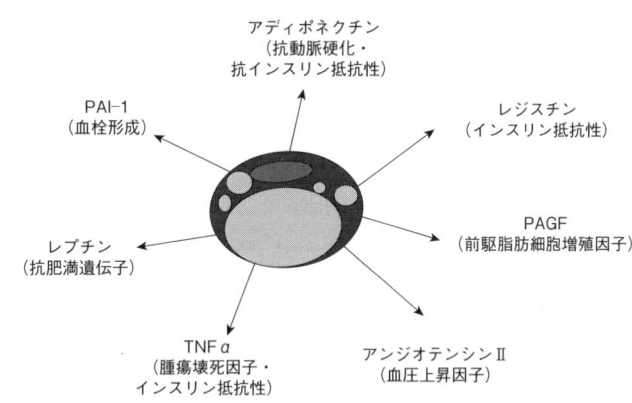

図1.7 脂肪細胞とアディポサイトカイン

*アディポサイトカイン 脂肪細胞から分泌される生理活性物質（サイトカイン）の総称。

泌されることが分かってきた。したがって，メタボリックシンドロームを予防するためには，肥満を予防することが最も重要であり，そのためには摂取エネルギーを消費エネルギーより多くしないように注意し，規則正しくバランスのとれた食生活を目指す必要がある。

1.2.3 食嗜好の形成

食品の二次機能には，おいしさを満足させるという機能がある。

おいしさとは，甘い，苦いといった味覚やテクスチャーや，色，外観，香り，温度，音などの感覚としての刺激が脳に伝わり，その刺激がどのようなものか，どのくらい強いのか，過去に経験したことがあるのかを統合し，記憶情報と照合した結果，快感として現れたものである。食嗜好にはこのような，その時々によって変わる嗜好，すなわち毎回の食事で得られる即時的満

足感としての嗜好（おいしさ）と，ある期間変わらない長期的な嗜好，すなわち食経験の結果形成された個人の食嗜好傾向（食嗜好）とがある。食嗜好は学習・記憶情報として，次に食べる時のおいしさの評価に影響を与え，この繰り返しが日々の食事行動となる。したがって，毎日の食事のおいしさの評価が，個人の一生涯の食嗜好を形成し，食嗜好が毎回の食べ方を決めることになるので，健康維持のための正しい食生活を考える上でも，食嗜好は重要となる。

食嗜好を形成する要因には先天的要因と後天的要因がある。先天的要因は，甘味・酸味・塩味・苦味・うま味の5基本味に対する生理的な欲求である。甘味はエネルギー源，うま味はたんぱく質，塩味はミネラルとして受け入れ，酸味は腐敗，苦味は毒物のシグナルとして拒否するという生体防衛機能がある。

授乳から離乳食，離乳と発達段階を経るにつれ，多種の食べ物からの刺激が増える。食嗜好の形成は，食べ物に慣れることが基本であるが，食べ物からの刺激による生理的な心地よさや，母親からほめられるなどの精神的心地よさも加わって，感覚と結びついた記憶情報として形成されていく。食べた後に体調が悪くなると，生理的な不快感によって嫌いになる場合もある。

食嗜好の形成には，人を取り巻く環境や社会的要因もかかわっており，家族や生活環境，地域や風土の習慣，教育の影響などがある。また加齢によって食べ物の好みが変わることはよく知られており，30歳代でハンバーグなどの洋風嗜好から，焼き魚・野菜の煮物などの和風嗜好に変化するという調査結果もある。このような加齢による食嗜好の変化は，生理的な代謝変化や味覚に対する感覚受容の変化によると考えられるが，それだけではなく，各

コラム1　食物連鎖における放射性物質汚染

原子力発電所の事故により，放射性汚染物質が食物連鎖に入り込むことが予想される。放射性物質も化学物質と同様に，食物連鎖によって動植物の個体内に生物蓄積や生物濃縮がおこり，生体ピラミッドの階層が上がるにしたがって蓄積される濃度が高くなる。しかし，生物内への蓄積量や放射線の影響は，放射性物質の核種やそれらを取り込む生体の代謝の違いによって異なる。

半減期とは，放射性物質から出る放射能が半分になるまでの時間を示す（各核種による半減期は本シリーズ『食品衛生学』を参照）。食物連鎖においては，このような物理的半減期だけでなく，動物や植物の体内に取り込まれた放射能が半減する時間の推定値（生物学的半減期），さらに生態系や食物連鎖にどの程度とどまるかを示す推定値である環境半減期を考慮する必要がある。たとえば，セシウム137の物理的半減期は約30年である。トナカイの筋肉中の放射性セシウムの生物学的半減期は2週間程度であるが，餌になるトナカイゴケの生態系における生物学的半減期は約10〜15年程度と長い。家畜の短期管理にとっては生物学的半減期が重要であるが，安全な食料供給の長期的な確保にとっては，環境半減期が重要になる。体外へ出て行ってもまわりの放射線物質がなくなるわけではなく，環境中の汚染の問題は長く続くことになる。

世代の時代背景や社会的影響，家族関係，生活リズムの変化などさまざまな因子が影響している。

1.3 食料と環境問題
1.3.1 フードマイレージの低減

わが国では，食料の安定的な確保と供給のため，多種多様な農畜水産物・加工食品を多くの国や地域から輸入している。これらの食料を確保するためには，生産地から食料を輸送するエネルギーが費やされており，地球環境に大きな影響を及ぼしている。食料の輸送に伴い排出される二酸化炭素が地球環境に与える負荷に着目した指標として，近年，フードマイレージ（food mileage，食料総輸送距離）の概念が提唱されている。

輸入食料に係るフードマイレージ＝ΣΣ($Q_{j,k} \times D_j$)
$Q_{j,k}$＝輸入相手国（輸出国）jからの食料kの輸入重量（t）
D_j＝輸入相手国（輸出国）jから当該国（輸入国）までの輸送距離（km）
　　　単位：t・km（トン・キロメートル）

フードマイレージは，輸入相手国からの輸入重量（t）と距離（km）（国内輸送を含まない）を乗じたもので表わされ，輸入相手国別に算出された数値を集計したものが全体のフードマイレージとなる。この値が大きいほど地球環境への負荷が大きいということになり，食料輸送に伴う環境負荷の大きさを把握することが可能である。

このフードマイレージの概念は，1994年にイギリスの消費者運動家・ロンドン市立大学食料政策学教授ティム・ラング（Tim Lang）がフードマイル（Food Miles）として提唱し，日本では農林水産省農林水産政策研究所によって2001年に初めて導入された。

2001年時点での日本のフードマイレージは，約9,000億t・km（農林水産省調べ）となり，総量では世界中で群を抜いて大きく，大量の輸入食料を長距離輸送する過程で約1,900万t/年相当の二酸化炭素を排出していることが明らかとなった。フードマイレージを国民1人当たりに換算しても日本の数値は高い値である。その原因として，食料輸入量自体は抜きん出て多くはないものの，輸送距離が他国より著しく長いことが挙げられる。2010年では，日本の輸入食料のフードマイレージが8,669億t・kmとなり，2001年と比べ3.7％減少した（図1.8）。輸入量は4.0％減少したのに対し，平均輸送距離は0.4％伸びた結果である。主な内訳は，トウモロコシなどの穀物が約50％

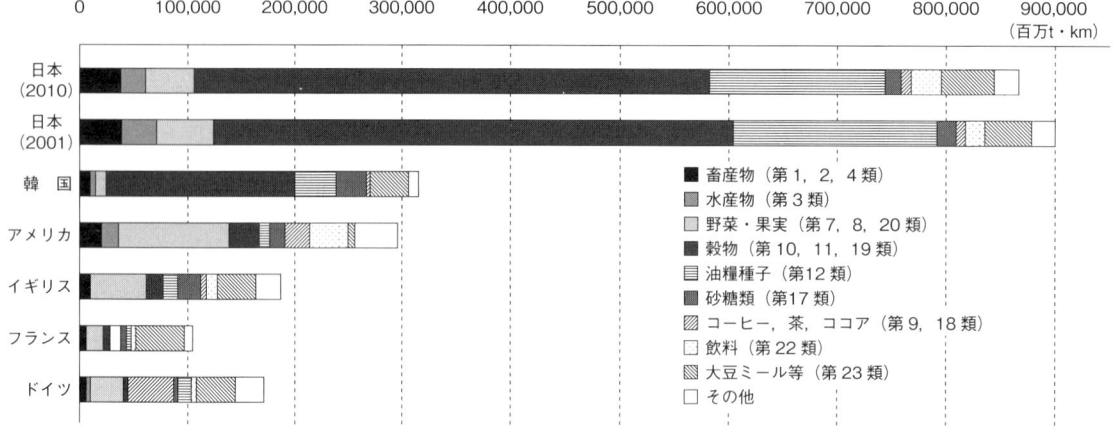

図1.8 輸入食料のフードマイレージの国別比較

程度，大豆などの油糧種子が約20％程度を占めている。今後，わが国においては食料の輸送に伴う環境への負荷軽減に向け，国内生産の拡大，地産地消の推進を行っていく必要がある。

しかしながら，フードマイレージは輸入の過程（輸出国からわが国の輸入港までの距離）のみに着目しており，国産の食料あるいは輸入食料のわが国内の輸送については算出の対象としていないこと，輸送手段による環境負荷の程度が考慮されていないこと，輸送段階のみに着目していることなどの限界・問題点を指摘する論調もある。

また，2001年の日本の貨物輸入量は全体で7億8,800万t（国土交通省調べ）であるが，このうち食料輸入量は約5,800万tであり，食料のウェイトは7％に過ぎない。このような事情を踏まえると，食料に関わる環境負荷の大きさを包括的に把握するためには，フードマイレージの計測だけでは不十分であり，原材料や加工・貯蔵に必要な材料等を含むあらゆる物資のマイレージを考慮する必要も指摘されている。

このため，輸送距離に基づく評価であるフードマイレージに対して，輸送過程を含む製造・加工等を加味して環境負荷を評価する**ライフサイクルアセスメント（LCA）** *の必要性も叫ばれているほか，製品の原材料の調達から生産，流通，使用・維持管理，廃棄・リサイクルの全段階で排出された温室効果ガスの排出量を合計し，それを二酸化炭素の排出量に換算し，商品に表示することで生産者や消費者に排出削減意識を高めようとする**カーボンフットプリント**を使用することも多くなっている。

*ライフサイクルアセスメント（life cycle assessment） 製品システムの全体（原料の採掘や栽培，製造，加工，包装，輸送）で使用されるエネルギーや天然資源，環境へ排出される大気汚染物質，水質汚濁物質，廃棄物，副製品などを定量的に分析し，環境影響を評価すること。

フードマイレージの対象となる「食料」の範囲については、貿易統計で一般に用いられているHS条約（商品の名称および分類についての統一システムに関する国際条約）の品目表に則り、輸入品が主に食料として消費されているとみられるものが対象とされている。

1.3.2 食料生産と食料自給率

人口が都市近郊に局在し、限られた耕地での食料生産体制をもつわが国では、食品を輸送・輸入しない限り現代の食生活を維持することは難しい。日本の現状では、国産食料が供給可能であっても、安価で生産効率がよく、簡便性の高い輸入食料に頼る傾向にあり、食料自給率の低下が問題となっている。わが国の食料自給率は、長期的にみると生産・消費両面の要因から低下しており、現時点で40％（供給熱量ベース、2009年度）程度である（図1.9）。これは、国際的にみて非常に低い水準である。

今後、新興国の人口増加や食生活の改善により食料需給がひっ迫する可能性がある状況の中で、わが国が世界からこれまでどおり食料を買い続けることは困難となることが予想されること、生産量に占める貿易量の割合が小さく、輸出も特定国に集中していることを踏まえ、国内生産を増大し食料自給率を向上させていく必要がある。

このため、国は「食料・農業・農村基本計画」（2010年3月策定）において、わが国のもてる資源をすべて投入したときに初めて可能となる高い目標として、2020年度の供給熱量ベースの食料自給率を50％、生産額ベースの食料自給率を70％に設定し、食料自給率の向上に取り組むこととしている。

現代の食生活を支えるためには、灌漑施設の整備、肥料・農薬の汎用、ビニールハウス栽培などに伴うエネルギー消費や安全性・品質・商品価値を維持した食料輸送に伴うエネルギー消費などにより、わが国の食料生産および輸送が少なからず環境への負荷をもたらすことは避けられない。したがって、食料生産は単に食料供給の面からだけでなく、グローバルな環境問題として理解されること、食・健康と環境の共生を目指した体制作りが必要といえる。

1.3.3 地産地消

食料生産地から消費地への食料輸送距離を短縮し、環境負荷への低減を目指すために、近年、

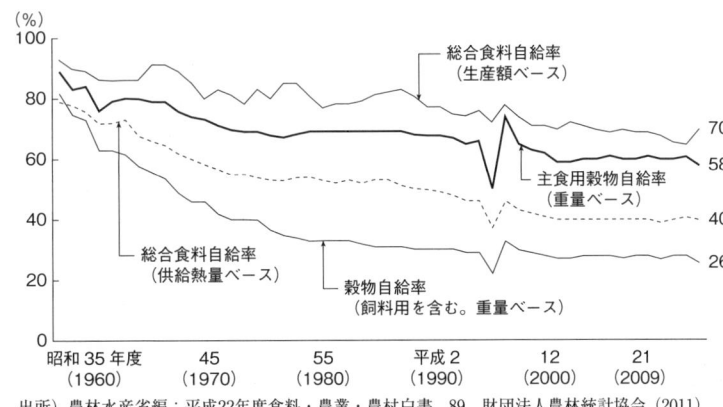

出所）農林水産省編：平成22年度食料・農業・農村白書，89，財団法人農林統計協会（2011）
図1.9　日本の食料自給率の推移

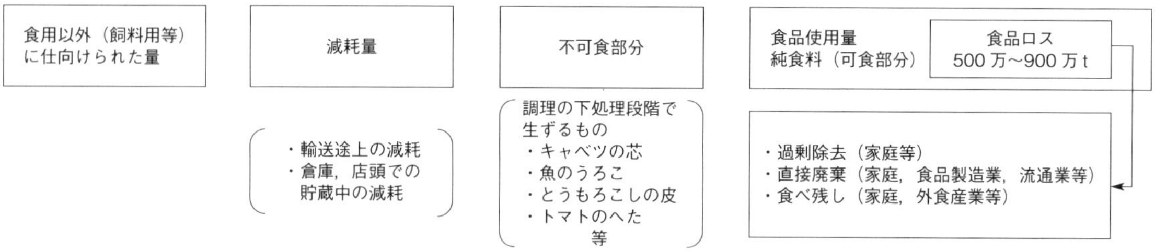

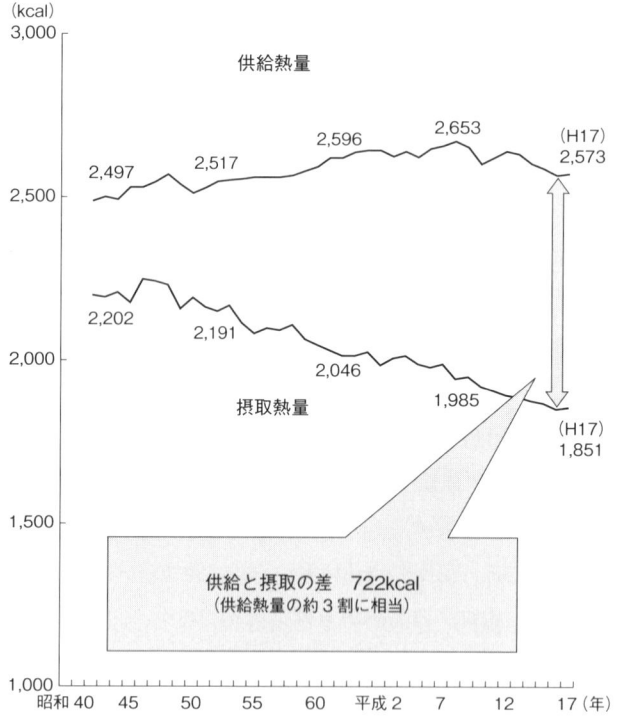

注1) 食べ残しとは，作りすぎて食べ残された料理等
　2) 直接廃棄とは，冷蔵庫等に入れたまま期限切れとなった食品，食品製造業で発生する規格外品，流通業で発生する返品・売れ残り等
　3) 過剰除去とは，皮を厚くむきすぎたり，脂っこい部分等を調理せずに取り除いたりした部分
出所) 農林水産省編：平成22年度食料・農業・農村白書，35，財団法人農林統計協会 (2011)

図1.10　食品ロスの概念

注) 両熱量は，統計の調査方法及び熱量の算出方法が全く異なり，単純には比較できないため，両熱量はあくまで食べ残し・廃棄の目安として位置づけている。
出所) 農林水産省：食品ロスの現状について (2008年8月8日)，http://www.maff.go.jp/j/study/ syoku_loss/01/pdf/data2.pdf (2011年9月30日)

図1.11　供給熱量と摂取熱量の推移（1人1日当たり）

地場で生産した食料（地産）をできるだけその地域近辺で新鮮なまま消費する（地消），すなわち，地産地消が注目されている。

これは，食料の鮮度が確保されるとともに，生産者と消費者の距離が近いため，消費者の安心が得られやすい利点がある。フードマイレージの低減，自給率の向上，消費者ニーズに対応した生産展開，地域の食材を活用して地域の伝統的な食文化の継承につなげる食育推進の機会としても期待されている。

しかしながら，経済合理性・食品の多様性・天候や自然災害による安定供給が失われるなどの理由により，地産品の生産投入エネルギーが輸入食料品のそれを超える場合，二酸化炭素排出量が多くなり，環境への負荷がかかる可能性も懸念されている。ただし，日本産畜肉の生産投入エネルギーが大きくなる理由には，飼料に用いる輸入穀物のフードマイレージが大きいためとされている。

1.3.4　食べ残し・食品廃棄の低減

近年，大量かつ多種多様な食料が輸入される一方で，廃棄・食べ残しによる食品ロスが生じている。食品ロスとは，純食料（可食部分）のうち不可食部分を除く過剰除去，賞味期限切れなどの理由により料理・食品として提供されずに廃棄された直接廃棄，食べ残しをいう。

わが国では，食用に向けられる食品資源（年間約9,100万t）のうち，一般家庭からは200〜400万t，食品関連事業者（食品製造業，食品卸売業，食品小売業，外食産業）からは，300〜500万tの食品ロス（規格外品，返品，売れ残りを含む）があり，食品由来の年間廃棄物1,900万tのうち，本来食べられるにもかかわらず捨てられているもの，いわゆる食品ロスは約500〜900万t程度含まれると推計される（図1.10）。

食料ロスの概数は，農林水産省「食料需給表」の供給熱量と厚生労働省「国民・健康栄養調査」の摂取熱量の差から推定できる。2005（平成17）年度の数値では，食料ロスがエネルギーとして1日1人当たり722kcal程度となり，供給純食料の28％にも相当

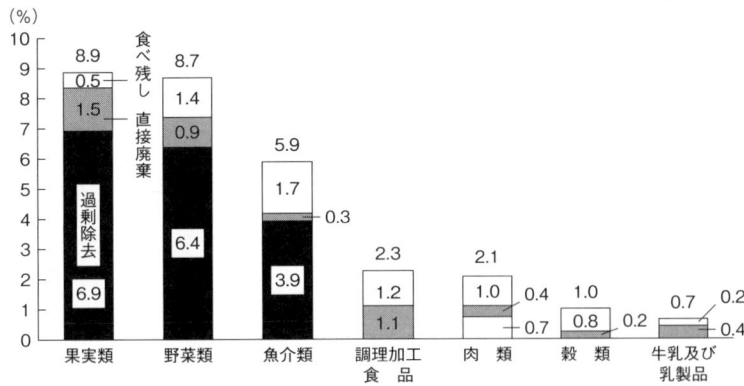

図1.12　主な食品別の食品ロス率

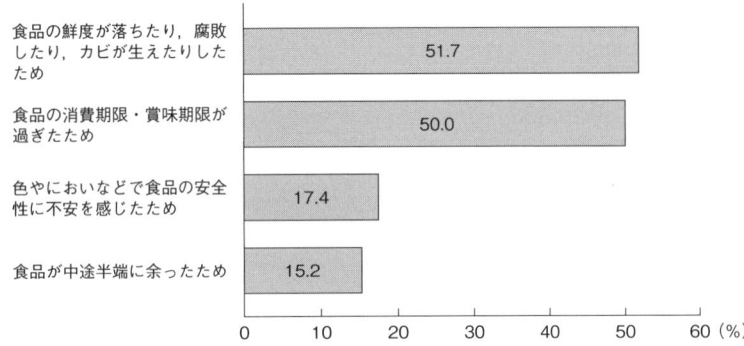

注1）食品ロス率（％）=（食品ロス量／食品使用量）×100
　2）食品使用量とは，家庭における食事において，料理の食材として使用又はそのまま食べられるものとして提供された食品の重量（魚の骨などの通常食さない（食べられない）部分を除いた重量）をいう。
出所）農林水産省編：平成21年度食品ロス統計調査（世帯調査）結果の概要（平成22年9月30日公表），http://www.maff.go.jp/j/tokei/kouhyou/syokuhin_loss/（2011年9月30日）

図1.13　家庭において食品を使用せずに廃棄した理由（複数回答）

する（図1.11）。近年，この差は拡大傾向にあり，私たちが食べ物を無駄にしていることが読み取れる。

食品の廃棄は，生ごみの排出増大として問題となるだけでなく，食料資源の浪費，環境への負荷の増大など多くの問題を付随している。わが国のように，低食料自給率で食品ロスが問題視されるのは，世界で飢餓に悩む多数の人びとへの食料需給を考慮すると，まことに遺憾なことである。

主な食品別に食品ロス率をみると，「果実類」が8.9％と最も高く，次いで「野菜類」が8.7％，「魚介類」が5.9％となっており，過剰除去によるロス率の高い生鮮食品で高くなっている（図1.12）。

「家庭において食品を使用せずに廃棄した理由」を図1.13に示すと，さまざまな理由が積み重なり，食品ロスを生みだしていることがわかる。廃棄の理由として，鮮度落ち・腐敗，消費・賞味期限切れなどが最も多く，食品廃

棄の低減には，各人が現状を十分理解したうえで，真摯に対応することが求められているといえる。

【演習問題】

問1 食料と環境に関する記述である。正しいものの組合せはどれか。

(2009年国家試験)

　a　輸入食品では，残留農薬の心配はない。
　b　食品ロス率は，食品の使用重量を廃棄重量で除して求める。
　c　フードマイレージは，食料の輸入量に輸送距離を乗じて求める。
　d　地産地消を実施すると，トレーサビリティのコストが低下する。
　(1) aとb　(2) aとc　(3) aとd　(4) bとc　(5) cとd

　解答　(5)

問2 フードマイレージに関する記述である。正しいのはどれか。

(2011年国家試験)

(1) フードマイレージとは，食料の輸送距離に輸送時間を乗じた値である。
(2) 現在のところ，わが国のフードマイレージは諸外国と比べ著しく低い。
(3) フードマイレージの増加は，地球温暖化の抑制につながる。
(4) 地産地消は，フードマイレージの減少につながる。
(5) 食品廃棄物の飼料化，肥料化の促進により，フードマイレージは減少する。

　解答　(4)

【参考文献】

池本真二，稲山貴代編：食事と健康の科学―食べること（食育）を考える，建帛社 (2006)

江原絢子，石川尚子編：日本の食文化　その伝承と食の教育，アイ・ケイコーポレーション (2009)

大塚譲，河原和夫，倉田忠男，冨永典子編：スタンダード栄養・食物シリーズ1　人と健康，東京化学同人 (2003)

加藤陽治，長沼誠子編：新しい食物学　食生活と健康を考える［改訂第3版］，南江堂 (2010)

久保田紀久江，森光康次郎編：スタンダード栄養・食物シリーズ5　食品学―食品成分と機能性，東京化学同人 (2010)

厚生労働統計協会，国民衛生の動向　2011/2012 (2011)

厚生労働省：国民健康・栄養の現状　平成20年度版，第一出版

農業・食品産業技術総合研究機構食品総合研究所：放射性物質の食品への影響に関する論文集，http://naro-cr.dc.affrc.go.jp/rc0311/ronbun_01.jsp

農林水産省編：平成23年度食料・農業・農村白書，財団法人農林統計協会 (2011)

2 食品の分類と食品の成分

2.1 分類の種類

食品の種類は，1,800種類以上と非常に多いので，目的あるいは用途に応じて分類されている。「生産様式による分類」，「原料による分類」，「主要栄養素による分類」，「食習慣による分類」などがある。

2.1.1 生産様式による分類

以下の5分類に分けられる。

① 農産物；穀類，いも類，豆類，種実類，野菜類，果実類
② 畜産物；肉類，卵類，乳類
③ 水産物；魚介類，海藻類
④ 林産食品；きのこ類
⑤ その他；油脂類，調味料類，香辛料類，嗜好飲料類，菓子類，調理加工食品類（カレー，コロッケなど）

2.1.2 原料による分類

以下の3分類に分けられる。

① 植物性食品（穀類，豆類，種実類，いも類，野菜類，果実類，海藻類，きのこ類）
② 動物性食品（肉類，乳類，卵類，魚介類）
③ 鉱物性食品（岩塩，海水，その他）

2.1.3 主要栄養素による分類

栄養素をバランスよく摂取するために，どのような食品を，どのように組み合わせればよいかを表すものとして，「3色食品群」や「6つの基礎食品群」というものがある。

(1) 3色食品群

食品を，血液や肉をつくるたんぱく質の「赤色群」，力や体温になる糖質・脂質の「黄色群」，体の調子を整える無機質・ビタミンの「緑色群」の3色に分ける分類法である。各色から2種類以上の食品を食べることで，栄養素のバランスのとれた食事ができると考案されたものである。学校給食などの栄養指導で利用されている（図2.1）。

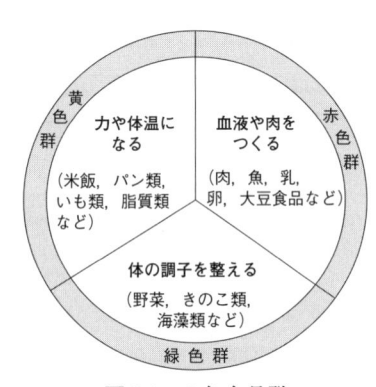

図2.1 3色食品群

(2) 6つの基礎食品群

食品を，第1群から第6群に分け，第5群に主食をおき，第

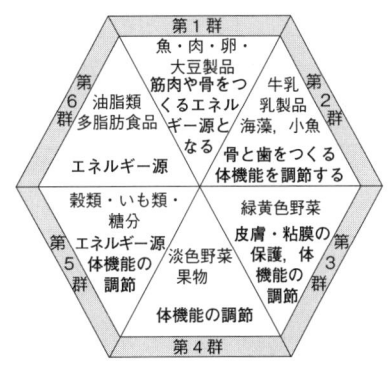

図2.2 6つの基礎食品群

1群に主菜，第2，3，4，6群に副菜をおく分類法である（図2.2）。

第1群には良質なたんぱく質，脂肪，カルシウム，鉄，ビタミンA，B_1，B_2の供給源である魚・肉・卵・大豆製品などがある。第2群にはカルシウム，良質なたんぱく質，ビタミンB_2の供給源である牛乳・乳製品・小魚・海藻などがある。第3群にはカロテン，ビタミンB_2，C，鉄，カルシウムの供給源である緑黄色野菜がある。第4群にはビタミンB_1，B_2，C，カルシウムの供給源である淡色野菜・果物がある。第5群には炭水化物，ビタミンB_1の供給源である米・パン・めん・いも類・砂糖，第6群には脂肪，ビタミンAの供給源である油脂類・脂肪の多い食品がある。

2.1.4　食習慣による分類
(1)　主食，副食（主菜，副菜）

主食は，動くために必要なエネルギーをとるために食べているものである。国や，地域にある食文化によって主食になるものが異なる。炭水化物，特にでんぷんを多く含む食品が主食となることが多い。

副食は，いわゆる「おかず」といわれるものであり，たんぱく質，脂質，ミネラル，ビタミンをとるためのものであり，主食だけでは得られない栄養を補助する働きがある。副食はさらに主菜と副菜に分けられる。主菜はたんぱく質，脂質の供給源となる食品で，肉，卵，魚などが該当する。また副菜はビタミン，無機質，食物繊維の供給源となるもので野菜，海藻類，小魚などが該当する。

(2)　食事バランスガイド
1)　食生活指針

健康の増進，生活の質の向上および食料の安定供給の確保を図るために，2000年3月に厚生省，農林水産省および文部省が策定した。

指針には，「主食，主菜，副菜を基本に，食事のバランスを」，「ごはんなどの穀類をしっかりと」など10項目がある。

2)　日本人の食事摂取基準

健康な個人または集団を対象として，国民の健康の維持・増進，生活習慣病の予防を目的とし，エネルギー及び栄養素の摂取量の基準を示すものである。最新版は平成22年度から平成26年度の5年間に使用される2010年版がある。

3)　食事バランスガイド

「食事バランスガイド」とは，食生活指針を具体的な行動に結びつけるために，摂取する食品の組み合わせや摂取量の目安をわかりやすく示したものであり，厚生労働省と農林水産省が共同して2005年6月に決定したものである。わかりやすく示すために，1日に「何を」「どれだけ」食べたらよい

2 食品の分類と食品の成分

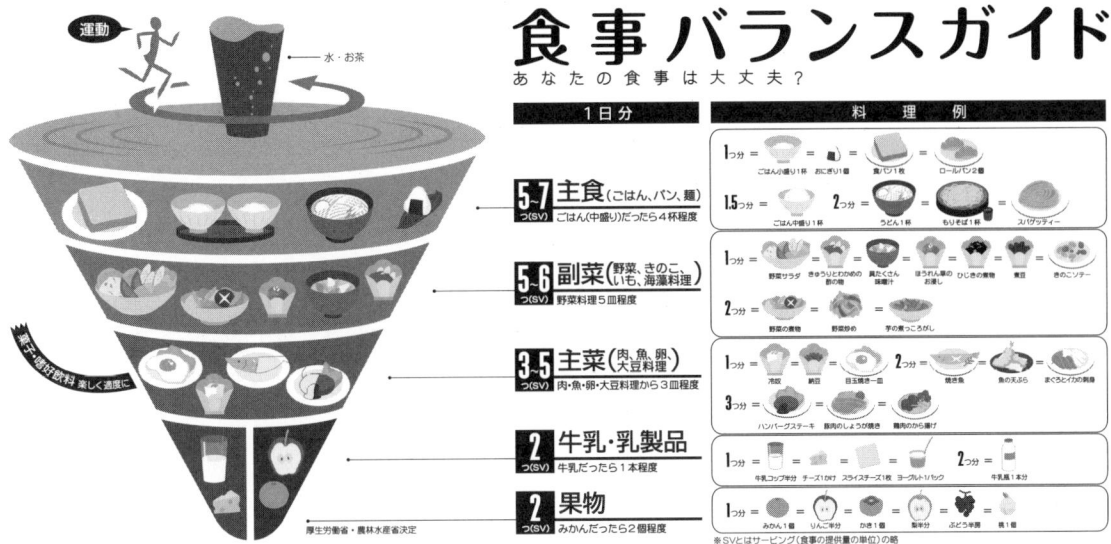

図 2.3　食事バランスガイド

かがコマのイラストで示されている（図2.3）。「日本人の食事摂取基準（2010年版）」に基づいて，1日に必要なエネルギー量の幅を広げるなど変更されている。

　食事バランスガイドでは，毎日の食事を「主食」「副菜」「主菜」「牛乳・乳製品」および「果物」の5つに区分し，区分ごとに「つ（SV＝serving）」という単位で目安量を示している。また，毎日の生活の上で欠かすことのできない，「水・お茶」をコマの軸として，「菓子・嗜好飲料」をコマをまわすヒモとして，「運動」をコマが回転することで示している。

　1日の目安量は，いずれも生活の大部分が座位（デスクワーク）の成人男性の場合で，①主食：ごはん・パン・麺などを主材料とする食事で5～7つ（「1つ」は炭水化物として約40g），②副菜：野菜・いも・大豆を除く豆類，きのこ・海藻などを主材料とする食事で5～6つ（「1つ」は主材料重量として約70g），③主菜：肉・魚・卵・大豆および大豆製品を主材料とする食事で3～5つ（「1つ」は主材料に由来するたんぱく質として約6g），④牛乳・乳製品：牛乳・ヨーグルト・チーズなどを主材料とする食事で2つ（「1つ」は主材料に由来するカルシウムとして約100mg），⑤果物：2つ（「1つ」は主材料重量として約100g），となっており，以上の組み合わせによりエネルギー量は2200±200kcalとなっている。

2.1.5　その他の分類
（1）　法律による分類
　一般の食品は食品衛生法によって規制されている。さらに，**食品衛生法**と

健康増進法によって特別用途食品，保健機能食品が規制されている。

特別用途食品は，病者用食品（許可基準型，個別評価型の2種類がある），妊産婦・授乳婦用粉乳，乳児用調製粉乳，えん下困難者用食品および特定保健用食品の5種類に分けられる。

保健機能食品は，**栄養機能食品**と**特定保健用食品**に分けられる。栄養機能食品は通常の食生活で充分摂取できない栄養素ミネラル5種類と12種類のビタミンの補給のために利用される食品である。

特定保健用食品は，個別許可型，規格基準型，条件付き特定保健用食品に分けられる。

2.2　食品成分表

2.2.1　食品成分表の構成と内容

（1）　食品成分表とは

日本食品標準成分表は，戦後の国民栄養改善の見地から，食品に含まれる栄養成分の基礎的データ集として提供することを目的としている。1950年に日本食品標準成分表として取りまとめたのに始まり，その後6回の改定後，2010年11月に5年ぶりに改訂され，「**日本食品標準成分表2010**」および「**日本食品標準成分表準拠アミノ酸成分表2010**」が公表された。今回の改定では，新たに7つの成分項目が追加収載され50項目となった。

（2）　食品成分表の性格

日本食品標準成分表は，さまざまな環境での利用に対応するために，わが国において常用される食品の標準的な成分値を，1食品1標準成分値を原則として表示している。野菜，魚介類などは，季節や生産地等で成分に違いがあるが，すべての食品に関して，全国的な平均値という概念の下に，可食部100g当たりの数値で示している。

（3）　日本食品標準成分表2010

1）　食事摂取基準への対応

今回の改定に伴い，従来食事摂取基準に数値が掲載されていたが食品成分表に掲載されていなかったビタミンのビオチン，無機質のヨウ素，セレン，クロムおよびモリブデン（すべて可食部100g当たりのμg数）の5項目が新たに加わった。

2）　FAO（国連食糧農業機関）報告書への対応

2003年にFAOが報告した，好ましいエネルギーに関わる食品成分に関する内容は以下のとおりである。

①たんぱく質はアミノ酸の重合体として求める，②脂質はトリアシルグリセロールとして求める，③炭水化物はでんぷん，しょ糖，乳糖などを個別に

分析して，その総和として求め，そのほかに食物繊維を求める．④エネルギー量はたんぱく質1g当たり4kcal，脂質は9kcal，炭水化物は4kcal（単糖として表示した場合は3.7kcal）とし，食物繊維は2kcalとして計算する．

今回の食品成分表では，たんぱく質と脂質の2項目に関し追加表示として，①たんぱく質をアミノ酸組成から算出したアミノ酸残基の総和として表示する，②脂質を**トリアシルグリセロール当量**として表示する，ことにした．

なお，諸外国の主要成分の収載・表示方法の概要について表2.1に示した．

3) アミノ酸組成表の改定

現行の組成表は，1986年に策定された「改訂 日本食品アミノ酸成分表」を「日本食品標準成分表2010」準拠の表にするために，2010年11月に「日本食品標準成分表準拠アミノ酸成分表2010」となったものである．収載食品数は337となり，主要なたんぱく質源である食品については概ねアミノ酸組成を把握できる段階になった．

(4) 食品成分表の構成

「日本食品標準成分表2010」では，図2.4に示すように，食品番号，食品名，廃棄率および備考とともに可食部100g当たりの成分が50項目収載されている．

1) 食品の分類，配列，食品番号

1,878品目の食品は，18の食品群に分類され，（表2.2)，この順番に収載されている．食品は，食品群をさらに，大分類，中分類，小分類，細分に分けられ，食品番号5桁の数値で表される．数値の左2桁は食品群，残りの3桁は小分類，細分を示している．

表2.1 諸外国の主要成分の収載・表示方法の概要

		たんぱく質	脂 質	炭水化物
FAO報告書 (2003)	好ましい方法	アミノ酸組成から算出したアミノ酸残基の総和として表示	脂肪酸をトリアシルグリセロール当量として表示	単糖，二糖，でん粉等をそれぞれ定量の上，単糖当量として表示
	許容し得る方法	窒素量×換算係数で求めた量を表示	溶媒可溶性物質を重量法によって測定した量を表示	差引き法による量を表示
米国		窒素量×換算係数で求めた量を表示	溶媒可溶性物質を重量法によって測定した量を表示（ただし，脂肪酸組成のデータあり）	差引き法による量並びにでん粉，全糖及び個々の糖類の量を表示
英国		窒素量×換算係数で求めた量を表示	溶媒可溶性物質を重量法によって測定した量を表示（ただし，脂肪酸組成のデータあり）	全炭水化物，でん粉，全糖及び個々の糖類の量を単糖当量で表示（差引き法で表示しているものはほとんどなし）
フランス		窒素量×換算係数で求めた量を表示	溶媒可溶性物質を重量法によって測定した量を表示（ただし，脂肪酸組成のデータあり）	代謝される全炭水化物，でん粉及び全糖の量を表示
ドイツ		窒素量×換算係数で求めた量を表示	溶媒可溶性物質を重量法によって測定した量を表示（ただし，脂肪酸組成のデータあり）	単糖，二糖，でん粉等を合計した利用可能炭水化物量を表示
カナダ		窒素量×換算係数で求めた量を表示	溶媒可溶性物質を重量法によって測定した量を表示（ただし，脂肪酸組成のデータあり）	差引き法による量並びにでん粉，全糖及び個々の糖類の量を表示
日本	現 行	窒素量×換算係数で求めた量を表示	溶媒可溶性物質を重量法によって測定した量を表示（ただし，脂肪酸組成のデータあり）	差引き法による量を表示
	今回改訂後	上記に加え，一部食品についてアミノ酸組成から求めたアミノ酸残基の総和を追加表示	上記に加え，一部食品についてトリアシルグリセロール当量を追加表示	差引き法による量を表示

出所）文部科学省ホームページ

食品番号	食品名	廃棄率	可食部100g当たり																					
			エネルギー		水分	たんぱく質	アミノ酸組成によるたんぱく質	脂質	トリアシルグリセロール当量	炭水化物	灰分	無機質												
												ナトリウム	カリウム	カルシウム	マグネシウム	リン	鉄	亜鉛	銅	マンガン	ヨウ素	セレン	クロム	モリブデン
		%	kcal	kj	(…………g…………)							(…………mg…………)									(………μg………)			

可食部100g当たり																													備考
ビタミン																					脂肪酸			コレステロール	食物繊維			食塩相当量	
A						D	E				K	B1	B2	ナイアシン	B6	B12	葉酸	パントテン酸	ビオチン	C	飽和	一価不飽和	多価不飽和		水溶性	不溶性	総量		
レチノール	カロテン		β-クリプトキサンチン	β-カロテン当量	レチノール当量		トコフェロール																						
	α	β					α	β	γ	δ																			
(……………μg……………)							(……mg……)				μg	(……mg……)				(μg)		(mg)	(μg)	(mg)	(……g……)			mg	(……g……)			g	

出所）文科省資源調査分科会報告：日本食品標準成分表 2010

図 2.4　日本食品標準成分表 2010

表 2.2　「日本食品標準成分表 2010」の収載食品数

食品群	食品数
1　穀類	138
2　いも及びでん粉類	40
3　砂糖及び甘味類	23
4　豆類	73
5　種実類	37
6　野菜類	326
7　果実類	157
8　きのこ類	36
9　藻類	47
10　魚介類	388
11　肉類	244
12　卵類	20
13　乳類	52
14　油脂類	22
15　菓子類	120
16　し好飲料類	55
17　調味料及び香辛料類	84
18　調理加工食品類	16
合　計	1,878

出所）文部科学省ホームページ

2）　廃棄率

通常の食習慣において廃棄される部分を，食品全体あるいは購入形態に対する重量の割合（%）で示している。食品成分表では，備考欄に廃棄部位が記載されている。たとえば，魚においては頭，内臓，骨，ヒレなどが廃棄部分にあたる。

3）　成分項目

成分項目は，廃棄率の次に，可食部100g当たりのエネルギー（kcal，kJ），水分，たんぱく質，アミノ酸組成によるたんぱく質，脂質，トリアシルグリセロール当量，炭水化物，灰分，無機質，ビタミン，脂肪酸，コレステロール，食物繊維，食塩相当量が記載されている。

無機質は，ナトリウム，カリウム，カルシウム，マグネシウム，リン，鉄，亜鉛，銅，マンガン，ヨウ素，セレン，クロム，およびモリブデンの13項目である。また，ビタミンは，脂溶性ビタミンであるビタミンA（レチノール，α-カロテン，β-カロテン，β-クリプトキサンチン，β-カロテン当量，レチノール当量），ビタミンD，ビタミンE（α-，β-，γ-，δ-トコフェロール）およびビタミンK，水溶性ビタミンであるビタミンB_1，ビタミンB_2，ナイアシン，ビタミンB_6，ビタミンB_{12}，葉酸，パントテン酸，ビオチン，およびビタミンCの21項目である。脂肪酸は飽和脂肪酸，一価不飽和脂肪酸および多価不飽和脂肪酸の3項目，さらに食物繊維は水溶性，不溶性，総量の3項

目が収載されている。

2.2.2 食品成分表の成分値の分析原理

(1) 水 分

常圧加熱乾燥法（70〜135℃），減圧加熱乾燥法，カールフィッシャー法や蒸留法を用いて求められる。ただし，アルコール飲料は乾燥減量からアルコール分の重量，食酢類は乾燥減量から酢酸の重量をそれぞれ差し引いて求められる。

(2) たんぱく質

1) たんぱく質

改良ケルダール法によって定量した窒素量に，「**窒素─たんぱく質換算係数**」（表2.3）を乗じて算出する。なお，茶類およびコーヒーはカフェインを，ココア類およびチョコレート類はカフェインおよびテオブロミンを別に定量し，これら由来の窒素を差し引いてから算出する。また，野菜類はサリチル酸添加改良ケルダール法で硝酸態窒素を含む全窒素量を定量し，別に定量した硝酸態窒素量を差し引いてから算出する。

表2.3 窒素─たんぱく質換算係数

食品群	食品名	換算係数
1 穀類	アマランサス	5.30
	えんばく　オートミール	5.83
	おおむぎ	5.83
	こむぎ　玄穀，全粉粒	5.83
	小麦粉，フランスパン，うどん・そうめん類，中華めん類，マカロニ・スパゲッティ類，ふ類，小麦たんぱく，ぎょうざの皮，しゅうまいの皮	5.70
	小麦はいが	5.80
	こめ，こめ製品（赤飯を除く）	5.95
	ライ麦	5.83
4 豆類	だいず，だいず製品（豆腐竹輪を除く）	5.71
5 種実類	アーモンド	5.18
	ブラジルナッツ，らっかせい	5.46
	その他のナッツ類	5.30
	あさ，えごま，かぼちゃ，けし，ごま，すいか，はす，ひし，ひまわり	5.30
6 野菜類	えだまめ，だいずもやし	5.71
	らっかせい（未熟豆）	5.46
10 魚介類	ふかひれ	5.55
11 肉類	ゼラチン，腱（うし），豚足，軟骨（ぶた，にわとり）	5.55
13 乳類	乳，チーズを含む乳製品，その他（シャーベットを除く）	6.38
14 油脂類	バター類，マーガリン類	6.38
17 調味料及び香辛料類	しょうゆ類，みそ類	5.71
	上記以外の食品	6.25

2) アミノ酸組成によるたんぱく質

「アミノ酸成分表2010」の各アミノ酸量から，アミノ酸の脱水縮合物の量（アミノ酸残基の総量）として算出する。現在，337品目について収載されている。

(3) 脂 質

1) 脂 質

脂質は，食品中の有機溶媒に溶解する有機化合物の総称である。具体的には中性脂肪（自然界に最も多く存在するのはトリアシルグリセロール），リン脂質，ステロイド，ろう，脂溶性ビタミン等がある。測定法としては，ジエチルエーテルを用いるソックスレー抽出法，クロロホルム─メタノール改良抽出法，レーゼ・ゴットリーブ法または酸分解法がある。方法によっては，総脂質を抽出できないことがある。

2) トリアシルグリセロール当量

脂肪酸成分表の各脂肪酸量からトリアシルグリセロールに換算した量として算出する。具体的には，「可食部100g当たりの各脂肪酸の量×（その脂

酸の分子量＋12.6826）／その脂肪酸の分子量」の総量としてあらわされる。ただし，ショートニング（食品番号14022）を除き，未同定脂肪酸は計算に含まない。12.6826は，脂肪酸をトリアシルグリセロールに換算する際の脂肪酸当たりの式量の増加量［グリセロールの分子量×1/3 －（エステル結合時に失われる）水の分子量］である。

（4） 炭水化物

差し引き法が用いられている。すなわち，可食部100gから水分，たんぱく質，脂質および灰分の合計（g）を差し引いた値を炭水化物量としている。硝酸イオン，アルコール分，酢酸，ポリフェノール（タンニンを含む），カフェインまたはテオブロミンを多く含む食品ではこれらも差し引く。糖類が少ない，魚貝類，肉類および卵類は，差し引き法ではなく，アンスロン―硫酸法を用いて測定される。

（5） 灰　分

灰分は一定条件下（550℃）で灰化して得られる残分であり，食品中の無機質の総量を反映していると考えられている。しかし，炭素が多少残ったり，無機質である塩素が失われることがあるので，灰分と無機質は必ずしも同等ではない。

（6） 無機質

食品成分表に掲載されている無機質は，必須性が認められている無機質である。原子吸光法などを用いて，それぞれを定量する。

（7） ビタミン

高速液体クロマトグラフィーなどを用いて定量する。

（8） 脂肪酸

脂質抽出後，エステル化し，ガスクロマトグラフィーにて定量する。

（9） コレステロール

けん化後，不けん化物を抽出分離し，ガスクロマトグラフィーにて定量する。

（10） 食物繊維

「ヒトの消化酵素で消化されない食品中の難消化性成分の総体」と定義され，プロスキー変法を用いて定量する。

（11） 食塩相当量

ナトリウム量に2.54を乗じて算出した値である。

（12） エネルギー量

可食部100g当たりのたんぱく質，脂質および炭水化物の量（g）に各成分のエネルギー換算係数を乗じて算出する。穀類，動物性食品，油脂類，大豆および大豆製品のうち主要な食品については「日本人における利用エネルギ

ー測定調査の結果に基づく係数」を適用する（表2.4）。前述した食品以外については，原則として「FAO/WHO合同特別専門委員会報告のエネルギー換算係数」を適用する。適用すべきエネルギー換算係数が明らかでない食品についてはAtwaterの係数（1g当たりのkcalをたんぱく質4，脂質9，炭水化物4）を適用する。キクイモ，コンニャク，「きのこ類」，「藻類」および昆布茶については，Atwaterの係数を適用して求めた値に0.5を乗じて算出する。アルコール，酢酸を多く含む食品については，それぞれ7.1，3.5kcal/gを適用する。

表2.4 日本人における利用エネルギー測定調査に基づくエネルギー換算係数を適用した食品

食品群	たんぱく質 (kcal/g)	脂質 (kcal/g)	炭水化物 (kcal/g)	例
穀 類	3.47	8.37	4.12	玄米
	3.96	8.37	4.20	精白米
	4.32	8.37	4.20	小麦粉
豆 類	4.00	8.46	4.07	大豆
魚介類	4.22	9.41	4.11	魚肉
乳 類	4.22	9.16	3.87	牛乳

2.2.3 日本食品標準成分表準拠アミノ酸成分表2010

1966年に科学技術庁資源局から「日本アミノ酸組成表」として出されたものが1986年に改訂され，さらに2010年に「日本食品標準成分表準拠アミノ酸成分表2010」として改訂，公表された。現在は，337種の食品に関して収載されている。

以下の3表から構成されている。

①第1表：食品可食部100g当たりのアミノ酸成分表，②第2表：食品可食部の基準窒素1g当たりのアミノ酸組成表，③第3表：食品可食部のたんぱく質1g当たりのアミノ酸組成表

成分項目としては，18種類のアミノ酸の他に，アミノ酸合計およびアンモニアが収載され，さらに，①第1表では，水分，アミノ酸組成によるたんぱく質，②第2表では，基準窒素─たんぱく質換算係数が収載されている。

収載されているアミノ酸には，グルタミンおよびアスパラギンが欠如しているが，これはアミノ酸分析の処理の際にそれぞれグルタミン酸，アスパラギン酸に変化するためである。

2.2.4 五訂増補日本食品標準成分表脂肪酸成分表編

2005年に五訂増補食品成分表と併せて公表された。砂糖および甘味類は掲載されていない。以下の2表からなる。

第1表：脂肪酸組成表 脂質1g当たりの総脂肪酸量，飽和脂肪酸量，一価不飽和脂肪酸量，多価不飽和脂肪酸脂肪酸量（mg），および総脂肪酸100g当たりの各脂肪酸量，さらに未同定量（g）が掲載されている。

第2表：脂肪酸組成表 可食部100g当たりの水分，脂質，脂肪酸総量，飽和脂肪酸，一価不飽和脂肪酸，多価不飽和脂肪酸，n-3系多価不飽和脂肪酸，n-6系多価不飽和脂肪酸および各脂肪酸が掲載されている。

表 2.5 世界における主要な穀類の生産量

(千 t)

とうもろこし	818,823
小　麦	685,614
米	685,240
大　麦	152,125
えん麦	23,258
ライ麦	18,168

出所）FAOSTAT より 2009 年のデータを抜粋

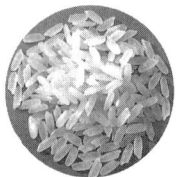
インド型米
（インディカ種）

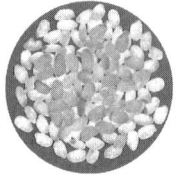
日本型米
（ジャポニカ種）

出所）新ビジュアル食品成分表［増補版］14，大修館書店（2005）

図 2.5　インド型米と日本型米

2.3　植物性食品

2.3.1　穀　類

穀類とは，主にイネ科に属する植物種子のうち食用作物を指す。代表的な穀類としては，米，小麦，トウモロコシ，大麦，えん麦，ライ麦，アワ，ヒエなどが挙げられる。イネ科以外の穀類としては，そば（タデ科）やアマランサス（ヒユ科）などがある。トウモロコシ，小麦，米は，世界生産量が多く，世界の三大穀物といわれる。また，米，小麦，大麦以外の穀類は，雑穀ともいわれる（表 2.5）。

（1）米

1）品　種

イネには，**インド型**（インディカ種），**日本型**（ジャポニカ種），**ジャワ型**（ジャバニカ種）がある。インド型の米の形状は細長い長粒種で，アミロース含量が高いため，炊きあげた飯は硬くて粘りが少ない。一方，日本型の米の形状は円形・短粒であり，インド型よりもアミロース含量が少ないため，炊きあげた飯は粘りがあり軟らかい。ジャワ型は，日本型よりも幅広くて大きく，粘性は低い（図 2.5）。

2）水稲米と陸稲米

水稲米とは，水田で作られる米であり，日本で作られる米の大部分は水稲米である。一方，陸稲米は，畑で栽培される米であり，水稲米とは品種が異なる。日本における陸稲米の収穫量は，水稲米の収穫量よりはるかに少ない（平成22年度　水稲米847万8,000t，陸稲米5,460t）。水稲米より収量が少なく，品質も劣るため，水田が作れないような場所で栽培される。陸稲米の生産量は，栃木県や茨城県が多い。

3）うるち米ともち米

米は，含まれるデンプンの性質に基づき，うるち米ともち米に分類される。うるち米は，白飯として普段私たちが食べている米で，デンプンの組成は，アミロースが20％，アミロペクチンが80％である。もち米は，餅や赤飯を作るときなどに用いられる米で，デンプンの組成はアミロペクチンが100％である（図 2.6）。

4）新米と古米

新米とは，その年の秋に収穫された米のことであり，古米とは，新米が出回り始めたときの前年産の米を指す。古米で問題となるのは，米の貯蔵中に生

出所）瀬口正晴・八田一編：食品学各論，10，化学同人（2003）

図 2.6　アミロースとアミロペクチンの構造

じる古米臭である。米の貯蔵中に，リパーゼによって脂質が分解され，遊離脂肪酸が生成し，その脂肪酸が酸化やリポキシゲナーゼの働きを受け，ペンタナールやヘキサナールなどのアルデヒド類を生成する。これらのアルデヒド類が**古米臭**の原因物質といわれている。

5) 米の構造と搗精

稲穂の状態では，米はもみ殻に覆われており，その状態で収穫される。このもみ殻を除去した米が**玄米**である。玄米は，果皮，種皮，糊粉層，胚芽（2〜3%），食用部である胚乳（91〜92%）から構成される。果皮，種皮，糊粉層からなるぬか層（5〜6%）と胚芽を玄米から除く操作を，**搗精**，**精白**，精米などという。玄米重量に対する精白後の米の重量の割合を**搗精歩留まり**といい，食卓に上がる精白米（十分搗き米）は，約92%の搗精歩留まりである。また，搗精歩留まりが約96%の五分搗き米や約93〜94%の七分搗き米もある。さらに，ぬか層を取り除き，胚芽を80%以上残した**胚芽米**もある（図2.7）。

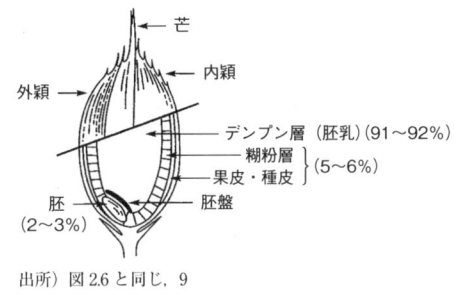

図2.7　米の構造

6) 米の成分特性

米の主成分は炭水化物であり，玄米では73.8%，精白米では77.1%含まれる。炭水化物の主成分はデンプンであり，アミロースとアミロペクチンから構成されている。米のたんぱく質は約6〜7%含まれており，主要なたんぱく質は，グルテリンに属する**オリゼニン**で約80%を占める。米たんぱく質の質は，アミノ酸スコア（1973年FAO/WHOパターン）より玄米が68，精白米が65であり，穀類たんぱく質としては優れている方である。第一制限アミノ酸はリシンである。米の脂質は，白米に少なく，胚芽・糠に多く，米糠油（**米油**）の原料となっている。米油を構成する脂肪酸は，オレイン酸やリノール酸が多い。また，米油には，抗酸化作用などの機能を有するγ-オリザノールが含まれている。米の無機質は，糠に多く含まれており，リンやカリウムが多い。米のビタミンに関しては，ビタミンB群が多いが，胚芽や糠に多く含まれる。米の脂質，無機質，ビタミンB群は胚芽や糠に偏在しているため，搗精によって胚芽や糠が除かれるに従い，これらの成分量は低下する。したがって，玄米と精白米では，これらの成分含量は同一ではない（図2.8）。

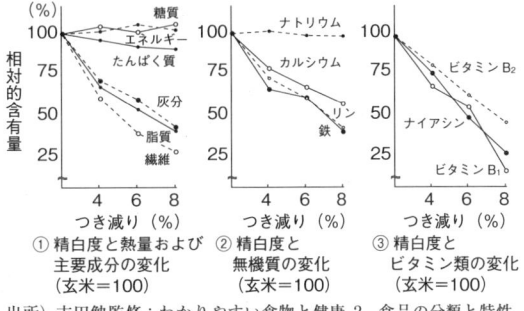

図2.8　搗精による栄養成分の変化

表 2.6 米穀粉製品の種類

原料米	種　類	用　途
うるち米	上新粉 ビーフン	だんごなど ビーフン
もち米	白玉粉 寒梅粉 （焼きみじん粉） 道明寺粉	白玉だんご 求肥（ぎゅうひ）など 干菓子など おはぎや桜餅など

7）　米の加工と利用

　米を炊飯，ボイル，蒸しなどで，デンプンを糊化させてから急速乾燥した**アルファ（α）化米**がある。水・湯または沸騰だけで可食状態になる。この他にも，精白米に欠けるビタミン B_1 などを強化した**強化米**や，白米を洗米せずに，そのまま炊飯できるようにした**無洗米**などがある。

　米は胚乳部分が硬いため，粒食することが一般的だが，米を粉砕し，米穀粉とし，麺や和菓子などにも用いられている。たとえば，うるち米を水洗，浸漬，水切り，粉砕，乾燥して製造される**上新粉**は，だんごなどに利用される。また，うるち米を水洗，浸漬，水挽き，蒸した後，押し出し機に入れて麺状に押し出し，湯の中に落とした後，熟成，乾燥させ，麺として利用するビーフンがある。また，もち米の利用としては，水洗，浸漬，石臼で摩砕，脱水乾燥して製造される**白玉粉**がある。白玉粉は，白玉だんごや求肥（ぎゅうひ）に利用される。さらに，干菓子などに利用される**寒梅粉**（焼きみじん粉）や，おはぎや桜餅に利用される**道明寺粉**などがある（表 2.6）。

(2)　小　麦

1）　小麦の種類と性状

　小麦には，さまざまな種類があるが，主なものとして普通系の**普通小麦**と**クラブ小麦**，二粒系の**デュラム小麦**が挙げられる。最も栽培されているのは，普通小麦（パン小麦ともいわれる）で，パン，麺，菓子などに利用されている。クラブ小麦は，クッキーやケーキなどの菓子用に用いられ，デュラム小麦（マカロニ小麦ともいわれる）は，パスタやマカロニなどに利用される。また小麦は，播種時期，粒の性状などからも分類される。播種時期に基づいた分類として，秋に播種して翌年夏に収穫する**冬小麦**と，春に播種して秋に収穫する**春小麦**がある。冬小麦は温暖な地域で栽培され，世界で生産される多くは冬小麦である。春小麦は，寒冷な地域で栽培され，単位面積当たりの収穫量が冬小麦の 3 分の 2 である。粒の性状に基づく分類については，小麦粒の断面が透明で堅い部分が多い**硝子質小麦**と，穀粒の断面に透明部分がなく，全体が白くて粉っぽく軟らかい**粉状質小麦**がある。硝子質小麦は硬質小麦ともいい，たんぱく質含量が高く，強力粉に加工される。粉状質小麦は軟質小麦とも呼ばれ，たんぱく質含量が少なく，薄力粉に加工される。また軟質小麦のうち，比較的硬いものを中間質小麦といい，中力粉が得られる。また，粒の色調に基づいた分類として，外皮が赤い

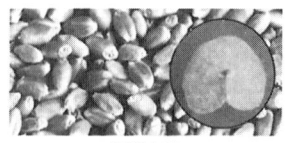
硬質小麦

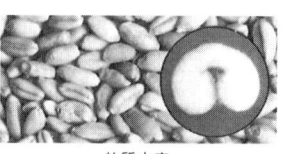
軟質小麦

出所）オールガイド五訂増補食品成分表．25．実教出版（2010）
図 2.9　硬質小麦と軟質小麦

赤小麦と外皮が白い白小麦がある。北米大陸産のものは赤小麦，オーストラリア産のものは白小麦である（図2.9）。

2) 小麦の構造と製粉

小麦は，食用部位である胚乳（80〜85％），胚芽（2〜3％），外皮と糊粉層（13〜18％）で構成される。胚芽，外皮，糊粉層などは，製粉時に小麦のぬかであるふすまとして除去される。米と異なるのは，胚乳が軟らかいこと，粒溝という部分が存在することである。小麦は皮が硬いが，胚乳が軟らかく砕けやすいため，米のような搗精よりも製粉に適すること，粒溝の溝の部分のふすまを物理的に除去しにくいことが，小麦を粒食せずに小麦粉として利用する理由である（図2.10）。

3) 小麦粉の種類

小麦粉は，たんぱく質含量によって**強力粉**，**準強力粉**，**中力粉**，**薄力粉**に分けられる。強力粉は最もたんぱく質含量が多く，膨らみを必要とするパンなどに利用される。一方，薄力粉はたんぱく質含量が最も少なく，菓子や天ぷらなどに利用される。また，灰分量によって，1等粉，2等粉，3等粉，末粉などに分類される。1等粉は，最も灰分量が少なく品質が良いものであるが，等級が下がるにつれ，ふすま由来の灰分の混入が増加し，色調も白さを失っていく（表2.7）。

4) 小麦の成分

小麦は，炭水化物が最も多く，ついでたんぱく質が多い。炭水化物は，玄小麦で69.4〜75.2％，小麦粉で68.2〜76.1％で，その大部分は，デンプンである。小麦中のたんぱく質は6〜15％で，その大部分は，プロラミンに属する**グリアジン**（約40％）と，**グルテリン**に属するグルテニン（約40％）である。小麦粉のアミノ酸スコア（1973年FAO/WHOパターン）は38〜44で，精白米の65よりも低い。第一制限アミノ酸はリシンである。小麦粉の特徴として，小麦粉に水を加えてこねると，生地（ドウ）ができる。これは，粘着性が強く，伸びやすい性質のグリアジンと，弾性に富むが，伸びにくい性質のグルテニンが絡み合って，網目構造を形成し，粘弾性の強いグルテンを形成するからである。グルテン形成能は，小麦に特有のもので，グルテンの網目構造の形成には，**ジスルフィド結合***が大きく関与していると考えられている。

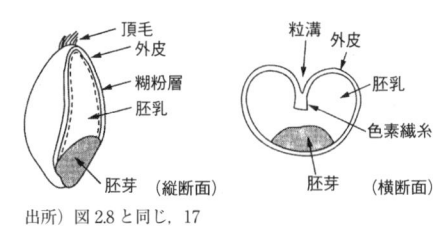

出所）図2.8と同じ，17

図 2.10　小麦種子の構造

表 2.7　小麦粉の種類と用途

等級	1等粉	2等粉	3等粉	末粉
灰分量(%)	0.3〜0.4	0.5前後	1.0前後	2〜3
強力粉	パン (11.5〜12.5)	パン (12.0〜13.0)	グルテンおよびデンプン	合板 飼料
準強力粉	パン (11.0〜12.0) 中華めん (10.5〜11.5)	パン (11.5〜12.5)	グルテンおよびデンプン	
中力粉	ゆでめん・乾めん (8.0〜9.0) 菓子 (7.5〜8.5)	ほとんどの用途 (9.5〜10.5) 菓子 (9.0〜10.0)	—	
薄力粉	菓子 (6.5〜8.0)	菓子 ほとんどの用途 (8.0〜9.0)	—	

デューラム・セモリナ……マカロニ，スパゲッティ

注）カッコ内はたんぱく質量（％）
出所）田主澄三・小川正編：食べ物と健康2，12，化学同人（2003）

*ジスルフィド結合　アミノ酸のシステインのような-SH基を有する化合物は，酸化により二分子が結合し，-S-S-（ジスルフィド）基を形成する。この結合をジスルフィド結合という。小麦粉に水を加えて捏ねると，グルテンのシステインが酸化などにより，グルテン分子間にジスルフィド結合を形成し，グルテンの網目構造となり粘弾性が出てくる。

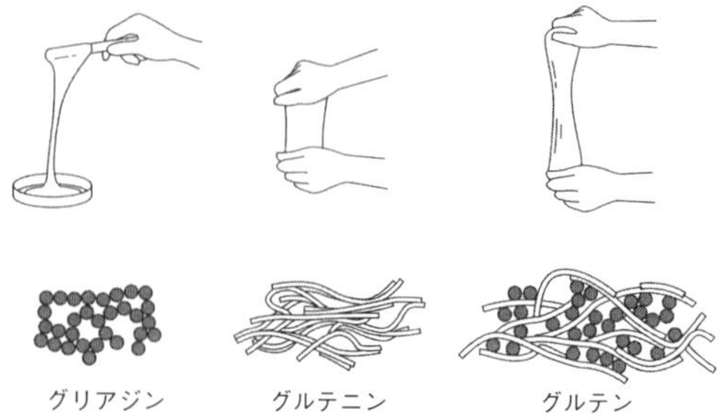

グリアジン　　グルテニン　　グルテン
出所）図2.6と同じ，13を改変

図 2.11　グルテンの成分とその模式図

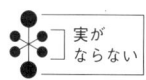

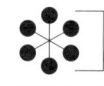

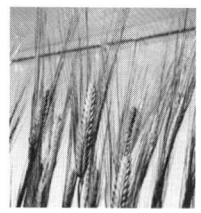

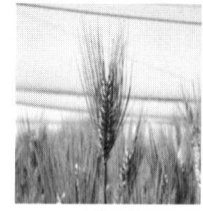

二条大麦　　　　六条大麦

出所）農林水産省ホームページ．http://www.maff.go.jp/j/pr/aff/1003/spe1_01.html

図 2.12　二条大麦と六条大麦

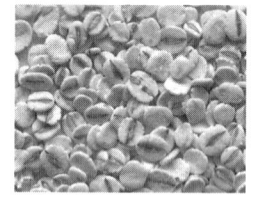

出所）平宏和総監修：食品図鑑，15，女子栄養大学出版（2006）

図 2.13　押し麦の形態

小麦全粒中の脂質含量は約3％で，胚芽に多く含まれる。その主な脂肪酸組成は，リノール酸（57.7％），パルミチン酸（17.3％），オレイン酸（15.1％）である。灰分は1.4～1.6％で胚芽や外皮に多く，胚乳中心部ほど少ない。ビタミンB群は，外皮や胚芽に多く含まれ，ビタミンEは，胚芽中に多く，α-トコフェロールが多い。また，小麦ふすまには，不溶性食物繊維が豊富に含まれており，整腸作用を謳った特定保健用食品に利用されている（図2.11）。

5）小麦粉の加工品

小麦粉は，パン，麺，菓子，料理用として加工・利用される。また，小麦のグルテンを主原料として，焼麩や生麩が作られる。

（3）大　麦

1）大麦の種類と性状

大麦には，皮が種実に密着してとれにくい皮麦と，皮が種実に密着せずとれやすい裸麦がある。さらにこれらは，穂が2列の二条大麦と6列の六条大麦に分けられる。**二条大麦**は，ビールなど酒類の原料になる品種で，ビール麦とも呼ばれる。**六条大麦**は，押し麦，麦茶，麦飯などとして食用される（図2.12）。

2）大麦粒の食形態

大麦は精麦され，丸麦が得られる。大麦は米より煮えにくいため，丸麦を軽く蒸した後，ロールで平たく潰し，火が通りやすく加工したものが押し麦である（図2.13）。押し麦または挽割（ひきわり）麦を米に混ぜ，麦飯として食用する。

3）大麦の成分

大麦の主要な成分は炭水化物で，その大部分はデンプンである。うるち性大麦の他に，もち性大麦もある。大麦のたんぱく質はホルデインであるが，グルテン形成能がなく粘りが弱いため，麺やパンとして利用されない。アミノ酸スコア（1973年FAO/WHOパターン）は，押し麦で62，第一制限アミノ酸は，リシンである。また大麦は，食物繊維が米の20倍程度含まれており，特に，水溶性食物繊維が多いという成分的特徴を有する

表 2.8　米と大麦の食物繊維量（％）

	水溶性	不溶性	総量
押し麦	6.0	3.6	9.6
精白米	Tr	0.5	0.5

出所）五訂増補日本食品標準成分表より

(表 2.8)。

4) 大麦の加工品

大麦の加工品としては，麦味噌，麦茶，大麦麺（含小麦粉）などの他に，玄麦を煎って粉にした麦こがし（はったい粉）などがある。また大麦は，**麦芽**（モルト）としてビールの主原料に用いられる。

(4) トウモロコシ

1) トウモロコシの種類と性状

トウモロコシには，種々の品種がある。デント種（馬歯種）は，世界で最も多く栽培されており，飼料やデンプンの原料となる。乾燥すると，収縮して陥没（へこみ：dent）することから名付けられた。フリント種（硬粒種）は，粒の周囲の大部分が硬質デンプンで構成されているので硬く，丸みを帯びている。食用，飼料などに利用される。スイート種（甘味種）は，生食・缶詰などに利用される。デンプンが少なく，糖含量が高く甘い。スイート種（甘味種）は，日本で栽培される主な品種である。また，スイートコーンは，甘味種の未成熟種子であり，ベビーコーン（ヤングコーン）は，スイートコーンの未熟果であるため，野菜類扱いである。ワキシー種（もち種）は，デンプンがアミロペクチン100％であり，モチに加工される。ポップ種（爆裂種）は，ポップコーンの原料である（図 2.14）。

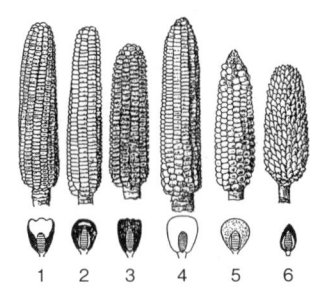

2) トウモロコシの成分

トウモロコシの主成分は炭水化物（70.6％）で，大部分はデンプンである。多糖類，オリゴ糖，単糖類も少量含まれる。甘味の強いスイートコーンは，ショ糖含量が高い。トウモロコシの脂質含量は約4〜5％で，主に胚芽に多く含まれている。その胚芽から，**トウモロコシ油**（コーン油）が作られる。トウモロコシ油の主な脂肪酸組成は，リノール酸 54.9％，オレイン酸 29.8％，パルミチン酸 11.3％である。トウモロコシには，たんぱく質が約8％含まれているが，その大部分は胚乳中に存在する（胚乳部80％，胚芽部16％，果皮部4％）。胚乳部のたんぱく質は，主にプロラミンに属する**ツェイン**（**ゼイン**）である。アミノ酸スコア（1973年 FAO/WHO パターン）は，コーングリッツ（トウモロコシの胚乳の粗挽き）32，コーンフレーク16であり，米，小麦と比較して，トウモロコシたんぱく質の栄養価は高くない。第一制限アミノ酸は米・小麦と同じリシンだが，第二制限アミノ酸は，トリプトファンであり，米，小麦と異なる。トウモロコシを常食としている人びとには，必須アミノ酸であるトリプトファンからのナイアシン合成が不足し，**ペラグラ**という一種の栄養失調（皮膚炎や胃腸障害など）が起きることがある。トウモロコシの黄色は，カロテノイド系色素であるため，他の穀類と異なり，カロテン類やキサントフィル類を含む。ビタミンB群，Eは，胚芽に多い（図

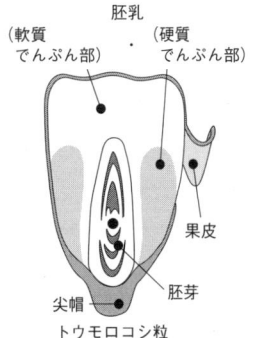

注）1：デント種（馬歯種）2：フリント種（硬粒種）3：スイート種（甘味種）4：ソフト種（軟粒種）5：ワキシー種（糯種）6：ポプ種（爆裂種）下段は粒の澱粉組織の硬軟の分布状態を示す。
黒部：硬質澱粉組織，白部：軟質澱粉組織，5の点部は糯性，横線部は胚。
出所）菊池一徳：トウモロコシの生産と利用，8，光琳 (1987)

図 2.14 トウモロコシの種類

出所）日本スターチ・糖化工業会ホームページ，http://www.starch-touka.com/qa_t.html

図 2.15 トウモロコシの構造

2.15)。

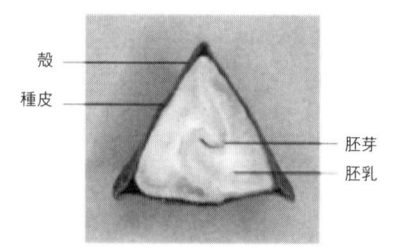

(5) ソバ

ソバは，穀類に多く認められるイネ科の植物ではなく，タデ科の植物である。ソバには，普通種（甘ソバ）とダッタン種（苦ソバ）がある。ソバは，ソバ粉として利用されることが多い。ソバ粉は，玄ソバもしくは玄ソバを脱殻して得られる丸抜きを製粉することによって作られる。したがって，ソバの中に見える黒い粒は，殻もしくは種皮である（図2.16）。ソバは，真ん中が軟らかいので，真ん中の胚乳部分から外側に向かって製粉されていく。真ん中の胚乳部分から得られるソバ粉を1番粉（内層粉），次いで外側に向かって得られるソバ粉を2番粉（中層粉），最も外側から得られるソバ粉を3番粉（外層粉）という。また，このような区別をせずに，すべてソバ粉として挽いて得られるものを挽きぐるみ（全層粉）という。ソバ粉は，胚芽も挽き込まれるので，アミラーゼやリパーゼなどの酵素の作用で変質しやすい。ソバのたんぱく質は，グルテンを形成しないため，麺などを製造するときは，小麦粉ややまのいもなどをつなぎとして用いる。

図2.16 ソバの実の内部構造
出所) 熊本製粉株式会社ホームページ http://www.bears-k.co.jp/flour/f-gyomu/s-miller-doc/

1) ソバの成分

ソバの主要成分は，炭水化物（69.6％）で大部分はデンプンである。たんぱく質は，約12％で他の穀類より多く，グロブリンが主要なたんぱく質である。アミノ酸スコア（1973年FAO/WHOパターン）は，全層粉で92であり，必須アミノ酸のバランスが良い。ソバの機能性成分としては，**ルチン**が挙げられる。ルチンは，フラボノイドでビタミンP（毛細血管を丈夫にする働きがある）作用を有し，毛細血管の強化や高血圧予防効果が期待されている。ダッタンソバは，普通種のソバより100〜200倍多いルチンを含んでいる。

(6) ライ麦

ライ麦は，製粉によりライ麦粉として利用される。アミノ酸スコア（1973年FAO/WHOパターン）は68である。ライ麦粉からは，酸味が特徴的な**ライ麦パン**（黒パン）が作られる。ライ麦粉にグリアジンはあるがグルテニンがないので，グルテンが形成されない。そのため，ライ麦粉だけでは，ほとんどふくらまない。そこで，乳酸発酵を利用して作ったサワードウ（酸性生地）を種として加えて混ぜることによって，ある程度膨張したパンができる。ライ麦パンの酸味は，その乳酸に起因する。

2.3.2 いも類

いもとは，植物の根または茎がデンプンなどの多糖類を貯蔵して著しく肥大し，それぞれ**塊根**または**塊茎**となったものである。サツマイモ，ヤマイモ，キャッサバなどは塊根，ジャガイモ，サトイモ，キクイモ，コンニャクイモ

などは塊茎である。

(1) ジャガイモ

食用種としては，男爵いもとメークインが主なものである。他のものとして，デンプン原料種やポテトチップスやフライドポテトに加工するための品種もある。後者は，揚げる工程で生じるメイラード反応による色づきが少ないように，還元糖が少ない品種である。主な成分は炭水化物（17.6％）で，主体はデンプンである。ビタミンＣがいも類で最も多く含まれている（生いも 35mg/100g）。特殊成分として，ソラニンなどの弱毒性のアルカロイド配糖体が含まれており，皮の部分（特に緑色になった部分）や芽およびその周囲に多い。ジャガイモは，わが国で放射線照射が認められている唯一の食材である。コバルト 60 によるγ線照射により，ジャガイモの発芽を防止することができる。そのため，端境期（3〜5 月頃）の安定供給に役立っている（図 2.17，2.18）。

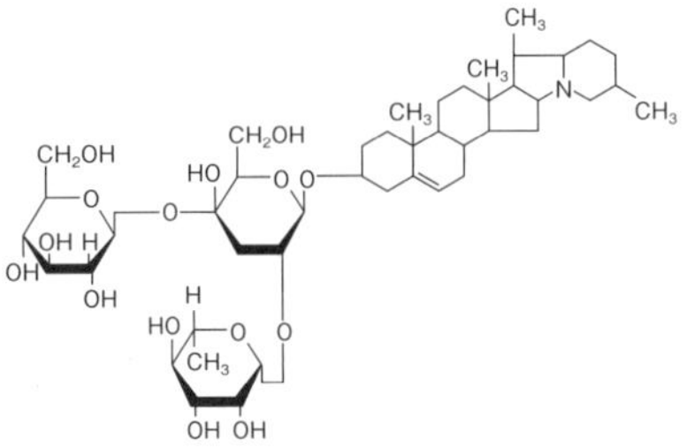

出所）藤本健四郎ら編著：健康からみた基礎食品学，111, I&K Corporation（2004）

図 2.17 ソラニンの構造

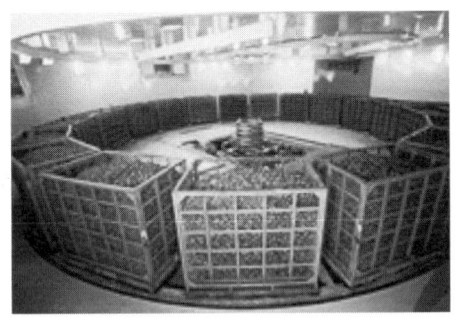

出所）JA 士幌町ホームページ，http://www.ja-shihoro.or.jp/agri/processed/field.html

図 2.18 ジャガイモの放射線照射施設

(2) サツマイモ

サツマイモには，食用種であるベニアズマ，高系 14 号などの他に，シロサツマやコガネセンガンなどのデンプン・酒類原料用種や紫いもと呼ばれるアントシアニン系色素を有する品種などがある。サツマイモは，ジャガイモと異なり，9℃以下の低温で貯蔵すると低温障害を受けるため，12〜13℃で貯蔵する。サツマイモの主成分は炭水化物（31.5％）で，大部分はデンプンだが，グルコース，スクロースなどの糖類を含むため，甘味が強い。焼きいもなどのようにゆっくり加熱すると，

コラム 2　ポテトチップスやフライドポテトなどからアクリルアミド

2002 年，スウェーデン政府から炭水化物の多いイモなどを高温で調理（焼く・揚げる）した場合，アクリルアミドが形成されることが報告された。アクリルアミドは，主に紙力増強剤，合成樹脂，合成繊維，排水中等の沈殿物凝集剤，土壌改良剤などの原料の他に，たんぱく質の分析法のひとつである電気泳動法にも使用される。アクリルアミドは，国際がん研究機関発がん性分類において，2A（人に対しておそらく発ガン性がある）に分類されているが，現時点では人における発ガン性は確認されていない。食品中のアクリルアミドは，アミノ酸のアスパラギンと還元糖がメイラード反応によって生じることが推定されている。現在のところ，アクリルアミドが高温で加熱した食品に含まれていることが判った後，各国の公的機関で，今までの食生活を変えるように指導しているところはない。人は，油で揚げるなど，従来から行われてきた高温加熱の料理方法でも，アクリルアミドを食品とともに摂ってきたと考えられるためであろう。食生活において，十分な果実，野菜を含むさまざまな食品をバランスよく取ること，揚げ物や脂肪食の過度な摂取を控え，炭水化物の多い食品を焼いたり，揚げたりする場合には，あまり長時間，高温で調理しないことなどを心がけることが大切である。

さらに甘味が強くなる。これは糖化酵素のβ-アミラーゼによってデンプンが糖化され（マルトース単位で切断される），糖含量が高まるためである。電子レンジで加熱すると，急激な温度上昇によりβ-アミラーゼの働きが弱まるため，焼きいもほどの甘味の増加は期待できない。ビタミンCが比較的多く（生いも29mg/100g），焼きいも（23mg/100g）や蒸しいも（20mg/100g）などにしても，その残存量は高い。また，サツマイモを切断すると，断面より白い乳液が出てくるが，これは樹脂配糖体の一種である**ヤラピン**である。

(3) サトイモ

サトイモには，親いも，子いも，孫いもの区別がある（図2.19）。親いもだけを食べる品種，子いもだけを食用とする品種，親いもと子いもの両方を食用とする品種がある。主成分は炭水化物（13.1%）で，主体はデンプンである。サトイモの特徴であるぬめりは，主にガラクトースの重合体であるガラクタンによる。サトイモのえぐ味は，**ホモゲンチジン酸とシュウ酸カルシウム**による。また，サトイモを剥いた際にかゆみが生じる場合があるが，これはシュウ酸カルシウムの針状結晶が突き刺さるために起こる。

図2.19　サトイモの分球模式図

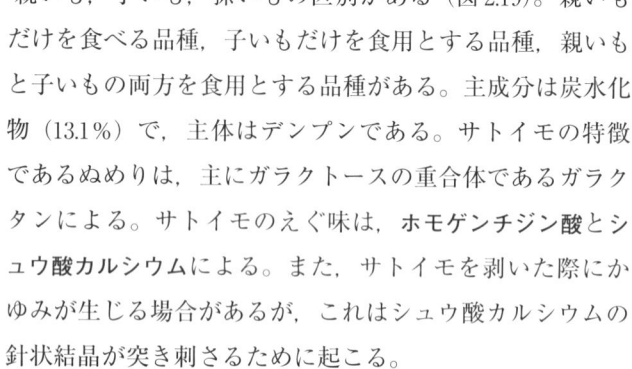

(4) やまのいも

やまのいもは，栽培種（ナガイモ，ヤマトイモ，イチョウイモなど）と山に自生する野生種（ジネンジョ）に分けられる。やまのいも類の主成分は炭水化物（13.9～27.1%）で，その大部分はデンプンである。やまのいもは，とろろのような料理に代表されるように，粘性が強いのが特徴である。この粘性は，グロブリン様のたんぱく質にマンナン（マンノースの多糖）が結合した糖たんぱく質のムチンである。いも類で唯一，生食する食材であるが，これはアミラーゼ活性が強いため，デンプンの消化性が良いからである（図2.20）。

(5) コンニャクイモ

コンニャクイモの主成分は，グルコースとマンノースが約1:2の割合で結合した多糖の**グルコマンナン**である。コンニャクは，グルコマンナンがアルカリにより凝固する性質を利用したものである。凝固には，水素結合

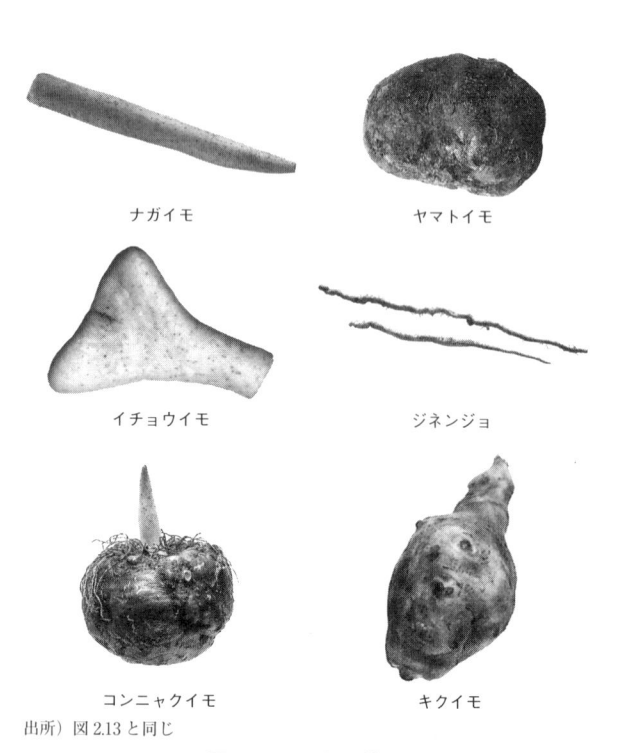

図2.20　いもの種類

が関与していると考えられている（図2.20）。

(6) キャッサバ

キャッサバは，熱帯地域で広く栽培されているいもである。キャッサバには，**リナマリン**という青酸配糖体が含まれており，その量により甘味種と苦味種がある。甘味種は食用とされ，苦味種は水にさらしたり，かびを生いもにつけて毒を除去した後，**タピオカ**でんぷんの原料とされる（図2.21, 22）。

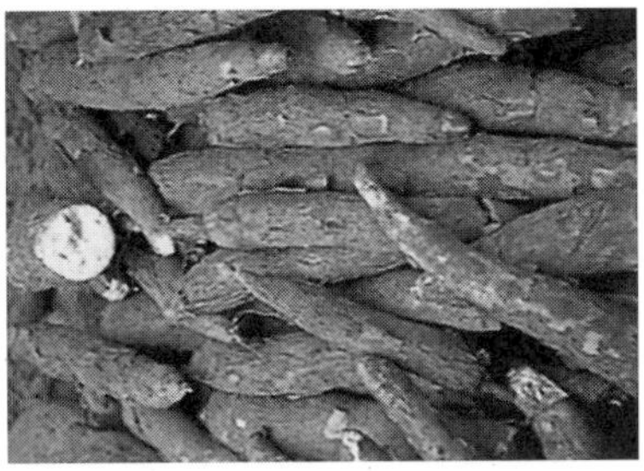

出所）菅原龍幸ほか編：新訂原色食品図鑑，133，建帛社（2001）

図2.21 キャッサバ

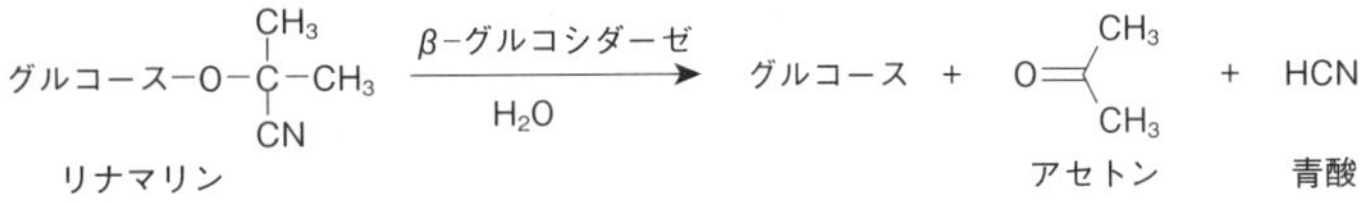

出所）吉田勉監修：わかりやすい食物と健康1 食品とその成分，64，三共出版（2010）

図2.22 リナマリンの分解による青酸の生成

(7) キクイモ

キクイモの主成分は，スクロースにフルクトースの重合体が結合した**イヌリン**という多糖で，約15％含む。キクイモは，漬け物などにして食用される（図2.20）。

2.3.3 豆 類

マメ科に属するもので，食用部分は成熟した種子である。成分的に，脂質が多く炭水化物の少ないもの（大豆）と，脂質が少なく炭水化物の多いもの（大豆以外）に大別される。未熟種子（えだまめなど），未熟なさやごと（さやいんげんなど），もやしで食べる場合は，野菜類扱いとなる。

(1) 大 豆

1) 大豆の成分

たんぱく質 大豆（国産・乾）の成分は，たんぱく質（35.3％），炭水化物（28.2％），脂質（19.0％）であり，他の豆類と比較して，たんぱく質と脂質が多い。大豆のたんぱく質は，塩溶液に可溶のグロブリンが主で（90％），水可溶性のアルブミンが10％である。大豆をすりつぶして水に浸漬すると，大豆中の水可溶性の無機塩類が溶け出して塩類溶液となり，グロブリンを含め，大部分（約90％）のたんぱく質が抽出される。豆腐はこの働きを利用して，製造される。大豆のグロブリンを超遠心分離すると，沈降定数Sによって2S, 7S, 11S, 15Sグロブリンに分けられる。このうち，**11Sグロブリン**中の**グリシニン**（40％）と**7Sグロブリン**中の**β-コングリシニン**（27.9％）が主要なたんぱく質である。これら7Sグロブリンと11Sグロブリンが，大豆加工食品に影響を及ぼすことが知られている。特に，11Sの方が，SH基が多いため，ゲル形成などに関与し，食品物性に大きな影響を与えるといわれている。また，大豆たんぱく質の質に関しては，アミノ酸スコア（1973年

FAO/WHOパターン）が86である。また，大豆たんぱく質は血中コレステロール低下作用があり，特定保健用食品の素材として利用されている。

その他の特殊成分として，生大豆には，好ましくないたんぱく質性成分が含まれている。**トリプシンインヒビター**は，消化酵素のトリプシンに特異的に結合し，その活性を阻害する。**ヘマグルチニン**は，血液凝集素とよばれるレクチンのひとつである。しかし，大豆は加熱後に食するため，これらの成分は失活している。

炭水化物 大豆の炭水化物は28.2％含まれ，そのうち食物繊維が17.1％（難消化性食物繊維15.3％，水溶性食物繊維1.8％）を占め，残りはスクロース，**スタキオース**，**ラフィノース**などである。完熟した大豆種子には，デンプンはほとんど含まれていない。スタキオースやラフィノースは，大豆に特異的に多く含まれるオリゴ糖で，ほとんど消化吸収されずに大腸に達し，ビフィズス菌増殖因子として機能する。この特性を利用し，大豆オリゴ糖は，特定保健用食品に利用されている（図2.23）。

脂質 大豆の脂質は，他の豆類と比較して多く含まれているため，大豆油として利用される。**大豆油**の主な脂肪酸組成は，リノール酸（53.5％），オレイン酸（23.5％），α-リノレン酸（6.6％）であり，不飽和脂肪酸が多く，酸化されやすい。その他の成分として，リン脂質が約1.5％含まれている。その大部分は，ホスファチジルコリンを主成分とする**レシチン**である。レシチンは，乳化剤として加工食品に用いられている。また，大豆油に含まれる**植物ステロール**は，血中コレステロール低下作用を有するため，特定保健用食品に利用されている（図2.24）。

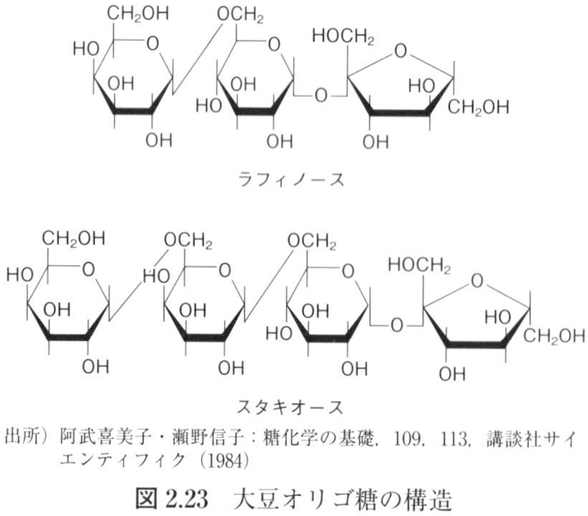

その他の成分 大豆には，サポニンが約0.5％程度含まれる。**サポニン**は，大豆の苦味やえぐ味と関係がある。大豆をゆでると泡立つが，これはサポニンの起泡性による。また，大豆には**イソフラボン**が0.2〜0.3％程度含まれている。イソフラボンは，骨の健康維持に役立つとして，特定保健用食品として利用されているものがある（図2.25, 2.26）。

2）大豆の加工

大豆は，きな粉，豆腐，豆乳，湯葉，高野豆腐，油揚げ，糸引き納豆，寺納豆，豆味噌，醤油など，多くの加工品として利用される。

水につけた大豆をすりつぶし，水を加えた後，加

出所）阿武喜美子・瀬野信子：糖化学の基礎, 109, 113, 講談社サイエンティフィク（1984）

図2.23 大豆オリゴ糖の構造

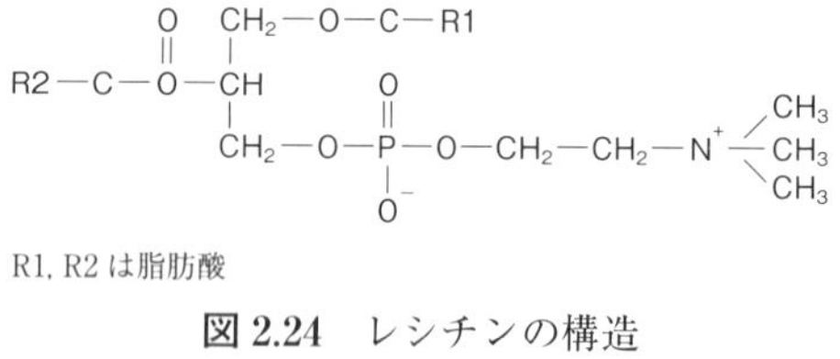

R1, R2は脂肪酸

図2.24 レシチンの構造

熱し，ろ過した液体が豆乳である。このときの残渣が，おからである。この豆乳を80℃以上に加熱したときに生じる皮膜が湯葉であり，たんぱく質と脂質の複合体である。そのため，**湯葉**はたんぱく質と脂質の含量が高い。また，豆乳に**にがり**（塩化マグネシウム）や**すまし粉**（硫酸カルシウム）を加えると凝固する。これを型枠につめて水を抜き，固めたものが**木綿豆腐**である。それに対し，**にがり**の入った容器に，豆乳を流し込み，そのまま静かに固めたものが，**絹ごし豆腐**である。絹ごし豆腐よりも**木綿豆腐**の方が，たんぱく質，脂質，カルシウムなどが多い。にがりなどが豆乳を凝固させるのは，二価金属イオンである Ca^{2+} や Mg^{2+} が，熱変性した大豆たんぱく質のカルボキシル基同士を結びつけるためである。最近は，にがりだけではなく，**グルコノ-δ-ラクトン**という凝固剤も用いられている。これは水に溶けると部分的にグルコン酸という物質に変化し，豆乳を酸凝固させる。

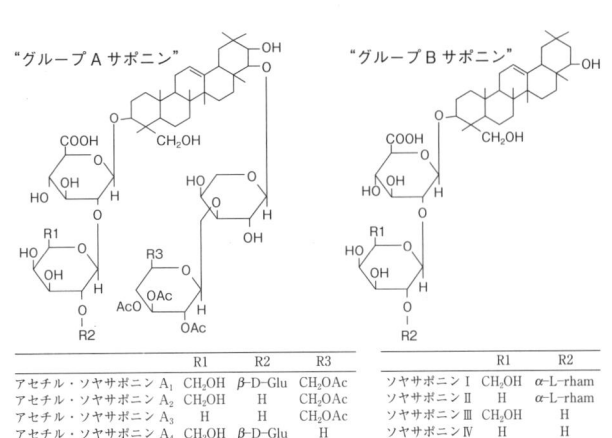

図 2.25　大豆サポニンの構造

図 2.26　大豆イソフラボンの構造

高野豆腐（**凍り豆腐**）は，スポンジ状の組織にしみこんだ調味料の味と，噛みしめた時の食感を楽しむ食品である。原料の豆腐を-20℃程度の冷風で急激に凍結し，豆腐中の水分を凍結させる。水分は凍ると小さな氷の固まり（氷結晶）となり，たんぱく質も凍結変性して網目状構造が形成され，全体的には凍ったスポンジのようになる。その後，氷結晶を溶かすことによって脱水させ，凍結乾燥し，製品とする。

糸引き**納豆**は，蒸煮大豆に納豆菌を加え，短時間発酵で粘質物を生成させた発酵食品である。糸引き納豆の糸を形成する粘質物は，グルタミン酸のポリペプチドとフルクトースの重合したフルクタンの混合物である。また，納豆菌が産生する**ビタミン K_2** は，骨たんぱく質オステオカルシンの合成を助け，骨形成を促進することから，特定保健用食品として認可された納豆製品が市販されている。

寺納豆は，蒸煮大豆に麹菌を作用させたものであり，糸引き納豆のような粘質物は生成しない。塩辛納豆，浜納豆，大徳寺納豆などとも呼ばれる。

(2) 小豆

小豆には，あん（餡）や赤飯に利用される普通小豆，粒が大きく，普通小豆

より高価で高級和菓子に用いられる大納言，煮豆や高級和菓子に使用される白小豆などがある。小豆（乾物）の成分は，炭水化物（58.7%），たんぱく質（20.3%），脂質（2.2%）である。炭水化物の主成分は，デンプン（35%）である。たんぱく質の主成分は，熱凝固性のある**ファゼオリン**である。小豆は餡としてよく利用されるが，これは小豆のデンプンが，熱凝固したたんぱく質に包まれているため，加熱してもデンプンが糊状になりにくいという性質のためである。

（3）緑豆

緑豆は，日本ではほとんど栽培されておらず，中国・タイ・ミャンマーから輸入されている。緑豆（乾物）の成分は，炭水化物（59.1%），たんぱく質（25.1%），脂質（1.5%）である。炭水化物の主成分はデンプンであるが，アミロペクチン，ペントサン，ガラクタンなどの多糖が粘性を有するため，この性質を利用してコシの強い**春雨**の原料に用いられている。しかし，日本では，ジャガイモやサツマイモのデンプンから春雨が作られており，緑豆は主に**モヤシ**の原料に使用されている（図 2.27）。

（4）インゲンマメ

インゲンマメは，白あんの原料，煮豆，甘納豆などに利用される。インゲンマメ（乾物）の成分は，炭水化物 57.8%，たんぱく質 19.9%，脂質 2.2% である。未熟なさやごと食する品種のサヤインゲンは，豆類ではなく，野菜類扱いである。完熟した豆には，β-カロテン，ビタミンCがほとんどないが，サヤインゲンは，β-カロテン（520μg/100g），ビタミンC（8mg/100g）を含む（図 2.27）。

（5）エンドウ

エンドウは，完熟した種子を利用する品種（青エンドウや赤エンドウなど），未熟な種子を利用する品種（グリンピース），未熟なさやごとを食する品種（サヤエンドウ）に分けられる。青エンドウは，うぐいす豆やうぐいすあんに，赤エンドウはみつ豆などに利用される。青エンドウは，赤エンドウより，β-カロテン含量が高い。グリンピースやサヤエンドウは，ビタミンCとβ-カロテンが比較的多い。これらは未熟なものを食すため，野菜類に分類される。また，低価格のビールには，大麦を使用せず，エンドウたんぱく質を利用したものがある（図 2.27）。

2.3.4 種実類

植物の種子や仁のことをいい，堅果類と種子類に分けられる。堅果類はナ

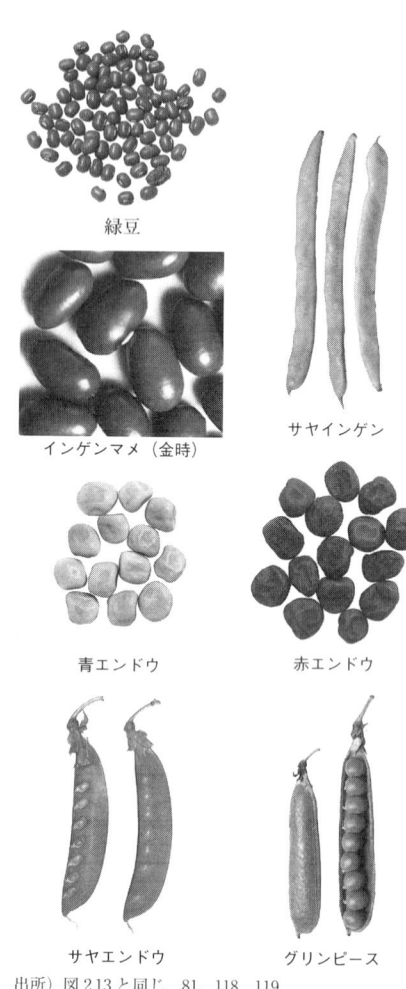

図 2.27 豆類
出所）図 2.13 と同じ．81，118，119

ッツ類ともいわれ，果皮が木質で堅く，主に種子中の仁を食用とする。種子類はシード類ともいわれ，野菜や油糧作物の種子である。種実類は，たんぱく質と脂質の多いものと，糖質が多いものにも分けることができる（図2.28）。

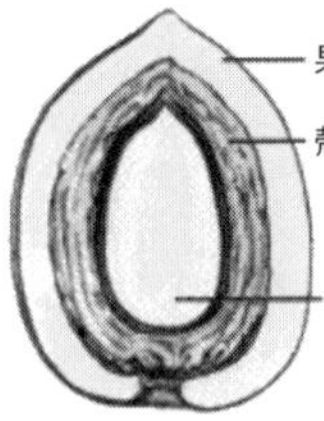

（1）アーモンド

アーモンドには，スイートアーモンド（そのまま食す，製菓材料，炒め物などに利用）とビターアーモンド（アーモンドオイルとしてリキュールに使用される）がある。ビターアーモンドには，青酸配糖体の**アミグダリン**が含まれている。アーモンドは，たんぱく質を18.6％，脂質を54.2％含む。主要な脂肪酸は，オレイン酸で約65％を含む。また，ビタミンB_2やビタミンEが多い。

出所）http://www.bdalmonds.com/almond/botany.html

図2.28　種子中の仁

（2）ココナッツ

ココヤシの果実で，種子中の胚乳が利用される。未熟果の種子中に貯まっている液体（液状胚乳）は，**ココナッツジュース**として利用される。完熟果の胚乳（固形胚乳）部分を削り取り，湯につけて搾ってろ過したものを**ココナッツミルク**として用いる。また，胚乳部分を乾燥させたものを**コプラ**といい，ヤシ油やセッケンなどの原料になる。**ヤシ油**は，ラウリン酸やミリスチン酸のような飽和脂肪酸が約65％を占める特徴的な脂肪酸組成を示す（図2.29）。

（3）ゴ　マ

ゴマは，脂質を51.9％含み，**ゴマ油**としても利用される。ゴマ油の脂肪酸組成は，リノール酸が43.9％，オレイン酸が39.8％である。不飽和脂肪酸が多いにもかかわらず，ゴマ油の酸化安定性が高いのは，ビタミンE，セサモール，セサミノールなどの抗酸化作用を示す物質が含まれているためである。また，カルシウム（1200mg/100g）や鉄（9.6mg/100g）などの無機質も多く含む。機能性成分として，**セサミン**（ゴマに0.2〜0.5％含まれる）がある。その働きとしては，抗酸化作用，血圧低下作用，アルコール代謝の促進，肝臓の保護などが挙げられる（図

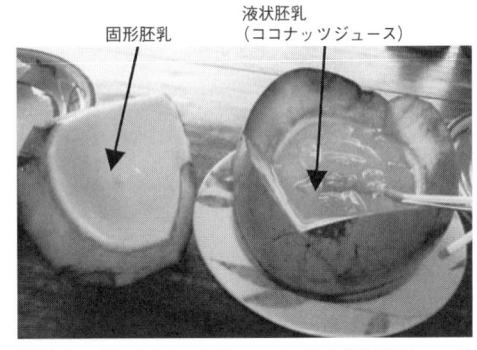

出所）http://tokuhain.arukikata.co.jp/bali/2008/12/post_40.html

図2.29　ココナッツ

コラム3　ナタデココ

ナタデココは，フィリピン生まれの発酵食品である。見た目は寒天のようだが，その独特の食感が人気を呼び，大ブームにもなった。ナタデココの原料は，ココナッツジュースである。ココナッツジュースに酢酸菌の一種であるナタ菌を加えて発酵させると，表面からココナッツジュースが凝固し，膜を形成する。一定の厚みになったものをさいの目に切ったのがナタデココである。ナタデココのナタは液状に浮く膜，ココはココナッツの意味であり，まさにココナッツに浮く膜である。ナタデココの主成分は，ナタ菌が作る微生物セルロースという食物繊維である。

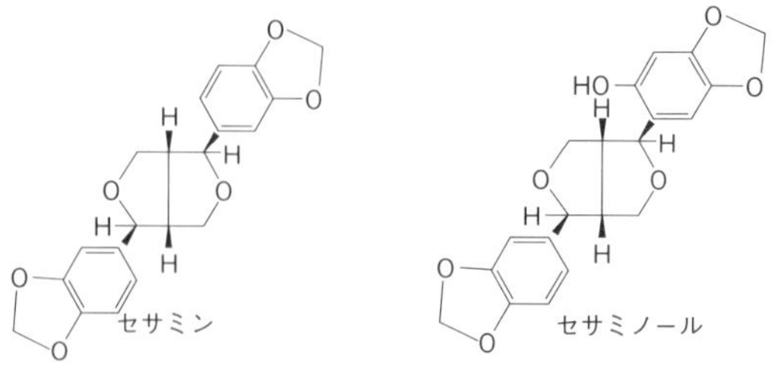

出所）谷村顕雄　監修：植物資源の生理活性物質ハンドブック，214，サイエンスフォーラム（1998）

図2.30　セサミンとセサミノール

2.30）。

(4) ギンナン

ギンナンは，イチョウの実であり，その中の種子中の仁を食用とする。炭水化物が多く（38.5%：主にデンプン），たんぱく質（4.7%）や脂質（1.7%）は少ない。β–カロテン（290mg/100g）やビタミンC（23mg/100g）を比較的多く含む。ギンナンには，神経に働くビタミンB_6の作用を妨げる**メチルピリドキシン**という中毒物質が含まれており，けいれんなどの中毒が起きることがある。

(5) クリ

クリは，炭水化物が多く（36.9%：主にデンプン），たんぱく質（2.8%）や脂質（0.5%）は少ない。スクロース含量が高く，フルクトースやグルコースも含むため，甘い。また，ビタミンCが多い（33mg/100g）のも特徴である。食用部分の種子表面を覆う渋皮には，タンニンが含まれているため，渋味を呈する。

(6) 落花生

大粒種と小粒種があり，前者は炒り豆・バターピーナッツなどに，後者は落花生油・ピーナッツクリーム・製菓原料などに利用される。ビタミンB群が豆としては多い。食用部分の種子表面を覆う渋皮には，タンニンが含まれており，渋味を呈する。

2.3.5　野菜類

野菜類とは，草本性植物（樹木のように大きくならず，太く堅い幹をもたない植物）の総称である。野菜は，一般に，水分不足によるしおれ，変色・退色，軟化しやすく貯蔵性に乏しい生鮮食品である。そのため，日本でも比較的自給率の高い食品（昭和60年95%，平成7年85%，平成16年80%，平成21年83%）だが，輸入野菜の増加により低下してきている。野菜類は一般に85～95%の水分を含み，炭水化物，たんぱく質，脂質が少ないが，ビタミン，無機質，繊維が豊富で，色素なども含む。食物繊維による生体調節，ビタミン（カロテンやビタミンC）や無機質の供給源，抗酸化成分（色素など）による生体防御など，健康維持の観点から重要な食品である。

健康維持に必要と考えられる1日の摂取量は，緑黄色野菜120g以上，野菜全体で350g以上とされているが，国民健康・栄養調査（平成21年度）によると成人で295.3g（緑黄色野菜98.4g，その他の野菜196.9g），20～29歳は，241.9g（緑黄色野菜70.5g，その他の野菜171.4g）である。**緑黄色野菜**とは，可食部100g当たりカロテン含量が600μg以上のものであるが，カロテンが

600μg 以下でも 1 回に食べる量や使用回数の多い野菜も緑黄色野菜として取り扱うものもある（トマト，ピーマン，サヤエンドウなど）。緑黄色野菜以外の野菜は淡色野菜と呼ぶが，色の濃淡によるものではない。

野菜類の分類は，食用される部位によって分類される。具体的には，葉を食用にする葉菜類（ハクサイ，キャベツ，ホウレンソウ，レタスなど），茎・鱗茎などを食用にする茎菜類（アスパラガス，タケノコ，タマネギ，ニンニクなど），根，地下茎，根茎を食用にする根菜類（カブ，ダイコン，ニンジン，ゴボウ，ショウガ，レンコンなど），果実や未熟種実などを食用にする果菜類（ピーマン，カボチャ，キュウリ，トマト，ナス，サヤインゲン，サヤエンドウなど），花らいもしくは花を食用にする花菜類（ブロッコリー，カリフラワー，キクなど）に分類される（表2.9～12）。

（1）葉菜類

1）キャベツ

キャベツは，アブラナ科の野菜で，ビタミン C が比較的多い（41mg/100g）。キャベツの変種のひとつに芽キャベツがあるが，ビタミン C がキャベツよりも多い（160mg/100g）。生キャベツの香りは，主に含硫化合物のイソチオシアネートによる（-NCS という部分構造を有する物質の総称）。また，抗潰瘍因子である S-メチルメチオニン（ビタミン U）を含む（図 2.31, 32）。

2）ホウレンソウ

ホウレンソウには，葉肉が薄く，あくが少ないのでおひたしに向く東洋種と，

表2.9　野菜類のビタミンA効力

	レチノール当量 (μg/100g)		レチノール当量 (μg/100g)
シソ	880	西洋カボチャ	330
モロヘイヤ	840	ダイコン・葉	330
ニンジン	760	ニラ	290
トウガラシ	640	カブ・葉	230
パセリ	620	カラシナ	230
バジル	520	サラダナ	180
アシタバ	440	サニーレタス	170
ヨモギ	440	チンゲンサイ	170
シュンギク	380	カイワレダイコン	160
ホウレンソウ	350	葉ネギ	150

出所）五訂増補日本食品標準成分表（2005）より抜粋

表2.10　野菜類のビタミンC含有量

ビタミンC含量 (mg/100g)	
200～150	トマピー，赤ピーマン，黄ピーマン，芽キャベツ
149～100	トウガラシ（果実），パセリ，なずな，なばな，ブロッコリー
99～80	かぶ（葉），カリフラワー，とうがらし（葉・果実），ケール
79～70	ホースラディッシュ，わさび，青ピーマン，にがうり，トウミョウ
69～60	さやえんどう，からしな，たかな，のびる，モロヘイヤ，ほうれんそう（冬採り）
59～50	ぎょうじゃにんにく，きょうな，ししとうがらし，だいこん（葉）
49～40	あしたば，西洋かぼちゃ，きゃべつ，かいわれだいこん，つるむらさき，茎にんにく，のざわな
39～30	こまつな，タアサイ，つくし，とうがん，ミニトマト，葉ねぎ，よもぎ，わけぎ

出所）表2.9 と同じ

表2.11　野菜類に含まれる食物繊維量 (g/100g)

種類	繊維	水溶性	不溶性	種類	繊維	水溶性	不溶性
うど	1.4	0.3	1.1	たけのこ	2.8	0.3	2.5
ほうれんそう	2.8	0.7	2.1	たまねぎ	1.6	0.6	1.0
かぼちゃ（西洋）	3.5	0.9	2.6	なす	2.2	0.3	1.9
カリフラワー	2.9	0.4	2.5	にら	2.7	0.5	2.2
キャベツ	1.8	0.4	1.4	にんじん	2.7	0.7	2.0
きゅうり	1.1	0.2	0.9	長ねぎ	2.2	0.2	2.0
ごぼう	5.7	2.3	3.4	はくさい	1.3	0.3	1.0
こまつな	1.9	0.4	1.5	ピーマン（青）	2.3	0.6	1.7
だいこん	1.9	0.3	1.6	ブロッコリー	4.4	0.7	3.7

出所）吉田勉監修：わかりやすい食物と健康2　食品の分類と特性，三共出版 p.49

表 2.12 野菜類の食用部分による分類

食用部分による分類		例
葉菜類	葉を利用する野菜	キャベツ，はくさい，ほうれんそう，レタス，ちしゃ，サラダ菜，ふだんそう，ひろしまな，たいさい，たかな，からしな，みずな，みぶな，チンゲンツァイ，ねぎなど
花菜類	花，つぼみを利用する野菜	りょうりぎく，なばな，ブロッコリー，カリフラワー，アーティチョークなど
茎菜類	茎，嫩茎[1]を利用する野菜	コールラビ，球茎レタス，うど，アスパラガス，たけのこ類など
	地中の鱗茎，葉鞘を利用する野菜	たまねぎ，らっきょう，にんにくなど
果菜類	完熟果実を利用する野菜	かぼちゃ，トマト，きゅうりなど
	未熟果実を利用する野菜	なすび，とうがらし，ピーマン，きゅうり，オクラ，かんぴょう，しろうり，ズッキーニなど
	未熟種子あるいは未熟種子を含む果実を利用する野菜	えんどう（グリンピース，実えんどう，さやえんどう），さやいんげん（三度豆，葉豆），その他のさやごと食べる豆，とうもろこし（スイートコーン）など
根菜類	肥大した根を利用する野菜	だいこん，にんじん，ごぼう，かぶら，食用ビートなど
	肥大した地下茎を利用する野菜	れんこん，くわい[2]，チョロギ，しょうがなど
	地中の鱗茎を利用する野菜	ゆり根類[2]

注 1) 株元から伸び出した未熟な茎．
   2) くわい，ゆり根類は成分的にもいも類に入れるほうがよいと思われるが，ここでは食品成分表の分類にしたがって野菜として扱うことにする．
出所）図 2.6 と同じ，22

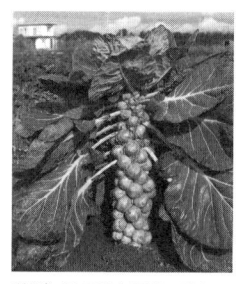

引用）図 2.13 と同じ，203
図 2.31 芽キャベツ

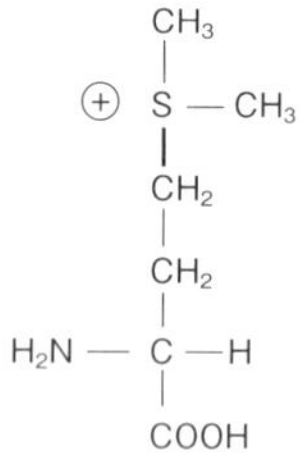

図 2.32 S-メチルメチオニン

あくが強く，葉肉が厚くくずれにくいのでバター炒めなど高熱の調理に適する西洋種があるが，市場に多く出回っているのは，一代雑種である．ホウレンソウは，ビタミン C（35mg/100g），β-カロテン（4200μg/100g），鉄（2mg/100g）を多く含み，栄養的に優れた緑黄色野菜である．ホウレンソウのカルシウムは，シュウ酸と結合し，不溶性のシュウ酸カルシウムを形成するので，その吸収率は低い．

3) ネギ

ネギには，主に白い葉鞘部を利用する根深ネギや，緑葉部を利用する葉ネギなどがある．カロテンやビタミン C は，根深ネギより葉ネギの方が豊富である．ネギ特有の香り成分は硫化アリル類である．

4) シソ

シソには，梅などの色付けやシソジュースなどに用いられる赤シソと，天ぷらや寿司などに利用される青シソがある．シソの香りは，ペリラアルデヒドが主で，防腐効果がある．シソは，β-カロテン（11,000μg/100g）が極めて多く，鉄（1.7mg/100g）や亜鉛（1.3mg/100g）も多い．赤シソの色は，アントシアニン系のシソニンである．シソジュースやシソとともに漬けた梅干し

がきれいな赤色をしているのは，シソジュースに加えるクエン酸や梅の有機酸（主にクエン酸）によって，シソニンが赤色を示す特性を利用したものである（図2.33）。

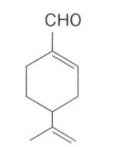

図2.33　ペリラアルデヒド

(2) 茎葉類

1) アスパラガス

アスパラガスには，緑色のグリーンアスパラガスと，クリーム色のホワイトアスパラガスがある。これらは，別々の品種ではなく，栽培法の違いに起因する。光を当てて栽培するとグリーンアスパラガスに，土をかぶせて光を当てないよう栽培するとホワイトアスパラガスになる。一般に，グリーンアスパラガスの方がビタミン類など各種栄養成分の含量が多い。また，高血圧予防効果が期待されるフラボノイドの**ルチン**を含む。

2) タケノコ

タケノコは，孟宗竹のことで，ラーメンなどにのっているメンマは，麻竹という別のものである。タケノコは，チロシン含量が高い。タケノコの表面やタケノコの水煮缶詰に生じる白い粒や白濁現象は，チロシンが析出したためである。また，タケノコのあく成分は，チロシンの酸化生成物の**ホモゲンチジン酸**である。タケノコは，米糠や米のとぎ汁の中でゆでるが，これはデンプン粒子があくを吸着することを利用したものである（図2.34）。

出所）図2.22と同じ
図2.34　ホモゲンチジン酸

3) タマネギ

タマネギには，黄タマネギ（辛タマネギ），赤タマネギ（甘タマネギ），白タマネギなどがあるが，辛味の違いは硫化アリル類の量による。炭水化物が比較的多く（8.8％），そのうち65％が糖類であり，スクロース，グルコース，フルクトースなどが含まれる。タマネギを包丁で切断したりすると涙がでてくるが，これは催涙成分の**プロパンチアール-S-オキシド**による（図2.35）。

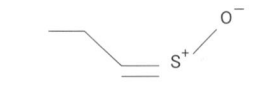

図2.35　プロパンチアール-S-オキシド

4) ニンニク

ニンニクは，調理によって特有の香りを発する。ニンニクは，硫化アリルの一種である**アリイン**という成分を含むが，この成分は無臭である。しかし，ニンニクを切断したり，すりおろしたりして，細胞が壊れると，細胞内のアリイナーゼという酵素が働き，アリインがニンニク特有の香り物質であるアリシンという物質に変化する。このアリシンから，さらにニンニク臭のジアリルジスルフィドが生成する。また，**アリシン**は，水溶性のビタミンB_1と結合し，安定性・吸収性に優れた脂溶性の**アリチアミン**となる。糖質からエネルギーを生み出す代謝には，ビタミンB_1が関わっているが，安定性・吸収性に優れたアリチアミンに変化することで，エネルギーを生み出す代謝効率が高められる（図2.36）。

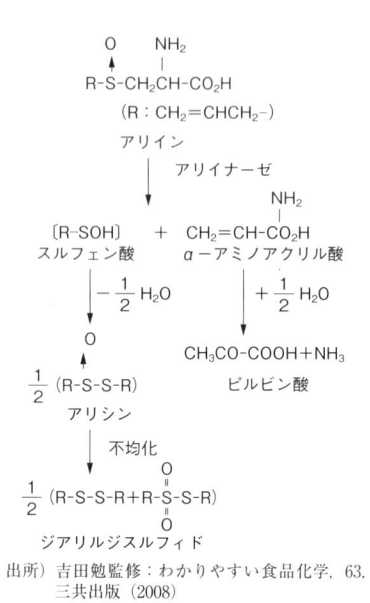

図 2.36 ニンニクの香気物質の生成

(3) 根菜類

1) ゴボウ

ゴボウには，きんぴらごぼう，柳川鍋，ごぼうサラダ，八幡巻き，ごぼう天などさまざまな料理があるが，ゴボウを食べるのは主に日本人だけである。ゴボウの食物繊維量は非常に多い（5.7g/100g）。その主成分は，**イヌリン**と呼ばれるフルクトースの重合体である。ゴボウは，あくが強く（クロロゲン酸など），切り口が空気に触れるとポリフェノールオキシダーゼで酸化・変色する（酵素的褐変）が，ゆで水に酢を加えておくと白く仕上がり，変色を防ぐことができる。

2) ニンジン

ニンジンには，金時ニンジンのような東洋種や，生食用のミニキャロットなどもあるが，現在の主流は五寸ニンジンのような西洋種である。β-カロテンを豊富に含むため（7,100μg/100g），ビタミン A 供給源として重要な野菜である。アスコルビン酸酸化酵素の活性が強いため，ビタミン C を含む食品と共存すると，ビタミン C の効力が低下する。

3) ダイコン

最も市場に流通しているのは，甘味があり，辛味の少ない青首ダイコンである。その他として，辛味の強い白首ダイコン，煮ダイコンや千枚漬けに適する聖護院ダイコン，煮物，生食，粕漬け，切り干し大根などに用いられる桜島ダイコン，粕漬け（守口漬）に使用される守口ダイコンなどがある。ダイコンは，主に根部を食するが，葉の方がカロテン，ビタミン C，無機質，食物繊維などが多い。ダイコンには，消化を助けるアミラーゼ，プロテアーゼ，リパーゼなどの酵素が含まれている。また，すり下ろしたばかりのダイコンおろしは，香りや辛味が強い。ダイコンをすり下ろすと，細胞が壊れ，細胞内の**ミロシナーゼ**という酵素が働き，4-メチルチオ-3-ブテニルグルコシノレートが辛味成分の**4-メチルチオ-3-ブテニルイソチオシアネート**に変化する。ダイコンの辛味成分は，先端部分に多く含まれている（図 2.37）。

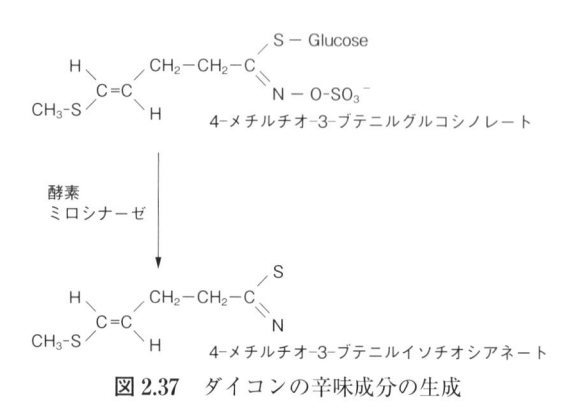

図 2.37 ダイコンの辛味成分の生成

4) レンコン

レンコンは，ハスの地下茎である。炭水化物が野菜の中で比較的多く（15.5%），主体はデンプンである。また，ビタミン C も比較的多い（48mg/100g）。ポリフェノール類が多く，酵素的褐変を起こすため，食酢を水に加

えてゆでると白く仕上がる。

5）　ショウガ

ショウガは，薬味やツマ，紅ショウガ，酢漬け，ひやしあめなどに利用される。ショウガの辛味は，**ジンゲロン**や**ショウガオール**である（図2.38）。

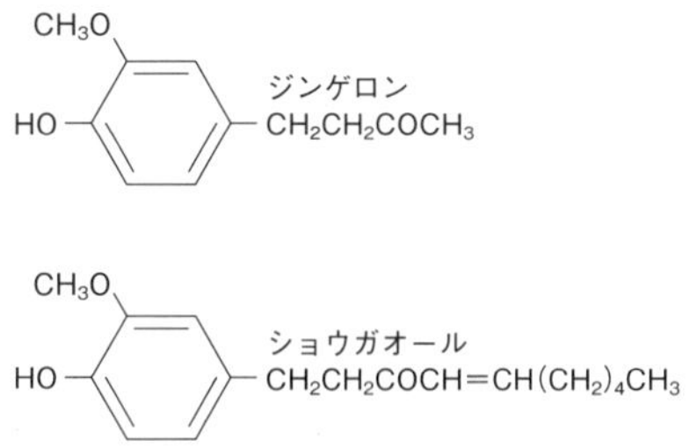

出所）図2.17と同じ，103

図2.38　ショウガの辛味成分

(4)　果菜類

1）　ピーマン

ピーマンは，トウガラシの仲間で辛味のないものである。緑色のピーマンは，β-カロテンがやや少ない（400μg/100g）が，ビタミンCが多い（76mg/100g）。また，赤色のピーマン（クイーンベル）や黄色のピーマン（キングベル）は，緑ピーマンよりビタミンCが多い（150〜170mg/100g）。

2）　カボチャ

カボチャには，日本種である黒皮カボチャや，西洋種である黒皮栗カボチャや青皮栗カボチャなどがあるが，現在の主流は肉質・食味に優れる黒皮栗カボチャである。主成分は炭水化物で（西洋カボチャ20.6％，日本カボチャ10.9％），デンプンとショ糖が多い。β-カロテン（西洋カボチャ3900μg/100g，日本カボチャ700μg/100g），ビタミンC（西洋カボチャ43mg/100g，日本カボチャ16mg/100g）が多く，栄養価値の高い緑黄色野菜である。

3）　キュウリ

白いぼキュウリや黒いぼキュウリがあるが，現在の主流は白いぼキュウリである。また以前は，周りの環境変化から身を守るためにブルーム（果粉）のあるブルームキュウリがあったが，現在はブルームのないブルームレスキュウリが主流である。キュウリの苦味は，**ククルビタシン**で，果梗に多い。キュウリ特有の香りは，主に**キュウリアルコール**（trans-2-cis-6-ノナジエノール）である（図2.39）。

$CH_3CH_2CH=$
$CH(CH_2)_2CH=CHCH_2OH$

図2.39　キュウリアルコール

4）　トマト

トマトは，普段の食用の品種以外にも，加工用，ジュース用の品種などがある。旨味に関与するアミノ酸であるグルタミン酸が多く含まれている。トマトの赤い色素である**リコピン**は，カロテノイド系色素であるが，β-イオノン環がないため，体内でビタミンAとしての効力はないが，強い抗酸化作用を示す（図2.40）。

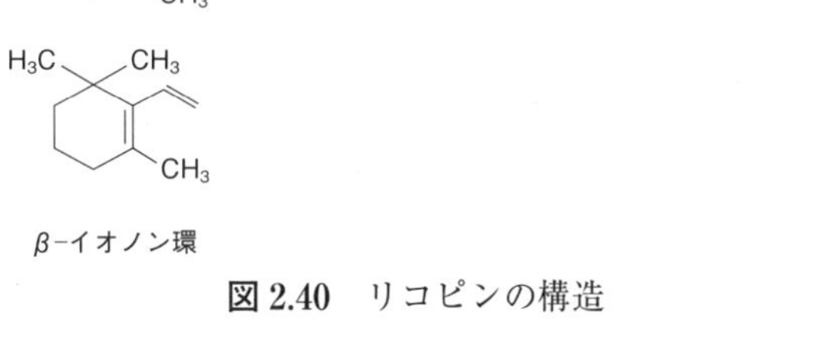

図2.40　リコピンの構造

5）　ナ　ス

ナスは，長卵形ナス，卵形ナス，丸ナス，米ナ

スなどがある。ナスの色は，アントシアニン系の**ナスニン**である。ナスニンは，ナスの漬け物などを作る際に，乳酸発酵の酸性環境下で赤色に変化して，きれいな紫色を維持できない。そこで，ナスの漬け物を作る際に古釘やミョウバンを加えると，ナスニンが鉄やアルミニウムとキレート結合することにより，色が安定化し，鮮やかな紫色を維持できる。

(5) 花菜類

1) ブロッコリー

ブロッコリーは，キャベツと同種でその変種のひとつであり，β-カロテン（800μg/100g），ビタミンC（120mg/100g）を多く含む緑黄色野菜である。抗ガン活性を有するイソチオシアネート類の**スルフォラファン**を含む（図2.41）。

図2.41 スルフォラファン

2) カリフラワー

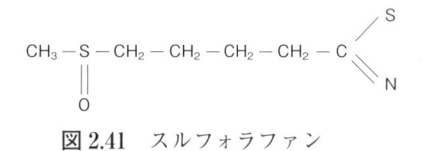

カリフラワーはブロッコリーの変異種であるとされる。カリフラワーは，β-カロテンが少ないが（18μg/100g），ビタミンCは多い（81mg/100g）。ブロッコリーは鮮やかな緑色で見た目も良く，栄養価も高いことから，カリフラワーの生産は減少している。

2.3.6 果実類

果実類とは，樹木の果実を指す。果実類は，仁果類，準仁果類，核果類，漿果類に分類されるが，**熱帯果類**（バナナ，パイナップル，キウイフルーツ，マンゴー，アボカド，パパイア，ライチなど）も含む。

仁果類（リンゴ，ナシ，ビワなど）は，子房と萼と花托の一部が発達して果肉部となったもの（偽果）で，中央部に果芯があり，その中に種子がある。**準仁果類**（ウンシュウミカン，レモン，グレープフルーツなどの柑橘類やカキなど）は，子房が発達して果肉部となったもの（真果）である。形態的には仁果と異なるが，種子が中心部に集まっているところが仁果と似ているので，準仁果と呼ぶ。**核果類**（モモ，スモモ，アンズ，ウメ，サクランボなど）は，子房が発達して，果実となる真果である。外果皮は外の皮，中果皮は果肉，内果皮は固い核となり，その中に種子がある。**漿果類**（イチゴ，ブドウ，ザクロ，イチジクなど）は，果肉がやわらかく多汁性の果実で，果実は小さく種子も小さいものである。一般に，果実類は，水分を多く含む（約80〜90%）（アボカド（77.7%），バナナ（75.4%）などはやや水分が少ない）。主成分は，糖質（5〜20%）であるが，たんぱく質や脂質の含有量は少ない。また，食物繊維やビタミンCの供給源である。果実類は，種々の有機酸・色素・香気成分を有しており，これが果実の嗜好性に影響している（図2.42）。

果実類に含まれる糖質は，グルコース，フルクトース，スクロースが主成分である。その組成割合から，グルコースとフルクトースを主とする還元糖

型（サクランボ，ブドウ，ナシなど）やスクロースを主とするスクロース型（バナナ，モモなど）に分けられる。フルクトースには，α型とβ型があり，β型の方が甘味が強く，低温でβ型が多くなるため，フルクトースの多い果実類は，冷やして食べた方が甘味が強くなる（表2.13）。

　果実類は食物繊維が豊富であるが，食物繊維のひとつに**ペクチン質**がある。ペクチン質は，プロトペクチン，**ペクチン**（ペクチニン酸），ペクチン酸などの総称である。未熟な果実では，ペクチンが他の成分（セルロースなど）と結合した不溶性のプロトペクチンとして存在しており，硬さに関与しているが，熟した果実では水溶性のペクチンとなり，果実は軟らかくなる。さらに熟すと，ペクチン酸となる。食品工業的に重要なのは，ペクチンである。ペクチンは，ガラクツロン酸からなる多糖で，一部のカルボキシル基がメチルエステル化したものである。ペクチンは，酸（有機酸）と糖の共存によりゲル化する性質がある。これを利用したのが，ジャムである（図2.43）。

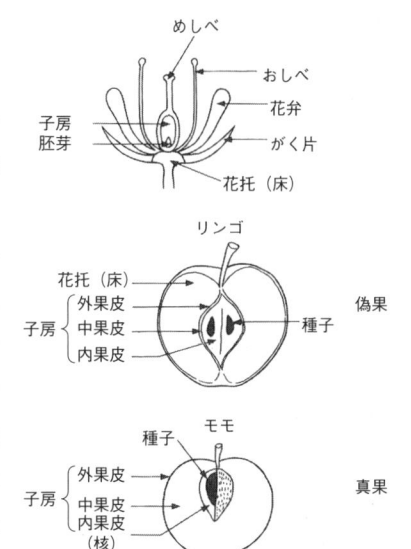

　果実類には，有機酸が含まれており，爽快な酸味をもたらす。果実類に含まれる有機酸は，クエン酸，リンゴ酸，酒石酸が主なものである。柑橘類にはクエン酸，ブドウには酒石酸が多く含まれている。一般に有機酸含量が1％を超えると，非常に酸味を感じる（表2.14）。

　果実に含まれる主なビタミンは，ビタミンCとビタミンA効力を有するカロテノイドである。ビタミンCの所要量（成人1日当たり）は，100 mgであるが，その多くを野菜類と果実類に依存している。カロテノイドは，黄橙色もしくは赤色の色素であるので，一般に有色

出所）鈴木隆雄ほか編：最新食品学総論・各論，186，学建書院（1995）

図2.42　代表的な果実の構造

表2.13　完熟果実の糖組成

（単位：g）

果実	（品種）	全糖	スクロース（ショ糖）	グルコース（ブドウ糖）	フルクトース（果糖）	ソルビトール
梅	（白加賀）	0.47	—	0.17	0.13	0.30
温州みかん	（早生）	6.44	2.41	1.76	2.27	—
おうとう（さくらんぼ）	（ナポレオン）	7.61	0.21	4.25	3.15	2.25
柿	（富有）	14.80	8.48	4.00	2.32	—
すもも	（ソルダム）	7.54	4.42	1.58	1.54	1.01
梨	（二十世紀）	8.58	1.95	1.76	4.87	0.78
ネクタリン	（ — ）	7.22	5.51	0.80	0.91	1.78
バナナ	（キャベンディシュ）	14.57	10.71	2.04	1.82	—
ぶどう	（巨峰）	15.54	0.77	7.23	8.27	—
桃	（白桃）	8.95	6.96	0.85	1.14	0.12
りんご	（つがる）	9.31	2.31	1.86	5.19	—

引用）小宮山美弘ほか，日食工誌 32 (7)，522 (1985)
　　　田主澄三・小川正編：食べ物と健康 2，41，化学同人 (2003)

出所）岡本奨：食品化学用語辞典，188，建帛社（1991）

図2.43　ペクチンの構造

果実でビタミンA効力が高い（表2.15）。

(1) 仁果類

1) リンゴ

リンゴの品種としては，ふじ，ゴールデンデリシャスや加工用の紅玉などがある。リンゴに含まれるビタミン類は多くない（ビタミンC（4mg/100g），レチノール当量（2μg/100g））。リンゴを切って食塩水につけるのは，ポリフェノールオキシダーゼの酵素活性を抑制し，酵素的褐変による変色を防ぐためである。蜜入りリンゴと呼ばれているものがあるが，糖アルコールの**ソルビトール**が関与している。ソルビトールは浸透圧が高く，周辺組織内の水を引っ張る力が強いため，水浸状の密症を引き起こす。ソルビトールの甘味は，ショ糖の約60％であるので，蜜のように見える部分を食べても強い甘味はない。ソルビトールは，果実内でショ糖や果糖に変わるが，糖が十分に貯まると，ソルビトールが余る。すなわち，蜜入りリンゴは，糖が十分に貯まった甘いリンゴを意味する。

2) ナシ

ナシは，二十世紀や幸水のような日本ナシとラ・フランスのような西洋ナシがある。日

表2.14 果実類の主な有機酸

果実	酸（%）	おもな有機酸
あんず	～2～	リンゴ酸（25～90％），クエン酸
いちご	～1～	クエン酸（70％以上），リンゴ酸
梅	4～5	クエン酸（40～80％），リンゴ酸
温州みかん	0.8～1.2	クエン酸（90％），リンゴ酸
おうとう	～0.4～	リンゴ酸（75％以上），クエン酸
柿	～0.05～	リンゴ酸，クエン酸
キウイフルーツ	1～2	キナ酸（36％），クエン酸
グレープフルーツ	～1～	クエン酸（90％），リンゴ酸
すもも	1～2	リンゴ酸（大部分），クエン酸
西洋梨	0.2～0.4	リンゴ酸，クエン酸
夏みかん	1.5～2.0	クエン酸（60％以上），リンゴ酸
日本梨	～0.2～	リンゴ酸（90％），クエン酸
パインアップル	0.6～1.0	クエン酸（85％），リンゴ酸
バナナ	0.1～0.4	リンゴ酸（50％），クエン酸
バレンシアオレンジ	0.7～1.2	クエン酸（90％）
びわ	0.2～0.6	リンゴ酸（50％），クエン酸
ぶどう	～0.6～	酒石酸（40～60％），リンゴ酸
桃	0.2～0.6	リンゴ酸，クエン酸
りんご	0.2～0.7	リンゴ酸（70～95％），クエン酸
レモン	6～7	クエン酸（大部分），リンゴ酸

出所）三浦洋ほか：果実とその加工，53，建帛社（1988）および
田主澄三・小川正編：食べ物と健康2，42，化学同人（2003）

表2.15 果実類のビタミンC含量とビタミンA効力

	ビタミンC (mg/100g)	レチノール当量 (μg/100g)		ビタミンC (mg/100g)	レチノール当量 (μg/100g)
アセロラ	1700	31	マンゴー	20	51
グァバ	220	50	メロン	18	3
レモン	100	2	バナナ	16	5
カキ（甘柿）	70	35	サクランボ	10	8
キウイフルーツ	69	6	スイカ	10	69
イチゴ	62	1	モモ	8	Tr
パパイヤ	50	40	ビワ	5	68
バレンシアオレンジ	40	10	リンゴ	4	2
夏ミカン	38	7	アンズ	3	120
グレープフルーツ	36	0	日本ナシ	3	(0)
温州ミカン	35	87	ブドウ	2	2

出所）表2.9と同じ

本ナシは，果肉内にザラザラした石細胞が多く，西洋ナシより香気が少なく，果肉がかたく，缶詰などの加工には不適である。西洋ナシは，ねっとりした肉質と香気を生じ，生食や缶詰に適する。ビタミンCやカロテノイドが，ほとんど含まれていない。

(2)　準仁果類

1)　ウンシュウミカン

ウンシュウミカンは，果肉のビタミンCが多い（早生35mg/100g，普通32mg/100g）。果肉の色は，カロテノイド系色素の**クリプトキサンチン**であり，その量は1,700～1,900μg/100gと多い。フラボノイドの**ヘスペリシン**も多く，ミカン缶詰やジュースなどの白濁の原因となることがある。白濁防止のために，ヘスペリジナーゼを用いた酵素処理を行うこともある。

2)　グレープフルーツ

グレープフルーツは，白色種と紅色種がある。赤い色は，β-カロテンとリコピンである。ビタミンCは多い（36mg/100g）。フラボノイドの**ナリンギン**を含み，苦味を有する（夏ミカンやハッサクなどにも含まれる）。苦味を抑える処理として，ナリンギンをナリンギナーゼで酵素処理し，無味のナリンゲニンにする方法がある。また，グレープフルーツは，薬と相互作用することが知られている。グレープフルーツに含まれる**フラノクマリン**類が，薬物代謝酵素CYP3A4の活性を阻害するために，特定の薬（高血圧の薬など）の作用を増強させてしまうことが報告されている（図2.44，45）。

3)　カ　キ

カキは，富有柿や次郎柿のような甘柿と西条柿や平核無のような渋柿がある。カキは，ビタミンCが多い（甘柿70mg/100g）。また，カキの果肉の色は，**クリプトキサンチン**，カロテンなどのカロテノイド系色素（レチノール当量35μg/100g）であり，ビタミンA，ビタミンCの給源として優れている。渋柿は，**カキタンニン**を1～2%含む

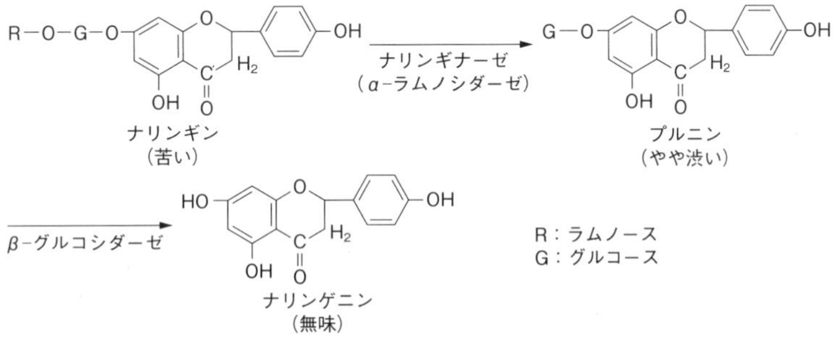

出所）伊藤三郎編：果実の科学，84，朝倉書店（1991）

図2.44　ナリンギンの酵素分解

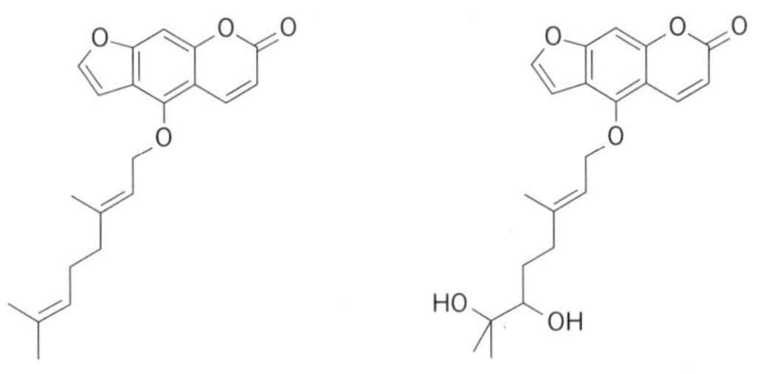

〈ベルガモチン〉
(bergamottin)

〈6,7-ジヒドロキシベルガモチン〉
(6,7-dihydroxybergamottin)

出所）国立健康栄養研究所ホームページ，グレープフルーツと薬物の相互作用について，http://hfnet. nih.go.jp/contents/detail825.html

図2.45　グレープフルーツに存在する代表的なフラノクマリン類

ため，渋味が強く，そのままでは食せない。そのため，**脱渋**（だつじゅう）という操作を行う。脱渋操作のひとつとして，容器に詰めたカキにアルコールを散布し，密封するという方法がある。これは，アルコールからアセトアルデヒドが生成され，可溶性のカキタンニンと結合することで，不溶性に変化し，舌に渋味を感じなくなるためである。また，カキを切ると，黒いゴマのような模様が入っている場合があるが，これはタンニンが不溶化した後，酸化して黒くなったものである。

(3) 核果類

1) モモ

モモは，果肉が白肉のものと黄肉のものがある。日本のモモの多くは白肉の品種である。モモは，ビタミンCやカロテノイドが少ない。モモの香気成分は，ピーチアルデヒドとも呼ばれる**γ-ウンデカラクトン**である（図2.46）。

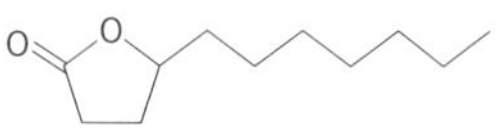

出所）図2.36と同じ，61

図2.46 γ-ウンデカラクトン

2) ウメ

ウメは，5%程度の有機酸（クエン酸やリンゴ酸など）を含み，極めて酸味が強い。未熟果実（青梅）や核中の仁（種子）には，青酸配糖体**アミグダリン**を含み，その酵素分解により青酸を生じ，青酸中毒の原因となる。また，アミグダリンの酵素分解により生成する**ベンズアルデヒド**は，芳香性のアルデヒドで，ウメ干しやウメ酒の独特の風味を付与する。さらにベンズアルデヒドは，酸化されることにより防腐効果を有する**安息香酸**に変化する。このため，ウメ製品は防腐効果を示す（図2.47）。

3) アンズ

アンズは，ビタミンCは少ない（3mg/100g）が，β-カロテンが豊富（1400μg/100g）で，果実類中でビタミンA効力（120μg/100g）が最も高い部類である。杏仁豆腐は，杏の種中の仁を利用して作られる。

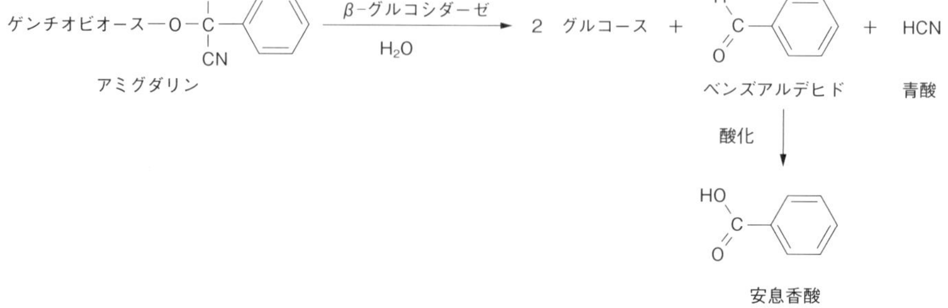

出所）図2.22と同じ，64を一部改変

図2.47 アミグダリンの分解による青酸の生成

(4) 漿果類

1) イチゴ

イチゴは，ビタミンCが多い（62mg/100g）のが特徴である。赤い色は，アントシアニンの**カリステフィン**による。

2) ブドウ

ブドウのビタミンC（2mg/100g）やビタミンA効力（レチノール当量2μg/100g）は少ない。ブドウ中の有機酸は酒石酸が主成分である。

(5) 熱帯果類

1) アボカド

アボカドの主成分は，脂質（18.7％）で，次いで炭水化物（6.2％），たんぱく質（2.5％）である。ビタミンB群が豊富だが，ビタミンCは少ない（15mg/100g）。

2) キウイフルーツ，パインアップル，パパイヤ

キウイフルーツは，ビタミンCが多い（69mg/100g）のが特徴である。また，たんぱく質分解酵素の**アクチニジン**を含む。アクチニジンは，キウイフルーツアレルギーのアレルゲンともいわれている。パインアップルには**ブロメライン**，パパイヤには**パパイン**というたんぱく質分解酵素が含まれる。パパインは，肉軟化剤として利用されている。

2.3.7 きのこ類

きのことは，「木の子」に由来するといわれ，菌類の大型化した子実体のことである。きのこは，担子菌類と子嚢菌類に分けられるが，ほとんどのきのこは担子菌類である。

また，**腐生菌**と**菌根菌**という分類もある。腐生菌は，シイタケ，ヒラタケ，マイタケなどが属する。栄養分として樹木・植物・動物の遺骸などを分解，吸収するので，人工栽培しやすい。それに対し，マツタケやホンシメジなど

コラム4　味覚修飾物質

西アフリカ原産の**ミラクルフルーツ**という果物は，酸味を甘く感じさせることができる不思議な果実である。アフリカの原住民は古くからこの果実の性質を知っていて，酸味のある椰子酒などを甘くするために，ミラクルフルーツを利用していた。この味覚を修飾させる作用は，ミラクルフルーツに含まれるミラクリンという糖たんぱく質による。ミラクルフルーツを摂取すると，ミラクリンが舌の味蕾に結合し，そこに酸味を有するものが来ると，ミラクリンの構造が変化し，甘味受容体を刺激すると考えられている。また，クルクリゴの果実からも，ミラクリンと同様な味覚修飾作用のあるクルクリンが発見されている。他の味覚修飾物質として，果実ではないが，インドに自生するギムネマ・シルベスタの葉に含まれるギムネマ酸がある。これを摂取した後では，ショ糖の甘味を感じなくなる。たとえばチョコレートを食べると，味のないバターを食べているような感覚に陥る。この味覚修飾作用は，ギムネマ酸が，甘味受容体へのショ糖の結合を競合阻害しているためと考えられている。

が属する菌根菌は，樹木・植物の根と共生する特徴を有するため，人工栽培が困難である。

きのこの種類は，約10,000種，そのうち食用に供されるきのこは約1,000種，好んで食用にされるきのこは70～80種といわれる。栽培の対象となり，経済的に重要なきのこは30種程度である。きのこの栽培には，ドリルで原木に穴を開け，その穴にきのこの菌を繁殖させた木片（種駒）を打ち込む**原木栽培**，おがくず，とうもろこしの芯，米ぬか，ふすまなどの栄養源を加えて固めたものに菌を植える**菌床栽培**，稲わらや麦わらから作った堆肥に菌を植える**堆肥栽培**がある。

きのこ（生）の成分は，水分約90％，たんぱく質約1～4％，脂質約0.4％，炭水化物約5％（うち食物繊維約3％）である。栄養的には低エネルギーで，食物繊維を豊富に含む。きのこの炭水化物のうち，糖類の主成分は非還元性二糖類の**トレハロース**であり，美味なきのこに多く含まれる。きのこ類の食物繊維には，キチンが含まれている。また，きのこ類はビタミンDの良い供給源である。きのこには，プロビタミンD_2の**エルゴステロール**が多く含まれており，紫外線によってビタミンD_2に変化する（図2.48）。したがって，乾物きのこにおいては，熱風乾燥製品よりも天日干し製品の方が，ビタミンD含量が高い。きのこのアミノ酸は，アラニン，グルタミン酸，グルタミンが多く，メチオニン，システイン，フェニルアラニン，トリプトファンが少ない。しめじ科，ハラタケ科に総遊離アミノ酸が多く，美味といわれるきのこに遊離アミノ酸含量が高い傾向がある。きのこの旨味成分は，グアニル酸（5'-GMP）で，味が良く良い出汁が出るとされているきのこは，グアニル酸量が多い。

（1）シイタケ

シイタケは，生シイタケとして鍋料理，焼き物，炒め物などに用いられたり，干しシイタケとして利用される。干しシイタケには，肉厚で菌傘が60～80％程度開いた**冬姑**と，肉薄で菌傘が90～100％開いた程度の**香信**の2種類がある。干しシイタケの特有の香りは，含硫化合物の**レンチオニン**である。また，旨味成分として，**グアニル酸**を含む。機能性成分としては，血中コレステロール低下作用を有する**エリタデニン**や抗ガン作用を示す多糖類の**レンチナン**がある（図2.49）。

出所）五十嵐脩，宮澤陽夫：食品の機能化学，38，弘学出版（2002）

図2.48　エルゴステロール

レンチオニン　　グアニル酸　　エリタデニン

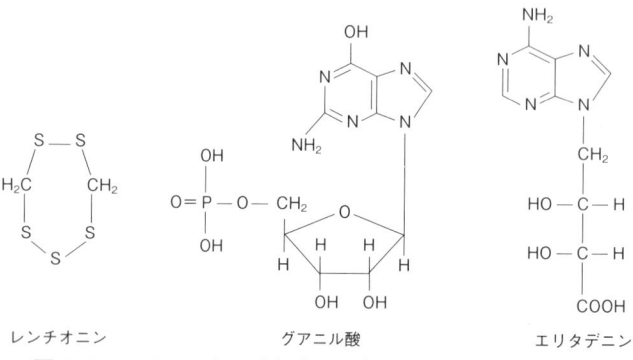

図2.49　シイタケ中の香気成分，うま味成分，機能性成分

(2) エノキタケ

エノキタケの天然物は、傘が大きく、色も茶褐色である。市販されているエノキタケは、ほとんどが菌床栽培品で、傘が小さく、色が白い。味付け後、瓶詰めしたものが、ナメタケとして販売されている。

(3) ホンシメジ

香りまつたけ、味しめじといわれるように、ホンシメジは大変美味なきのこである。以前は、ヒラタケやブナシメジが、シメジやホンシメジの名称で販売されていた。菌根菌であるホンシメジは、人工栽培が困難であるため、ホンシメジの天然物は高価であるが、現在、人工栽培したホンシメジが入手可能になっている。

(4) マツタケ

マツタケは、アカマツの根に菌根を作るきのこで、香りが尊ばれている。最近はほとんどが輸入物で、国産に比べると香りが弱い。菌根菌であるため、枯れ木などに生えず、人工栽培は完全には成功していない。自生に頼っているため、非常に高価なきのこである。マツタケの主な香り成分は、**桂皮酸メチル**と**マツタケオール**である（図2.50）。

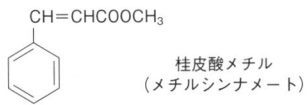

桂皮酸メチル（メチルシンナメート）

マツタケオール（1-オクテン-3-オール）

図 2.50 マツタケ中の香気成分

(5) マイタケ

マイタケの天然物は、広葉樹の枯れ木や老木に生えるが、市販の多くは菌床栽培品である。天然物は、高価である。歯応えや香りがよく、美味なきのこである。

(6) ナメコ

ナメコの天然物は、ブナの倒木などに生えるが、市販されているものの多くは菌床栽培品である。ナメコの特徴は、その表面がヌルヌルしており、食

コラム5　毒きのこ

　日本は、きのこの繁殖に適しており、多くのきのこが存在する。食べておいしいきのこはもちろんだが、毒を有するいわゆる毒きのこも存在する。毒きのこの中には、食用きのこと色や形が類似しているものがあるため、素人判断で食するのは危険である。**ツキヨタケ**は、日本で最も中毒の多いきのこで、有毒成分はイルジンSである。食後1〜2時間で激しい胃腸障害（猛烈な吐き気と嘔吐を繰り返す）を示す。多くは1〜2日で回復するが、まれに死亡する。また、毒きのこが多いテングダケ属に属する**ドクツルタケ**（英名：destroying angel）は、恐ろしい毒きのこのひとつである。有毒成分はアマトキシン類などで、食後、激しい嘔吐、腹痛、そしてけいれん、昏睡などを起こし、肝機能障害や腎不全で死亡する。最近では、スギヒラタケ（外国では天使の翼 angel's wings と呼ばれる）の例が注目を集めた。**スギヒラタケ**は、新潟県あたりでは特に有名で親しまれていた野生の食用きのこであったが、2004年10月頃、スギヒラタケを食べた人が急性脳症を発症した（厚生労働省統計では、59人が発症し、うち19人が死亡）。発症者のほとんどは、腎臓病の中高年者であったが、急性脳症を起こすメカニズムは不明である。厚生労働省は、スギヒラタケの摂取を控えるよう注意喚起をしている。

べたときの食感に寄与する。これは，主にムコ多糖類からなる粘質物である。

(7) マッシュルーム

マッシュルームの和名は，ツクリタケである。栽培方法は，稲や麦のわらを利用した堆肥栽培である。香りや味は穏和で歯応えが特徴的である。グルタミン酸が多いので食味が良い。

(8) キクラゲ

キクラゲは，味や香りがほとんどなく，クラゲに似たような歯応えを楽しむきのこである。キクラゲは，きのこ類（乾物）の中で，最もビタミンD，鉄，食物繊維が豊富な部類である。

2.3.8 藻類

藻類とは，酸素を発生する光合成を行う生物の中からコケ植物，シダ植物，および種子植物を除いた残りのすべてのものである。食品となる藻類のうち，最も多いのが海藻類で，胞子植物である。海草は海に生える草の総称で種子植物である。海藻類は，その色調により，**緑藻類**（アオノリ，ヒトエグサ，アオサなど），**褐藻類**（コンブ，ワカメ，ヒジキなど），**紅藻類**（アマノリ，テングサなど）に分けられる。たんぱく質含量は，緑藻・褐藻・紅藻とも乾物当たり約10〜20％であるが，アマノリは，約40％と大豆（約35％）よりも高含量である。脂質含量は，0.3〜3.7％程度と他の食品より低含量であるが，高度不飽和脂肪酸（二重結合4個以上）に富む傾向があり，魚介類と類似する。炭水化物含量は，乾物当たり約40〜65％である。その多くは難消化性多糖類の食物繊維であり，その供給源として有用である。また，無機質も多く含まれている。特に**ヨウ素**（ヨード）を多く含むのが特徴である。海藻は，ビタミンAの前駆体であるカロテン，ビタミンB群，ビタミンCを多く含み，特に，アマノリの含有量が高い。

(1) 緑藻類

緑藻類はジメチルスルフィド含量が褐藻類や紅藻類よりも高いため，特有の磯臭を有する。アオノリ，ヒトエグサ，アオサなどが属する。

1) アオノリ

アオノリには，ボウアオノリ，ヒラアオノリ，ウスバアオノリ，スジアオノリなどがあるが，スジアオノリが最も美味しいといわれる。β-カロテン，カルシウム，鉄の含量が多い。ふりかけ，汁物，佃煮などに利用される（図2.51）。

2) ヒトエグサ

ヒトエグサの葉体は，鮮やかな緑色で，3〜10cmであり，一層の細胞からなっているため，一重草と呼ばれる。ノリ佃煮の原料として用いられる（図2.52）。

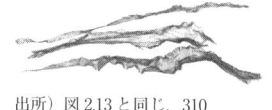

図2.51 アオノリ

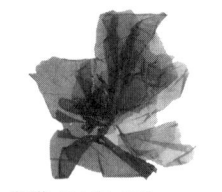

図2.52 ヒトエグサ

(2) 褐藻類

褐藻類は，コンブ，ワカメ，ヒジキなどポピュラーな食用海藻類を含む。褐藻類には不溶性食物繊維のアルギン酸（マンヌロン酸とグルクロン酸から構成される酸性多糖）が多く含まれるが，可溶性の塩であるアルギン酸ナトリウムとして抽出される。**アルギン酸**は，カルシウムなどの二価カチオンが存在するとゲル化する性質を利用し，食品添加物のゲル化剤として用いられる。また，増粘剤や乳化安定剤などとしても利用される。低分子化した**アルギン酸ナトリウム**は，血中コレステロールの改善作用や整腸作用を有し，特定保健用食品に利用されている。

1) コンブ

食用としては，真コンブ，利尻コンブ，羅臼コンブ（鬼コンブ），ミツイシコンブ，ナガコンブ，ホソメコンブなどがある。コンブは，旨味成分である**グルタミン酸**を多く含む。また，海藻の中で最も**ヨウ素**を多く含む。干しコンブの表面に付着している白い粉の主成分は，糖アルコールの**マンニトール**である。

2) ワカメ

鳴門ワカメと南部ワカメが代表的なものである。ワカメの生産は，ほとんど養殖である。成長すると，茎の部分にひだ状の胞子葉ができ，この部分はメカブと呼ばれ，食用にされる。ワカメは，海中では褐色だが，食べるときには緑色である。これは，ワカメに含まれる色素が加熱処理によって変化することが関係している。ワカメは緑色を示す色素のクロロフィルaと，本来は橙黄色だが，たんぱく質との結合により赤色を示すフコキサンチンをもっている。したがって，加熱前の生ワカメは，緑と赤が合わさって褐色を呈している。このワカメに熱を加えると，ワカメ中の**フコキサンチン**はたんぱく質と分離し，フコキサンチン本来の橙黄色になるが，熱に強いクロロフィルaは変化が少ない。そのため，フコキサンチンの橙黄色と合わさり，より深い緑色を呈する。

3) ヒジキ

ヒジキは，カルシウム含量が高く（1,400mg/100g），鉄含量も高い（55mg/100g）。タンニンが多いため渋味が強く，生のままで食べることはほとんどなく，釜で水煮して渋味や色素を除いて乾燥品とする。ヒジキは褐藻類なので，褐色であるが，食べるときは黒色である。これは，加熱処理をする過程で，タンニンが酸化して黒色を呈するためである。

(3) 紅藻類

紅藻類には，のりの原料であるアサクサノリやスサビノリ，寒天の原料となるテングサなどが属する。

テングサ（乾燥）

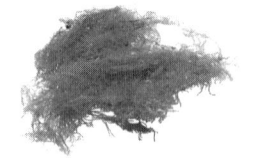

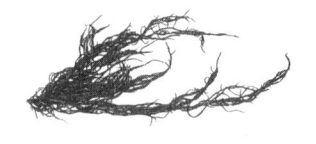

オゴノリ

出所）図 2.13 と同じ，316，320

図 2.53　寒天の原料となる藻類

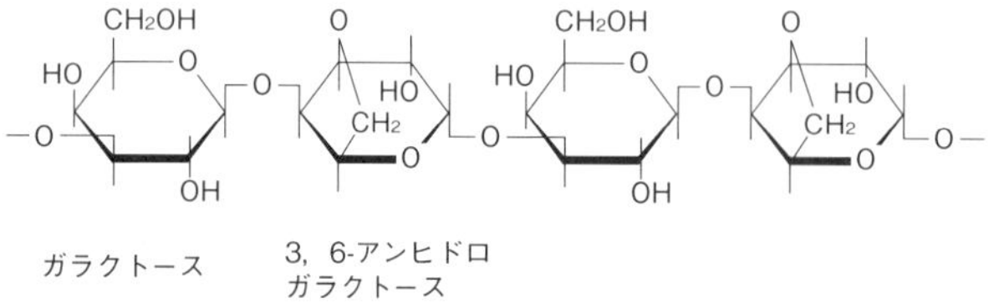

ガラクトース　　3,6-アンヒドロガラクトース

図 2.54　寒天の主成分であるアガロースの構造

1）アマノリ

ノリの原料であるアサクサノリやスサビノリは，アマノリ属の紅藻である。現在はスサビノリがのり養殖の中心である。アマノリ（乾物）は，たんぱく質含量が約 40％であり，β-カロテン（38,000μg/100g），ビタミン B 群，ビタミン C（160mg/100g）を豊富に含んでおり，食用海藻の中で栄養的に恵まれた食品である。干しのりをあぶると黒色から緑色が濃い色に変わる。これは，熱に弱い赤い色素のフィコエリスリンが消失・減少して，熱に安定なクロロフィルが浮き出るため，緑色の焼き色となる。また，のりの保存状態が悪いと，クロロフィルが分解して，フィコエリスリンの赤色が目立ち，赤紫色に変色する。

2）テングサ

テングサ属マクサとこの類縁の紅藻を総称してテングサと呼ぶ。一般的には，マクサのことを指す。テングサは，日本で生み出された寒天の材料となる海藻である。また，オゴノリという紅藻類からも寒天が作られる。寒天の主化学構造は，ガラクトースと 3,6-アンヒドロガラクトースが繰り返し連なった多糖の**アガロース**である。寒天は冷水には溶けないが，水とともに沸騰させると溶け，30–40℃で凝固し，ゲル化する。このゲルは，熱可逆性である。寒天は，食用としての利用だけでなく，核酸の分離・分析に用いる電気泳動や微生物を培養するための培地などの用途もある（図 2.53, 54）。

2.4　動物性食品

2.4.1　肉　類

肉類とは，一般に牛，豚，羊，馬などの家畜，鶏，七面鳥，アヒル，ウズラなどの家禽などを屠殺，放血後，筋肉などを食用に適するように加工処理したものをいう。筋肉は，横紋筋と平滑筋に大別され，さらに横紋筋は，骨格に付着している**骨格筋**と心臓を形成する心筋に分けられる。食肉は主に骨格筋である。

（1）肉の構造

骨格筋は，コラーゲンなどでできた**筋上膜**に包まれている（図 2.55）。筋上膜内には，血管，神経，リンパ管などの他に，筋周膜で覆われている**筋束**がある。筋束は数十〜数百の筋繊維で構成され，この**筋繊維**が多核細胞である

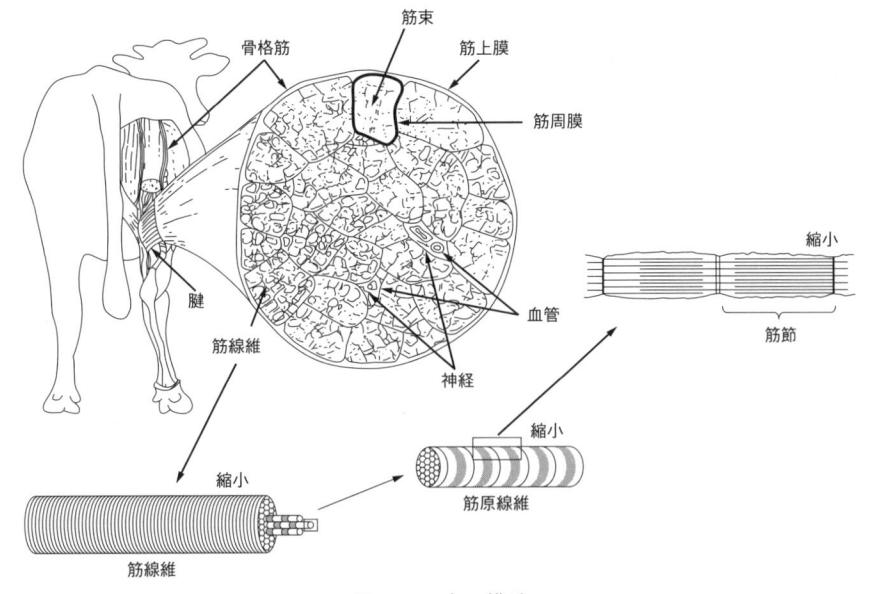

図2.55 肉の構造

筋細胞である。筋繊維は，**筋原繊維**，**筋小胞体**，ミトコンドリア，**筋漿（筋形質）**などで構成されている。筋原繊維は顕微鏡で観察すると，明るい部分と暗い部分からなる縞模様が見える。明るい部分を細いフィラメントであるアクチンフィラメントを含む**I帯**，暗い部分を太いフィラメントであるミオシンフィラメントを含む**A帯**といい，これらが繰り返されている（図2.56）。I帯のほぼ中央部に**Z板**があり，Z板とZ板の間の部分を筋節（sarcomere）といい，筋原繊維の最小単位である。**アクチンフィラメントとミオシンフィラメントとが結合することでZ板間が狭まる。これが筋収縮**である。

(2) 肉の成分

食肉の中で最も多い成分は60％前後の水分である。たんぱく質は20％前後，脂質は1～40％超，炭水化物は1％以下と少なく，灰分は1％前後である。

1) たんぱく質

食肉たんぱく質は**筋漿たんぱく質**，**筋原繊維たんぱく質**，**肉基質たんぱく質**に分けられる。

筋漿たんぱく質は，筋原繊維の筋漿中に存在する水溶性のたんぱく質である（全たんぱく質の30％）。**ミオグロビン**，ヘモグロビン，ミオゲン，グロビンなどが属する。ミオグロビンは肉の色に関するたんぱく質で含量の多いものほど赤みが増す。

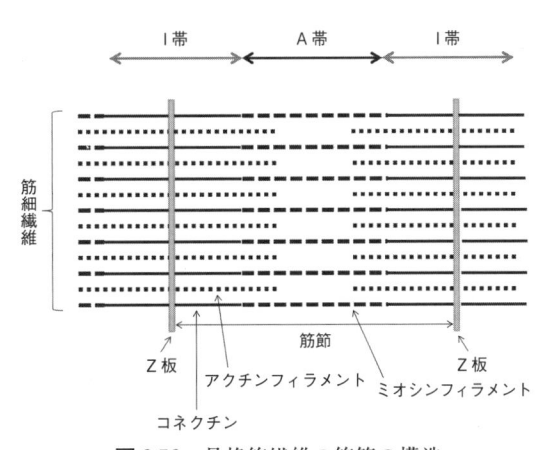

図2.56 骨格筋繊維の筋節の構造

筋原繊維たんぱく質は全たんぱく質の約50％を占める塩可溶性たんぱく質である。**ミオシン**，**アクチン**，**トロポニン**，**トロポミオシン**，**コネクチン**などが属する。これらのたんぱく質は筋肉の収縮に関わる。

　肉基質たんぱく質は全たんぱく質の10～20％を占め，結合組織，筋周膜，腱に存在する。**コラーゲン**，**エラスチン**などで構成される。肉基質たんぱく質の含量が多くなると，肉は硬くなる。

2）脂　　質

　食肉脂質は**蓄積脂質**と**組織脂質**に分けられる。蓄積脂質は皮下，内臓周囲および筋間に存在し，主に中性脂質である。組織脂質はリン脂質，糖脂質，コレステロールで構成される。肉の脂質含量は赤身肉の数％から霜降り肉の50％前後と一定しない。**霜降り肉**（marbled meat）は，家畜を特別に肥育することで脂肪が筋束周辺に付着し，肉の切断面が霜がおりているかのように見えるので，そう呼ばれる。

　中性脂質の脂肪酸組成は，飽和脂肪酸が多い。組成において不飽和脂肪酸が多いほど，脂肪の融点が低くなる。**牛脂**（ヘット，融点40～50℃）よりも**豚脂**（ラード，融点33～46℃）や**鶏脂**（30～32℃）は不飽和脂肪酸であるリノール酸が多いので融点が低くなる。特に，豚脂は融点が体温に近いため，口に入れた際に融け，舌触りがよいといわれる。

3）炭水化物

　食肉は炭水化物含量が低く，約1％以下である。主成分はグリコーゲンであり，筋肉収縮のエネルギー源として使われる。

4）無機質

　食肉には無機質が約1％含まれている。カリウムが多く，ナトリウム，硫黄，リン，鉄なども含まれる。鉄は肝臓などの臓器に多い。

5）ビタミン

　食肉には，ビタミンB群が多い。特に，豚肉にはビタミンB_1が多いといわれている。ビタミンAおよびCは少ないが，肝臓には多い。

6）エキス分

　食肉を加熱した時に溶出される成分であり，食肉の旨味成分である**イノシン酸**や**グルタミン酸**が主成分である。

（3）死後硬直と解硬

　屠殺後，しばらく食肉は柔らかいが，徐々に硬くなり，その後，再度柔らかくなる。これらを死後硬直と解硬といい，併せて**熟成**という。

　家畜は，生きている際には解糖系，トリカルボン酸回路および電子伝達系により酸素を利用して好気的に，エネルギー源であるアデノシン三リン酸（ATP）を産生する。しかし，屠殺後は嫌気的となり，グリコーゲンを分解

し解糖系のみ利用してATPを産生するため,ピルビン酸から乳酸となる。よって,細胞内には**乳酸**が蓄積され,pHが中性付近から約5.5にまで低下する。解糖系に関する酵素が至適pHからはずれ,活性が低下するので,ATP産生量は低下し,細胞内ATP濃度は低下する。それに伴い,筋小胞体からカルシウムイオンが漏出する。漏出したカルシウムイオンは,アクチンの周囲に存在するトロポニンに結合する。**トロポニン**はアクチンとミオシンの結合を阻害し,筋肉を弛緩した状態にしている。しかし,カルシウムイオンがトロポニンに結合すると,トロポニンの阻害がなくなり,**アクチンとミオシンが結合**し,筋肉が収縮する。これが死後硬直である。

最も収縮した状態,すなわち**最大死後硬直**にかかる時間は,うし24～48時間,ぶた24時間,にわとり6～12時間である。

最大死後硬直後,解硬において,肉は徐々に柔らかくなる。これは,プロテアーゼなどにより,**Z板**の脆弱化,アクチン—ミオシン間結合の脆弱化,筋肉構造たんぱく質の分解などによるといわれている。この過程において,ATPはアデノシン二リン酸(ADP),アデノシン一リン酸(AMP),イノシン酸(IMP)へと分解される。また,たんぱく質が細胞内プロテアーゼでペプチド,遊離アミノ酸にまで分解される。解硬によって,肉は柔らかくなると共に,これらIMP,ペプチド,アミノ酸などの増加により旨味が増す。解硬に要する時間は,2～4℃で,ウシ7～10日,ブタ3～5日,ニワトリ1～2日である。

(4) 肉の色

筋肉には,**ミオグロビン**というヘム鉄を含む色素たんぱく質が存在する。豚肉より牛肉の方がミオグロビン量が多いので,肉色が濃い。空気に触れていない部分は,本来のミオグロビン(Fe^{2+})の色である暗赤色である(図2.57)。しかし,切り口がしばらく空気に触れると酸素化され,鮮赤色の**オキシミオグロビン**(Fe^{2+})となる。さらに,空気に触れると酸化されて,褐色のメトミオグロビン(Fe^{3+})となる。肉を加熱すると,たんぱく質が変性しメトミオクロモーゲン(褐色)となる。ミオグロビンに発色剤である**亜硝酸塩**を処理すると,硝酸塩由来の一酸化窒素がヘム鉄と結合,安定化し,赤色の**ニトロソミオグロビン**(ニトロシルミオグロビン)(Fe^{2+})となる。加熱すると,ニトロソミオグロビンは,**ニトロソミオクロモーゲン**(ニトロシルヘモクローム)となり,色はより鮮やかな桃赤色となる。この発色剤は,ハムやソーセージなどの製造過程に利用されている(6.3.1参照)。

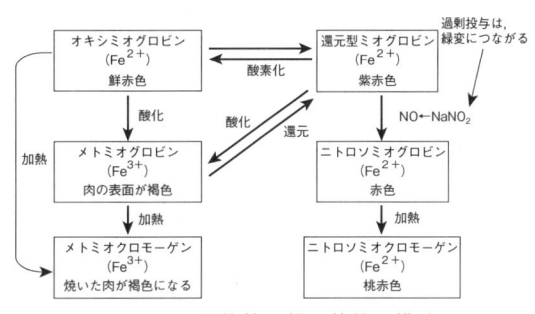

図2.57 骨格筋繊維の筋節の構造

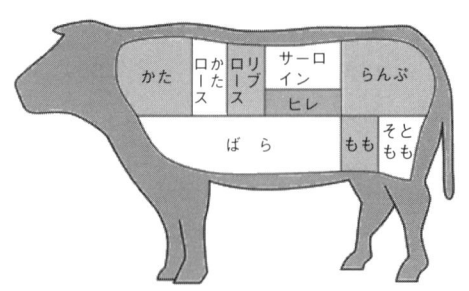

出所）東京都中央卸売市場食肉市場・芝浦と場ホームページ

図 2.58 牛肉の部位と名称

表 2.16 牛肉の名称

部位	肉 質	利用法
か た	やや肉が硬い。風味は濃厚。脂身が少ない。	シチュー，カレー，ひき肉
かたロース	霜降りが入りやすい。風味が良い。	すきやき
リブロース	肉のきめが細かい。風味が良い。	ステーキ，ローストビーフ
サーロイン	肉のきめが細かい。柔らかい。最高の肉質。	ステーキ，ローストビーフ
ヒ レ	最も柔らかい部位。脂肪が少ない。風味が良い。	ステーキ，ローストビーフ
ば ら	肉のきめが粗く，硬い。風味は濃厚。	煮込み，シチュー
も も	赤身が多く，風味が非常に良い。	ステーキ，すきやき
そともも	赤身が多く，やや硬い。	煮込み，シチュー，コンビーフ
ランプ	柔らかい赤身肉，風味が良い。	ステーキ，すきやき，焼肉

（5） 肉の種類

1） 牛 肉

わが国の牛肉の自給率は，重量ベース 44％（カロリーベースでは 10％）である。国内種には黒毛和種，褐毛和種がある。肉質は部分によって異なる（図 2.58，表 2.16）。特に，霜降り肉は，遺伝的特質によるもので，さらに特殊な肥育をすることで得られる。

成長に伴って，たんぱく質量，水分量が減少し，脂質量が増加する傾向がある。そのため，生後 10 ヵ月未満の肉を**仔牛肉**といい，さらに 6 ヵ月未満を**ビール**，6 ヵ月以上 9 ヵ月未満の肉を**カーフ**といって，区別する。

2） 豚 肉

豚肉の自給率は重量ベース 51％（カロリーベースでは 5％）である。肉種にはヨークシャー種，ランドレース種，バークシャー種，ハンプシャー種などがある。一般に豚肉は牛肉よりも色が薄い。それは，ミオグロビン量が牛

表 2.17 豚肉の名称

部位	肉 質	利用法
か た	肉のきめが粗く硬い。風味は良い。	シチュー，カレー，ひき肉
かたロース	肉のきめが粗く硬い。風味が最も良い。	とんかつ，焼肉，ローストポーク
ロース	きめが細かく，柔らかい。風味が良い。	とんかつ，ローストポーク，照焼
ヒ レ	最もきめが細かく柔らかい。味はさっぱりしている。	とんかつ，焼肉
ば ら	脂身と赤身肉が交互に三層になっている。風味が濃厚。	角煮，シチュー，豚汁
も も	きめが細かい。脂肪が少ない。	炒め物，煮込み
そともも	きめがやや粗い。脂肪が少ない。	豚汁，ひき肉

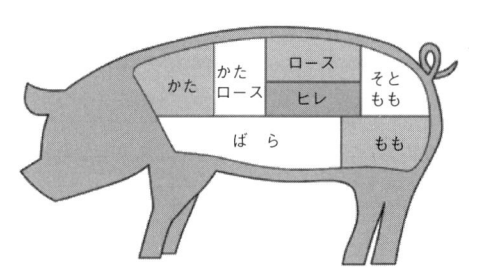

出所）東京都中央卸売市場食肉市場・芝浦と場ホームページより

図 2.59 豚肉の部位と名称

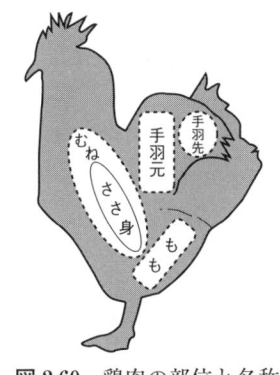

図 2.60 鶏肉の部位と名称

表 2.18 鶏肉の名称

部位	肉質	利用法
手羽	脂肪が多く，柔らかい肉質。手羽先の方がより風味が良い。	揚げ物，煮込み，焼き物
むね肉	柔らかく，脂肪が少ない。淡泊な味。	唐揚げ，フライ，照焼，焼き鳥
もも肉	こくのある風味。やや硬い。	照焼，ローストチキン，カレー，シチュー
ささみ	たんぱく質が最も多い部位。柔らかく，あっさりとした風味	さしみ，サラダ，和え物
皮	脂肪とたんぱく質に富む。特殊な歯ざわり。	だし，酢の物，和え物，煮込み

肉よりも少ないからである。通常，生後6ヵ月程度のものが市場に提供される。豚肉には，もも，ロース，ヒレ，かた，ばらがある（図2.59，表2.17）。現在，SPF（specific pathogen free）豚といって，特定病原菌陰性豚が安全性の面から注目されている。

3）鶏　肉

鶏肉の自給率は重量ベース69％（カロリーベースでは7％）である。ブロイラーと地鶏に分けられる。ブロイラーは通常生後8週間で提供される。牛や豚肉よりも脂質が少なく，不飽和脂肪酸が多い。そのため，脂質の融点が低い。手羽，むね，ささ身，ももに分けられる（図2.60，表2.18）。一方，地鶏にはしゃも種やコーチン種などがあり，肉質はブロイラーよりも硬いが，旨味がある。

4）羊　肉

ほとんどが輸入されている。生後1年未満のラムと，成肉のマトンに分けられる。ラムは柔らかく，風味もよいため，マトンよりも好まれている。

5）馬　肉

日本では，馬刺しとして生で食されることが多い。それは，脂質の融点が低く，口の中でとろけることも一因である。馬肉は他の肉よりもミオグロビンが多いため，より赤い。そのため，空気に触れると桜色となり，**桜肉**とも呼ばれる。

6）その他

ウサギや鯨肉なども食される。

2.4.2 魚介類

魚介類は，畜肉類と比較して，たんぱく質や脂質に大きな違いがある。たとえば脂質含量は，季節によって大きく変動する。また，**イコサペンタエンサン（EPA）やドコサヘキサエン酸**（DHA）といった多価不飽和脂肪酸を多く

表 2.19 魚介類の分類

原索動物	ホ ヤ	マボヤ
腔腸動物	クラゲ類	エチゼンクラゲ
棘皮動物	ウニ類	アカウニ，バフンウニ
	ナマコ類	ナマコ，キンコ
節足動物	甲殻類	イセエビ，アマエビ，タラバガニ，毛ガニ
軟体動物	斧足類	巻貝（サザエ，ツブ貝）
	腹足類	二枚貝（アサリ，ホタテガイ）
	頭足類	スルメイカ，ヤリイカ，イイダコ，ミズダコ
脊椎動物	魚 類	硬骨魚（マイワシ，マダラ，ブリ，カツオ，アユ）
	軟骨魚	サメ，エイ
	鯨 類	歯鯨（マッコウクジラ，ゴンドウクジラ）
		髭鯨（ナガスクジラ，ミンククジラ）

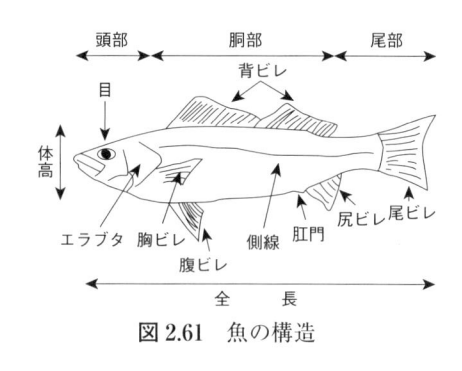

図 2.61 魚の構造

含む。

(1) 分 類

魚介類は，原索動物，腔腸動物，棘皮(きょくひ)動物，節足動物（甲殻類），軟体動物（頭足類など），脊椎動物（魚類など）に分類される（表 2.19）。

魚類は，海水産魚類と淡水産魚類，白身魚，赤身魚および橙黄色魚などに分けられる。

(2) 魚類の構造

魚類は頭部，胴部，尾部に分けられる（図 2.61）。私たちは，主に胴部から尾部に存在する筋肉を食用とする。畜肉と同様に，筋肉は筋繊維の束となり，この束が集まって**筋節**となる。筋節と筋節との間には筋隔が存在し，これはコラーゲンやエラスチンなどで構成される。加熱すると，筋節は凝固するが，筋隔のコラーゲンはゼラチンとなり，ゼラチンは水溶性なので，筋節ごとにほぐれる。魚を煮た場合には，煮汁に筋隔のコラーゲンがゼラチンに変性，溶解し，冷えると固化するが，これを「**煮こごり**」という。

筋肉には**普通筋**と**血合筋**がある。赤身魚は血合筋が白身魚よりも多い。魚によって血合筋のつき方が異なる（図 2.62）。普通筋は瞬時の動きに適している。一方，血合筋は持続性のある運動に適しているので，イワシ，サンマ，サバ，マグロなどの回遊魚に多

図 2.62 血合肉のつき方

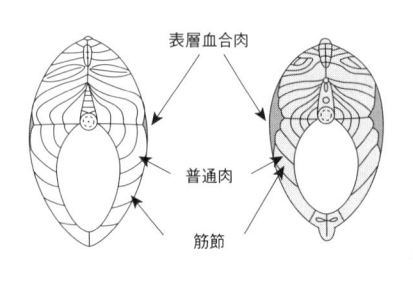

白身魚　クロダイ，マガレイなど
赤身魚　サバ，イワシなど
赤身魚　カツオなど

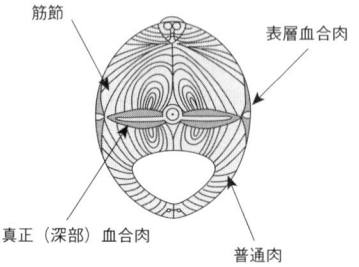

く含まれる。

(3) 魚類の成分

1) たんぱく質

魚介類のたんぱく質は，畜肉のたんぱく質と同様に，**筋漿たんぱく質**（ミオグロビンなど），**筋原繊維たんぱく質**（アクチン，ミオシン，トロポニンなど），および**肉基質たんぱく質**（コラーゲン，エラスチンなど）に分けられる。肉基質たんぱく質の割合は2〜3%であり，畜肉の約10分の1しか含まれないため，肉質は畜肉よりも軟らかい。

アミノ酸スコア*は，ほとんどの魚類において100である。貝類のアミノ酸スコアは100以下であり，たとえば，アサリは81である。また軟体動物，甲殻類は70〜90である。

2) 脂質

脂質含量は，季節変動が大きい。脂質量が多い時期は，特に美味なので「旬」という。また，天然・養殖によっても大きな差がある（表2.20）。魚肉の脂肪酸組成では，多価不飽和脂肪酸が他の肉類よりも多い。マイワシ，クロマグロ，カツオなどにはn-3系の**イコサペンタエン酸**（EPA，(20：5)）が多く含まれる。n-3系の**ドコサヘキサエン酸**（DHA，(22：6)）は，青魚に多い（表2.21）。

3) 無機質

魚類のミネラルとして，カルシウムが多い。また，赤身魚には鉄分が多い。この鉄分は，ミオグロビン由来なので，ヘム鉄であり，吸収率が高い。

4) ビタミン類

脂溶性ビタミンであるビタミンAはヤツメウナギ，ウナギに非常に多い。普通肉に比べて，血合肉にはビタミンB_1やビタミンDが多く含まれる。また，内臓にはビタミンが多く含まれる。

5) エキス成分

魚類を熱水で抽出した成分のうち，たんぱく質，脂質，グリコーゲン，ビタミン，色素などを除去した成分をエキス成分という。遊離アミノ酸，ペプチド，ヌクレオチド，有機酸類などがある。旨味成分として，グルタミン酸，イノシン酸，**ベタイン**などがある。

*アミノ酸スコア　食品中のたんぱく質の必須アミノ酸がどれだけ不足しているかを表す指標である。アミノ酸スコアが0とは，必須アミノ酸の少なくともひとつが，まったく含まれないことを意味する。また，100とはすべての必須アミノ酸が充足していることを表す。

表2.20　魚介類の脂質量

魚介類名		脂質量 (g)
カツオ 生	春獲り	0.5
	秋獲り	6.2
マダイ 生	養殖	10.8
	天然	5.8
アユ 生	養殖	7.9
	天然	2.4

（可食部100g当たり）

表2.21　魚介類中のn-3系脂肪酸含量

食品名	イコサペンタエン酸(EPA) (g)	ドコサヘキサエン酸(DHA) (g)
マアジ	8.8	17.0
マイワシ	11.2	12.6
カツオ（秋獲り）	8.5	20.7
マダラ	17.3	31.0
マグロ	3.4	15.0

（可食部100g当たり）

海水魚には**トリメチルアミンオキシド**が存在し（淡水魚には存在しない），細菌の酵素によって還元され，**トリメチルアミン**となる。これが「**魚臭さ**」となる。トリメチルアミンはさらにジメチルアミン，**ニトロソアミン**となることもある。

遊離アミノ酸のヒスチジンは，鮮度の低下に伴って繁殖したモルガン菌によって**ヒスタミン**となり，アレルギー様中毒の原因となる。

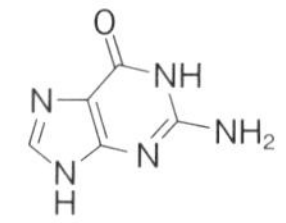

グアニン

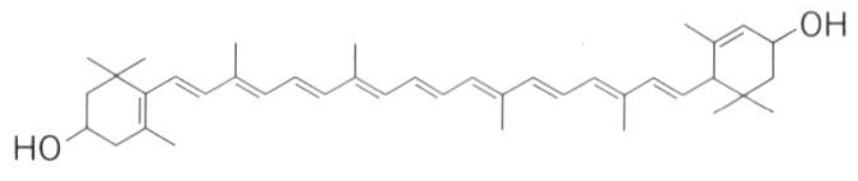

ルテイン

図 2.63　グアニン，ルテインの構造

6）　色　素

魚の筋肉には**ミオグロビン**が含まれている。また，サケ・マス類にはアスタキサンチン（カロテノイド類）が多い。アスタキサンチンは，エビ・カニなどの殻にも存在する。アスタキサンチンは，たんぱく質や脂肪酸と結合している場合，灰色を呈するが，加熱し，遊離すると**アスタキサンチン**特有の赤色を呈する。

タチウオの銀色はグアニン，青魚の青色はカロテノイド系のルテイン（図2.63）などで呈色している。

7）　毒性成分

魚介類には，さまざまな毒素がある。フグ毒は，**テトロドトキシン**というトラフグの卵巣，肝臓に多く含まれる耐熱性の猛毒である。麻痺性の神経毒で，しびれ，呼吸困難などを起こし死に至ることもある。**シガテラ毒**（**シガ**

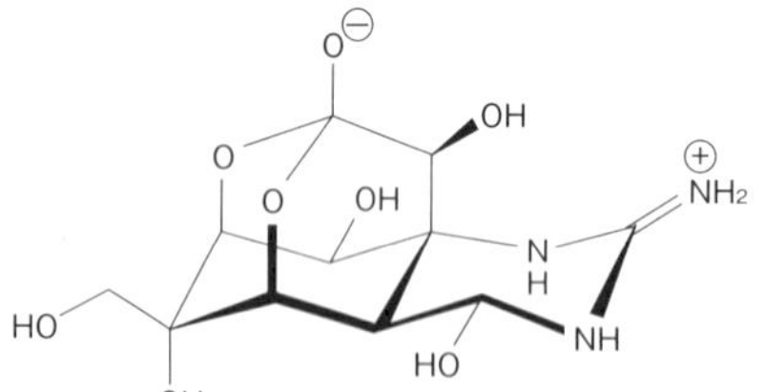

テトロドトキシン

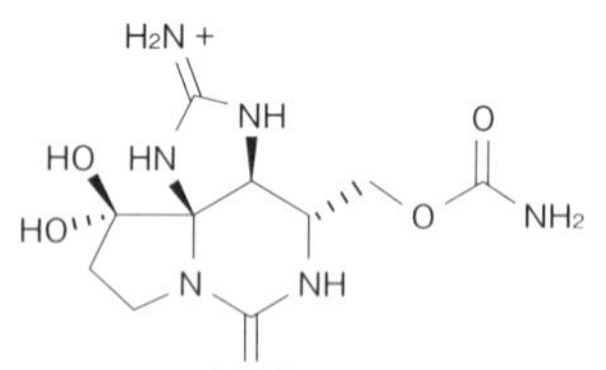

サキシトキシン

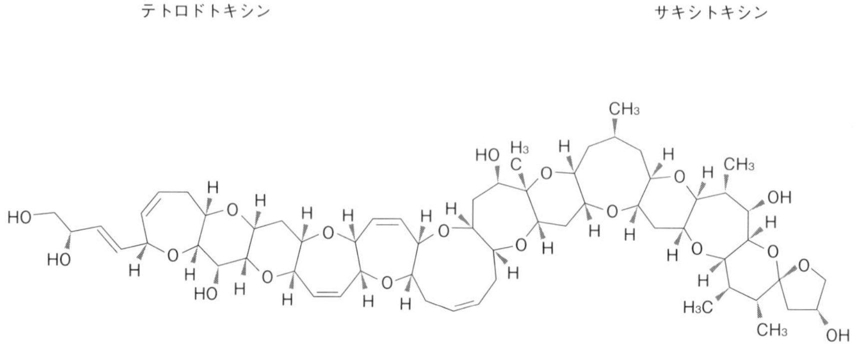

シガトキシン

出所）Wikipedia（2011.9.27）

図 2.64　魚介類の毒性成分

トキシン）は，熱帯・亜熱帯の魚介類に存在する毒素で，植物プランクトンから食物連鎖によって蓄積する毒素である。貝毒は，植物プランクトンを食べた貝類に蓄積する毒で，**サキシトキシン**，オカダ酸などがある（図2.64）。

（4） 魚類の死後硬直

魚肉の死後硬直は，畜肉と同様である。すなわち，死後，グリコーゲンの分解が起こり，嫌気的条件下で乳酸が蓄積してpHが低下する。最低pHは，グリコーゲン量の多い赤身魚がpH5.6～6.0であるのに対し，白身魚はpH6.0～6.4である。pH低下後，ATP量の低下，カルシウムイオンの筋小胞体からの漏出によりアクチンとミオシンが結合し，収縮して筋肉が硬直する。死後硬直が始まる時間は，畜肉よりも早く1～7時間後であり，持続時間も短い。

死後硬直の開始時間や持続時間は致死条件によって大きく異なる。苦悶死した魚は，死に至るまでにATPを消費するため，「活けじめ」による即殺死よりも死後硬直が早く起こり，硬直時間も短い。「活けじめ」は，延髄を刺して即死させATPを消費しないため，最大死後硬直までにより時間がかかり鮮度の低下が緩やかになる。

最大死後硬直後，徐々に自己消化などにより解硬する。また，魚に付着している微生物によって腐敗が進む。

（5） 魚類の鮮度判定法

1） 官能検査法

魚の皮膚，眼，臭気などによって判定する方法で，簡便，迅速性がある。しかし個人差があり，客観性がない。

2） 細菌学的方法

細菌数の測定により，細菌による腐敗度を判定する方法であり，数値化できる。表皮1cm^{2}を含む1g中の細菌数が10^5以下で新鮮，10^5～10^7で初期腐敗，10^7以上で腐敗と判断される。しかし，測定に数日を要する。

3） K 値

魚類では，死後，ATP（アデノシン三リン酸）が分解され，ADP（アデノシン二リン酸），AMP（アデノシン一リン酸），さらにはIMP（イノシン酸）が増加する。旨味成分のひとつであるイノシン酸の分解は比較的遅く蓄積しやすい。しかし，このイノシン酸も徐々にイノシン（HxR），ヒポキサンチン（Hx）へと分解される。この分解は，鮮度の低下とともに進むので，分解終末物質であるHxRとHxの全ATPの分解物に対する割合が鮮度判定に用いられる。これを **K値** といい，

$$K値 = \frac{HxR + Hx}{ATP + ADP + AMP + IMP + HxR + Hx} \times 100$$

であらわされる。K値で，0～10%は死後直後の状態，10～20%は刺身として適当，20～30%新鮮な魚，30～40%煮魚・焼き魚用，40～60%初期腐敗状態，60%以上は腐敗と判定される。

4) 揮発性塩基窒素量（volatile basic nitrogen, VBN）

死後，魚体に付着し，繁殖した細菌によって，腐敗とともに，アンモニア，トリメチルアミン，ジメチルアミンなどが増加する。これらの化合物を揮発性塩基窒素といい，これらの定量によって鮮度判定ができる。しかし，サメ，エイなどは，アンモニアを生成しやすいので，VBN量を鮮度判定には使用できない。

(6) 主な魚類，貝類，イカ・タコ類，エビ・カニ類

1) タ イ

アスタキサンチンによる鮮やかな色の魚である。鮮度の低下が緩やかであるため，K値上昇が遅い。

2) タ ラ

鮮度の低下がはやい魚であり，また，解凍後に身がスポンジ化しやすいので，冷凍すり身に加工されることが多い。

3) サ バ

EPA，DHAの含有量が多い。ヒスチジンが多く，モルガン菌の繁殖によって，**ヒスタミンへ変化し**，アレルギー症状を起こす原因となることもある（これを「さばの生き腐れ」という）。秋サバは脂質含量が20%と多く，美味である。

4) ア ユ

淡水魚の代表的魚であり，特有の芳香を有するので，「香魚」とも呼ばれる。

5) ウナギ

ビタミンAを非常に多く含む魚である。

6) 貝 類

軟体動物に属する。たんぱく質が6～19%程度である。アミノ酸スコアは魚類ほど高くなく，60～95程度である。**カキ**などはグリコーゲンが比較的多く，旨味となる。またタウリンを多く含むものもある。

7) イカ，タコ類

軟体動物に属する。アミノ酸スコアは71であり，第一制限アミノ酸はバリンである。旨味成分としてベタイン，タウリンがある。

8) エビ，カニ類

甲殻類に属する。アミノ酸スコアは70～90程度である。旨味成分としてベタイン，タウリンを含む。また，**キチン質**が豊富である。

2.4.3 乳類
(1) 乳類の特徴

乳用に利用される家畜は，ウシ，ヤギ，ヒツジ，ウマなどである。日本では，おもに牛乳が用いられている。乳用牛としては，ホルスタイン種，ジャージー種が飼育されている。ホルスタイン種の方が，ジャージー種よりも泌乳量が多いが，脂肪含量は低い。

泌乳は，ウシが仔牛を出産してから約300日続く。ただし，初乳5日間は，食品衛生法によって乳の販売及び乳製品原料としての利用が認められていない。

(2) 乳類の成分

1) たんぱく質

牛乳には，たんぱく質が約3.3％含まれており，アミノ酸スコアは100である。等電点が4.6である**カゼイン**と**ホエイ***（**乳清たんぱく質**）に分けられる。　　＊ホエイ→p.202参照。

カゼインは牛乳全たんぱく質の約80％であり，さらに，α-，β-，γ-，κ-カゼインに分けられる。牛乳中では，カゼインはリン酸カルシウムと複合体**カゼインミセル**を形成する。牛乳が白く見える理由のひとつである。カゼインは牛乳を等電点である4.6にpHを調整すると等電点沈殿を起こす。また，**レンネット**（仔牛の第4胃の抽出液，たんぱく質分解酵素である**キモシン**を含む）を加えると沈殿する。これは，カゼインミセルの表面に存在する**κ-カゼイン**がキモシンにより分解されミセルが不安定化するからである（図2.65）。牛乳の沈殿物は**カード**と呼ばれる。

牛乳中のホエイには，**β-ラクトグロブリン**，**α-ラクトアルブミン**，**ラクトフェリン**，**リゾチーム**などを含む。人乳中には，β-ラクトグロブリンは含まれない（表2.22）。

2) 脂質

牛乳中には脂質が約3.8％含まれ，小さな**脂肪球**で存在する。脂肪球の表面はリン脂質（全帯の約1％）で覆われ，内部にはトリアシルグリセロール（全体の約98％）が存在する。リン脂質はレシチン（フォスファチジルコリン）とケファリン（フォスファチジルエタノールアミン）であり，乳化剤の役割を果たしている。この脂肪球の分散が，牛乳が白いもう一つの原因である。脂

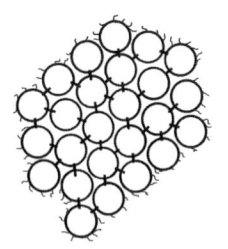

○ サブミセル
〜 κ-カゼインから溶媒に突き出したペプチド（マクロペプチド）
　　キモシンによって，親水性のマクロペプチドが切断され，カゼインミセルは不安定化する
━ リン酸カルシウム

出所）Walstra, P. and Jennes, R.: Chemistry and Physics, John Wiley & Sons (1984) を参照

図2.65　カゼインミセルの模式図

表2.22　牛乳と人乳の成分の違い

成分				牛乳	人乳
糖分	ラクトース			4.4	7.2
たんぱく質	全			3.1	1.1
	カゼイン			2.7	0.3
	ホエイ	全		0.4	0.8
		α-ラクトアルブミン		0.1	0.3
		β-ラクトグロブミン		0.4	0
		血清アルブミン		0.04	0.05

（可食部100g当たり）

肪球は，生乳中では粒径が大きく，放置すると上部に集まり，酸化されて酸化臭の原因となる。そこで，牛乳への調製時には，脂肪球を細かくする「**均質化**」を行い，品質を安定化させている。

　3）　炭水化物

　牛乳中には約 4％の炭水化物を含むが，そのほとんどが**乳糖（ラクトース）**である。乳児は乳糖をエネルギー源としているが，それは，小腸の上皮に存在する**ラクターゼ（β-ガラクトシダーゼ）**によって，乳糖がグルコースとガラクトースに分解され，吸収されるからである。しかし，ラクターゼ活性は乳児では高いものの，離乳後，年齢とともに低くなり，乳糖を分解，消化できず下痢を起こす。この症状を**乳糖（ラクトース）不耐症**という。

　4）　無機質

　牛乳中には約 0.7％の無機質を含む。最も多いのがカルシウムであり，100g 中約 100mg 含まれる。牛乳中のカルシウムは，たんぱく質あるいはその分解ペプチド，乳糖によって吸収性が良くなるので，良い供給源といわれる。また，カリウム，リンも多く含まれている。

　5）　ビタミン

　牛乳中には必要とされるほとんどのビタミンが含まれている。特にレチノールが多く含まれている。また，ビタミン D なども含まれる。

　(3)　**飲用乳**

　飲用乳は食品衛生法に基づく，「乳及び乳製品の成分規格等に関する省令（乳等省令）」により定められている（表 2.23）。

　1）　生　乳

　搾取したままの牛の乳をいう。

　2）　牛　乳

　直接飲用に供する目的又はこれを原料とした食品の製造若しくは加工用に供する目的で販売する牛の乳をいう。無脂乳固形分 8.0％以上，乳脂肪分 3.0％以上と定められている。

　3）　特別牛乳

　牛乳であって特別牛乳として販売するものをいう。特別の許可を受けた酪農家の施設で搾乳から処理まで一貫して行われたものである。無脂乳固形分 8.5％以上，乳脂肪分 3.3％以上と定められている。

　4）　成分調整牛乳

　生乳から乳脂肪分その他の成分の一部を除去したものをいう。無脂乳固形分は 8.0％以上と定められている。

　5）　低脂肪牛乳

　成分調整牛乳であって，乳脂肪分を除去したもののうち，無脂肪牛乳以外

表 2.23 乳等省令により定められた乳, 乳製品 (抜粋)

名　称	条　件
乳	生乳, 牛乳, 特別牛乳, 生山羊乳, 殺菌山羊乳, 生めん羊乳, 成分調整牛乳, 低脂肪牛乳, 無脂肪牛乳及び加工乳をいう。
牛乳	直接飲用に供する目的又はこれを原料とした食品の製造若しくは加工の用に供する目的で販売 (不特定又は多数の者に対する販売以外の授与を含む。以下同じ。) する牛の乳をいう。
特別牛乳	牛乳であつて特別牛乳として販売するものをいう。
成分調整牛乳	生乳から乳脂肪分その他の成分の一部を除去したものをいう。
低脂肪牛乳	成分調整牛乳であつて, 乳脂肪分を除去したもののうち, 無脂肪牛乳以外のものをいう。
無脂肪牛乳	成分調整牛乳であつて, ほとんどすべての乳脂肪分を除去したものをいう。
加工乳	生乳, 牛乳若しくは特別牛乳又はこれらを原料として製造した食品を加工したもの (成分調整牛乳, 低脂肪牛乳, 無脂肪牛乳, 発酵乳及び乳酸菌飲料を除く。) をいう。
乳製品	クリーム, バター, バターオイル, チーズ, 濃縮ホエイ, アイスクリーム類, 濃縮乳, 脱脂濃縮乳, 無糖練乳, 無糖脱脂練乳, 加糖練乳, 加糖脱脂練乳, 全粉乳, 脱脂粉乳, クリームパウダー, ホエイパウダー, たんぱく質濃縮ホエイパウダー, バターミルクパウダー, 加糖粉乳, 調製粉乳, 発酵乳, 乳酸菌飲料 (無脂乳固形分 3.0 % 以上を含むものに限る。) 及び乳飲料をいう。
クリーム	生乳, 牛乳又は特別牛乳から乳脂肪分以外の成分を除去したものをいう。
バター	生乳, 牛乳又は特別牛乳から得られた脂肪粒を練圧したものをいう。
チーズ	ナチユラルチーズ及びプロセスチーズをいう。
ナチユラルチーズ	乳, バターミルク (バターを製造する際に生じた脂肪粒以外の部分をいう。以下同じ。), クリーム又はこれらを混合したもののほとんどすべて又は一部のたんぱく質を酵素その他の凝固剤により凝固させた凝乳から乳清の一部を除去したもの又はこれらを熟成したもの。また, 乳等を原料として, たんぱく質の凝固作用を含む製造技術を用いて製造したものであつて, 同号に掲げるものと同様の化学的, 物理的及び官能的特性を有するもの
プロセスチーズ	ナチユラルチーズを粉砕し, 加熱溶融し, 乳化したものをいう。
濃縮ホエイ	乳を乳酸菌で発酵させ, 又は乳に酵素若しくは酸を加えてできた乳清を濃縮し, 固形状にしたものをいう。
濃縮乳	生乳, 牛乳又は特別牛乳を濃縮したものをいう。
脱脂濃縮乳	生乳, 牛乳又は特別牛乳から乳脂肪分を除去したものを濃縮したものをいう。
無糖練乳	濃縮乳であつて直接飲用に供する目的で販売するものをいう。
無糖脱脂練乳	脱脂濃縮乳であつて直接飲用に供する目的で販売するものをいう。
加糖練乳	生乳, 牛乳又は特別牛乳にしよ糖を加えて濃縮したものをいう。
加糖脱脂練乳	生乳, 牛乳又は特別牛乳の乳脂肪分を除去したものにしよ糖を加えて濃縮したものをいう。
全粉乳	生乳, 牛乳又は特別牛乳からほとんどすべての水分を除去し, 粉末状にしたものをいう。
脱脂粉乳	生乳, 牛乳又は特別牛乳の乳脂肪分を除去したものからほとんどすべての水分を除去し, 粉末状にしたものをいう。
加糖粉乳	生乳, 牛乳又は特別牛乳にしよ糖を加えてほとんどすべての水分を除去し, 粉末状にしたもの又は全粉乳にしよ糖を加えたものをいう。
調製粉乳	生乳, 牛乳若しくは特別牛乳又はこれらを原料として製造した食品を加工し, 又は主要原料とし, これに乳幼児に必要な栄養素を加え粉末状にしたものをいう。
発酵乳	乳又はこれと同等以上の無脂乳固形分を含む乳等を乳酸菌又は酵母で発酵させ, 糊状又は液状にしたもの又はこれらを凍結したものをいう。
乳酸菌飲料	乳等を乳酸菌又は酵母で発酵させたものを加工し, 又は主要原料とした飲料 (発酵乳を除く。) をいう。
乳飲料	生乳, 牛乳若しくは特別牛乳又はこれらを原料として製造した食品を主要原料とした飲料をいう。

のものをいう。すなわち, 無脂乳固形分 8.0 % 以上, 乳脂肪分 0.5 % 以上 1.5 % 以下と定められている。

6) 無脂肪牛乳

成分調整牛乳であって, ほとんどすべての乳脂肪分を除去したものをいう。無脂乳固形分 8.0 % 以上, 乳脂肪分 0.5 % 未満と定められている。

7) 加工乳

生乳, 牛乳若しくは特別牛乳又はこれらを原料として製造した食品を加工

したもの（成分調整牛乳，低脂肪牛乳，無脂肪牛乳，発酵乳及び乳酸菌飲料を除く）をいう。乳および乳製品以外の配合が禁止されている。

(4) 乳飲料

生乳，牛乳，乳製品などを原料として，乳製品以外の果汁やコーヒー抽出液，香料，カルシウム，鉄などを加えた飲料である。乳，乳製品以外の食品，食品添加物を加えて製造された飲料である。乳糖不耐症罹患者のための低乳糖化牛乳，コーヒー乳飲料，フルーツ乳飲料，ビタミン強化乳飲料などがある。

(5) 乳製品（表2.23）

1) クリーム

生乳，牛乳又は特別牛乳から乳脂肪分以外の成分を除去したものをいい，乳脂肪分18.0％以上，酸度0.20％以下と定められている。添加物を入れることはできない。

2) バター

乳脂肪率が30～40％のクリーム（O/Wエマルション）を激しく撹拌させ（**チャーニング**），脂肪球を結合させバター粒を生成させたものである。この結果，**相転移**が起こり，W/Oエマルションであるバターができる。

バターはフレッシュバターと発酵バターに分けられ，後者は，チャーニング前に乳酸菌で発酵させる工程が加わる。また，フレッシュバターには有塩と無塩の2種類がある。

3) チーズ

チーズは**ナチュラルチーズ**と**プロセスチーズ**に分けられる。ナチュラルチーズは，殺菌した原料乳に乳酸菌（**スターター**）を添加し，凝固させ，上清のホエイ（乳清）を凝固乳カードから排除し，塩，乳酸菌などを加えて熟成させたものである。パルメザン（超硬質チーズ），チェダー（硬質チーズ），ゴーダ（半硬質チーズ），カマンベール（軟質チーズ），モッツアレラ（フレッシュチーズ）などがある。

プロセスチーズとは，1種類または2種類以上のナチュラルチーズを加熱溶融し，乳化を引き出す重合リン酸塩やクエン酸を加えて固めたものである。ナチュラルチーズと比して，風味が変化しない，脂肪や水が分離しない，風味の調整が可能，任意の包装容器に充填可能などの特徴がある。

4) アイスクリーム

アイスクリームは，クリームなどの乳製品に甘味料，乳化剤，安定剤，香料などを添加し，殺菌，凍結させたものである。乳等省令では，「アイスクリーム類」として，乳又はこれらを原料として製造した食品を加工し，又は主要原料としたものを凍結させたものであって，乳固形分3.0％以上を含む

ものと定義している。乳固形分が3.0％未満のものは**氷菓**といい，乳製品ではない。アイスクリーム類はさらにアイスクリーム（乳固形分15.0％以上，乳脂肪分8.0％以上），**アイスミルク**（乳固形分10.0％以上，乳脂肪分3.0％以上）とラクトアイス（乳固形分10.0％未満，乳脂肪分3.0％未満）に分けられる。

5）練乳

練乳には，無糖である**無糖練乳**（エバミルク）と加糖の**加糖練乳**（コンデンスミルク）がある。また，無糖脱脂練乳，加糖脱脂練乳もある。

6）粉乳

粉乳は，原料乳からほとんどすべての水分を除去し，粉末状にしたものをいう。乳等省令では，乳固形分が95％以上のもの（ただし，加糖粉乳では70％以上，調製粉乳では50％以上）と定められている。全粉乳（乳脂肪分25.0％以上），脱脂粉乳などがある。

7）発酵乳

発酵乳とは，乳又はこれと同等以上の無脂乳固形分を含む乳等を乳酸菌又は酵母で発酵させ，糊状又は液状にしたもの又はこれらを凍結したものと定められている。牛乳に乳酸菌を添加すると，乳糖が乳酸となり，酸性下で，カゼインが等電点沈殿するが，この沈殿物が**ヨーグルト**である。

発酵乳は，栄養素がバランス良く含まれた食品といわれ，また，整腸作用，抗コレステロール作用，抗腫瘍作用などさまざまな作用があるといわれている。

8）乳酸菌飲料

乳酸菌飲料とは，発酵乳を除いた，乳等を乳酸菌又は酵母で発酵させたものを加工し，又は主要原料とした飲料をいう。

アルコール発酵乳である**ケフィール**，乳酸菌発酵させ，発酵後カードを砕き，加糖，香料添加した製品などがある。

（6）殺菌法

牛乳や乳製品の殺菌は，乳等省令により，その方法が定められている。すなわち，保持式により63℃30分またはこれと同等以上の殺菌効果を有する方法で加熱殺菌することになっている。さらに，殺菌後，10℃以下で冷蔵保存することになっている。具体的には，次の3種類の方法がある。

LTLT法（low temperature long time）　62～65℃で30分保持する**低温保持殺菌法**

HTST法（high temperature short time）　75℃で15秒間保持する**高温短時間殺菌法**

UHT法（ultra high temperature）　120～130℃で2～3秒間殺菌する**超高温殺菌法**

日本では，通常UHT法が用いられている。UHT法で殺菌し，無菌充填

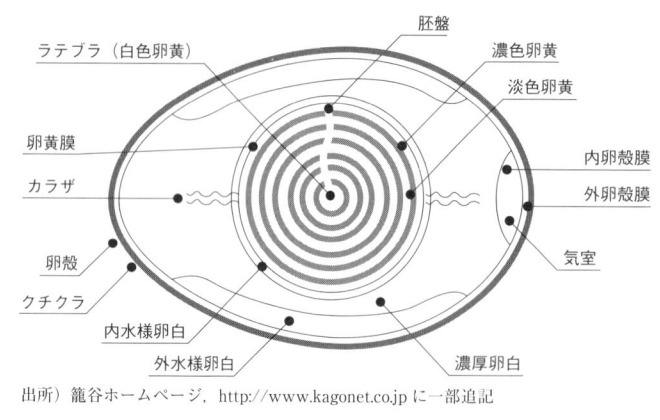

図 2.66 卵の構造
出所）籠谷ホームページ，http://www.kagonet.co.jp に一部追記

した牛乳は，常温で数ヵ月保存可能な LL（long life）牛乳として開発されている。

2.4.4 卵 類

食用となるのは，鶏卵，ウズラ卵，アヒル卵などである。卵には，胚がヒナに生育するのに必要な栄養素が充分含まれている。すなわち，良質なたんぱく質や脂質，ビタミン，ミネラルを含む食品として価値の高いものである。

(1) 卵の構造

卵は**卵殻**（全重量の 8〜11％），**卵白**（全重量の 53〜63％），**卵黄**（全重量の 27〜30％）から構成されている（図 2.66）。

1) 卵 殻

卵殻は，輸卵管から分泌された粘液が乾燥した**クチクラ層**で覆われているが，はがれやすい。卵殻には空気，水蒸気を流通させる小さな孔，**気孔**が多数ある。気孔は鋭端より鈍端に多い。卵殻の内側には**卵殻膜**2層があり，それぞれ内卵殻膜，外卵殻膜という。これらは，鈍端部分で分離し，**気室**を形成している。卵内の水分が気孔を通して蒸発するので，気室は徐々に大きくなる。

2) 卵 白

卵白は，粘度の低い**水様卵白**（外水様と内水様），粘度の濃い**濃厚卵白**および**カラザ**からなる。卵の鮮度の低下に伴い，濃厚卵白は水様卵白となる。また，カラザはよじれた白いひも状のゲル状物質で，卵黄を保護し，その位置を安定化させる役割がある。

3) 卵 黄

卵黄は卵黄膜で覆われ，ラテブラ，胚盤，黄色卵黄（濃色卵黄），白色卵黄（淡色卵黄）からなっている。胚盤は，中心に存在するラテブラとつながっている。

(2) 卵の成分

卵成分は，75％が水分（卵白の方が多い），たんぱく質が 12％，脂質が 11％（ほとんどが卵黄に存在），糖質が 0.9％，無機質が 0.7％程度である。

1) たんぱく質

アミノ酸スコアは，卵白も卵黄も 100 である。

卵白中には，40 種類以上のたんぱく質が存在する。主なたんぱく質としては，**オボアルブミン**，**オボトランスフェリン**，**オボムコイド**，オボグロブリン G2，オボグロブリン G3，**オボムシン**，**リゾチーム**，**アビジン**がある（表 2.24）。オボトランスフェリンは，鉄，銅，亜鉛などの金属イオンと結合し，

表2.24 卵のたんぱく質

卵白のたんぱく質

たんぱく質	組成（％）	等電点	分子量（kDa）	性　　質
オボアルブミン	54	4.5	44.5	
オボトランスフェリン	12	6.1	77.7	2価のイオンと結合，静菌作用，抗菌作用
オボムコイド	11	4.1	28	トリプシン阻害
オボグロブリンG2	4	5.5	49	
オボグロブリンG3	4	5.8	49	
オボムシン　α, β-オボムシンの2量体	3.5	4.5〜5.0	180（α）／400（β）	卵白のゲル状構造形成，粘性
リゾチーム	3.4	10.7	14.3	グラム陽性菌の細胞壁分解，抗菌作用
アビジン	0.5	10	68.3	ビオチンと強く結合

卵黄のたんぱく質

たんぱく質	組成（％）	分子量（kDa）	性　　質
LDL1	63	10,000	12％のたんぱく質，残りは脂質，乳化性に関わる
LDL2		3,000	
α-リベチン	19	80	血清アルブミン
β-リベチン		45	α2-グリコプロテイン
γ-リベチン		180	免疫グロブリン（IgY）
α-リポビテリン	15	400	脂質含量20％
β-リポビテリン		400	
ホスビチン	4.1	35.5	卵黄中の鉄の90％と結合，抗酸化剤

特に，鉄を可溶性の形で細胞に運搬する機能を有する。また，静菌効果をもつ。オボムコイドは，消化酵素トリプシンと結合し，その活性を阻害する（ヒトのトリプシンは阻害しない）。オボムシンは，ゲル状構造や粘性に関わる糖たんぱく質である。リゾチームは，溶菌作用を有する。アビジンは，ビタミンB群のひとつビオチンと非常に強く結合するので，ビオチンの利用性を低減させる。

卵黄のたんぱく質は，大部分がリポたんぱく質である。低密度リポたんぱく質（LDL），**リベチン**，**ホスビチン**，高密度リポたんぱく質（HDL）などで構成される（表2.24）。LDLは，約12％のたんぱく質と残りの大部分を脂質で構成され，卵の乳化性に関与している。ホスビチンは，全アミノ酸の半分がセリンであり，そのほとんどがリン酸化されている。このリン酸基を介して鉄などの金属と強く結合する。卵黄には鉄が多く含まれるが，ホスビチンと結合しているため，利用性は低い。また，ホスビチンは抗酸化作用を有している。

リベチンは，血清由来のたんぱく質である。免疫グロブリンとしてIgYを含み，容易に単離できることから，卵は，インフルエンザウィルスなどに対するワクチン生産に使われる。

2） 脂　質

卵黄の脂質の構成比は，中性脂質65％，リン脂質31％，コレステロール4％である。中性脂質を構成する主な脂肪酸はオレイン酸（44％），パルミチン酸（25％），リノール酸（13％）である。

リン脂質のほとんどは，**フォスファチジルコリン（レシチン）**である。

卵黄中にはコレステロールが含まれるが，卵の摂食は人体のコレステロール蓄積には，ほとんど影響しないといわれている。

3） 無機質

無機質としては，卵白にナトリウム，カリウムが多く，カルシウム，リン，鉄，亜鉛は卵黄に多い。

4） ビタミン

ビタミンC以外のビタミンが含まれており，特にビタミンA，B_2が多い。

5） 色　素

卵黄の黄色い色は，キサントフィルのようなカロテノイド系による。この色素は，飼料由来のものである。

(3) 卵の加工特性

卵には，撹拌によって泡立つ「**起泡性**」と，加熱により固まる「**凝固性**」，さらに水と油を一様に混ぜ合わせる「**乳化性**」の3つの加工特性がある。

1） 起泡性

泡立ち性は卵白が有する特徴である。卵白を撹拌すると安定した泡が生じる。これには，卵白に存在するたんぱく質オボグロブリンの起泡性およびオボムシンによる安定性が関わる。スポンジケーキやメレンゲに応用されている。**メレンゲは卵白を泡立てた後に砂糖を加えて泡を安定化させている。**

2） 乳化性

乳化性は卵黄，卵白両方にある特徴であるが，特に卵黄に強い性質である。マヨネーズ，ドレッシング，アイスクリームなどの製造に用いられている。卵黄に存在するたんぱく質は乳化作用があり，特にLDLは乳化活性，HDLは乳化安定力を有するといわれる。

3） 凝固性

卵の凝固は，温度，卵白濃度，塩類，糖，pHに影響を受ける。一般に，卵白を加熱すると60〜65℃で凝固し始め，70℃でゲル化，80℃で凝固する。一方，卵黄は，65℃で凝固し始め，70℃で完全に凝固する。**温泉卵**は，卵白と卵黄の凝固の温度の違いを利用したものである。

(4) 卵の鮮度判定と貯蔵変化

鶏卵の鮮度判定にはさまざまなものがある。

1) 外観検査

新鮮な卵はクチクラが存在するため，ザラザラしている。また，卵の重さ，目視などで評価される。

比重検査によって鮮度が判定できる。これは，気孔を通して卵内の水分が蒸散するために卵重量が徐々に軽くなり，比重が低下することを利用したものである。比重1.08～1.07は新鮮，1.06以下は腐敗と判定される。

2) 透光検査

光を当てて，気室の大きさ，卵黄の位置，血肉の存在などを検査する。

3) 割卵検査

割卵の検査には，数種類ある。

ハウ・ユニット（HU） 鮮度の低下とともに濃厚卵白が水様性卵白に変化し，卵白の高さが低下することを利用した指数である。卵の重さと濃厚卵白の高さをもとに算出する数値である。

$$ハウ・ユニット = 100 \times \log(H - 1.7W^{0.37} + 7.6)$$

$$H：濃厚卵白の高さ（mm），W：卵の重さ（g）$$

新鮮卵は80～90であり，アメリカの卵質基準では，72以上がAA（食用），71～55をA（食用），54～31をB（加工用），30以下をC（一部加工用）としている。

卵黄係数 新鮮な卵は卵黄膜がしっかりとしているが，鮮度の低下とともに脆弱化し，卵黄の高さが低下することを利用した指数である。

$$卵黄係数 = \frac{卵黄の高さ（mm）}{卵黄の直径（mm）}$$

卵白のpH 新鮮な卵白pHは7.5～7.6であるが，保存中に二酸化炭素が気孔を通して拡散するため，卵白中の炭酸イオンが低下しpHが上昇する。鮮度が落ちるとpHが9.5～9.7にまでなる。一方，卵黄のpHは鮮度と関連性はない。

4) 貯蔵変化

卵のHU値は，25℃での保存では1ヵ月間で30程度にまで低下し，3ヵ月後には10以下となる。一方，冷蔵庫（4℃）などの低温での保存では，1ヵ月間でHU＝60程度にまで低下するが，3ヵ月後でも60前後であり，食用としての基準を満たしている。

(5) 卵の種類

食用として利用されているのは**鶏卵，ウズラ卵，アヒル卵**である。

1) 鶏 卵

自給率は非常に高く90％台である。1羽で年間200～300個を産卵する。白卵と赤卵の違いは種類の違いである。

2) ウズラ卵

ウズラの卵の自給率は100%である。産卵数は年間300個程度であり、鶏卵よりカリウム、鉄、レチノール（ビタミンA）、ビタミンB_1、B_2などが多い。

3) アヒル卵

日本では、中国料理の**ピータン（皮蛋）**の材料として用いられる。ピータンはpHを高くすることでたんぱく質を変性、凝固させている。

2.5　油脂、調味料、香辛料、嗜好飲料
2.5.1　食用油脂

脂肪酸とグリセリンがエステル結合したものをグリセリドと呼び、一般に、トリグリセリドのことを**油脂**（oil and fat）と呼ぶ。通常、食用油脂は95%以上のトリグリセリドと微量成分としてトコフェロール、ステロール、色素類を含む。一般に、油（oil）は、常温で液体のもの、脂（fat）は、常温で固体のものを指す。**植物性油脂**は常温で液体のものが多く、**動物性油脂**は、常温で固体のものが多い。また油脂は、油脂の不飽和度を示す指標であるヨウ素価に基づいて、**乾性油**（ヨウ素価130以上）、**半乾性油**（ヨウ素価100～130）、**不乾性油**（ヨウ素価100以下）に分けられる。乾性油は、不飽和脂肪酸が多いため、空気中で徐々に酸化して固まる性質を有する。不乾性油は、飽和脂肪酸が多いため、空気中で固化しない。半乾性油は乾性油と不乾性油の中間の性質を示す（表2.25、図2.67）。

(1) 大豆油

大豆油は、ナタネ油とともに生産量の多い植物油の代表的なものである。天ぷら油やサラダ油など広く使用されている。リノール酸（53.5%）、オレイン酸（23.5%）が多く、またα-リノレン酸（6.6%）含量も高いため、比較的酸化されやすく、酸化の初期から異臭（戻り臭）が発生しやすい。

(2) ナタネ油

ナタネ油は、セイヨウアブラナの種子から搾油される。オレイン酸（62.7%）、リノール酸（19.9%）が多い。また、α-リノレン酸（8.1%）含量も高い。従来用いられてきた在来種では、**エルシン酸（エルカ酸）**が多く含まれるために、健康障害を起こす可能性が指摘されていた。現在は、品種改良によりエルシン酸含量の少ない**キャノーラ種**が主に用いられている（図2.68）。

(3) 米　油

米油は、原料（米ぬか）が国産でまかなえる唯一の植物油脂である。オレイン酸（42.6%）やリノール酸（35.0%）が多い。ビタミンEなどを含むため、耐熱性に優れる。保存性を必要とする油脂加工食品（スナック食品、揚げ物など）に適する。抗酸化物質のオリザノールを含む。

表 2.25 油脂類の脂肪酸組成

(総脂肪酸 100g 当たり g)

食品名	8:0 オクタン酸	10:0 デカン酸	12:0 ラウリン酸	14:0 ミリスチン酸	16:0 パルミチン酸	16:1 パルミトレイン酸	18:0 ステアリン酸	18:1 オレイン酸	18:2 n-6 リノール酸	18:3 n-3 α-リノレン酸	20:0 アラキジン酸	22:1 イコセン酸	22:0 ベヘン酸
(植物油脂類)													
オリーブ油	—	0	0	0	10.4	0.7	3.1	77.3	7.0	0.6	0.4	0.3	0.1
ごま油	—	0	0	0	9.4	0.1	5.8	39.8	43.6	0.3	0.6	0.2	0.1
米ぬか油	—	0	0	0.3	16.9	0.2	1.9	42.6	35.0	1.3	0.7	0.6	0.2
サフラワー油,													
高オレイン酸	—	0	0	0.1	4.7	0.1	2.0	77.1	14.2	0.2	0.4	0.3	0.3
高リノール酸	—	0	0	0.1	6.8	0.1	2.4	13.5	75.7	0.2	0.3	0.2	0.2
大豆油	—	0	0	0.1	10.6	0.1	4.3	23.5	53.5	6.6	0.4	0.2	0.4
とうもろこし油	—	0	0	0	11.3	0.1	2.0	29.8	54.9	0.8	0.4	0.3	0.1
なたね油	—	0	0.1	0.1	4.3	0.2	2.0	62.7	19.9	8.1	0.6	1.2	0.3
パーム油	—	0	0.5	1.1	44.0	0	4.4	39.2	9.7	0.2	0.4	0.1	0.1
パーム核油	4.1	3.6	48.0	15.4	8.2	0	2.4	15.3	2.6	0	0.1	0.1	0
ひまわり油,													
高リノール酸	—	—	—	Tr	6.0	0.1	4.3	28.4	60.1	0.4	0.2	0.1	0.2
高オレイン酸	—	0	0	0	3.6	0.1	3.9	83.4	6.9	0.2	0.4	0.3	1.0
綿実油	—	0	0	0.6	19.2	0.5	2.4	18.2	57.9	0.4	0.3	0.1	0.1
やし油	8.3	6.1	46.8	17.3	9.3	0	2.9	7.1	1.7	0	0.1	Tr	0
落花生油	—	0	0	Tr	11.7	0.1	3.3	45.5	31.2	0.2	1.5	1.3	3.4
(動物脂類)													
牛脂	—	0	0.1	2.5	26.1	3.0	15.7	45.5	3.7	0.2	0.1	0.4	0
ラード	—	0.1	0.2	1.7	25.1	2.5	14.4	43.2	9.6	0.5	0.2	0.7	0
(バター類)													
有塩バター	1.4	3.0	3.6	11.7	31.8	1.6	10.8	22.2	2.4	0.4	0.2	0.2	0.1
無塩バター	1.4	2.9	3.6	11.9	32.8	1.7	10.0	21.8	2.1	0.5	0.2	0.2	0.1
発酵バター	1.4	2.9	3.5	11.6	31.6	1.5	10.7	22.2	2.4	0.4	0.2	0.2	0.1
(マーガリン類)													
ソフトタイプマーガリン	0.3	0.2	2.2	1.2	17.8	0.2*	5.8	39.8*	29.1*	1.4*	0.4	0.3*	0.2
ファットスプレッド	0	0	0.1	0.4	18.0	0.2*	6.4	45.7*	24.9*	2.0*	0.4	0.2*	0.2
(その他)													
ショートニング	0	0	0.2	0.8	28.0	0.2	6.1	49.6*	9.5	1.1	0.5	0.4	0.2

＊トランス酸を含む
『五訂増補日本食品標準成分表　脂肪酸成分表編』より作表
出所）図 2.13 と同じ，556

（4）ゴマ油

ゴマ油は，原料ごまを炒って搾油するため，特有の香りを有し，天ぷら油や調味料の用途に用いられる。リノール酸（43.6％）やオレイン酸（39.8％）が多い。抗酸化物質であるセサモール，セサミノール，γ-トコフェロールを含むため，酸化安定性が高い。

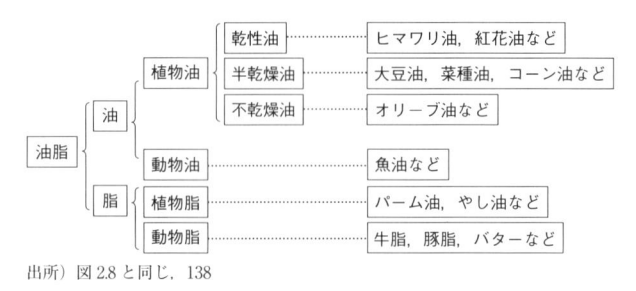

```
                 ┌─乾性油─── ヒマワリ油，紅花油など
        ┌─植物油─┼─半乾燥油── 大豆油，菜種油，コーン油など
    ┌─油┤       └─不乾燥油── オリーブ油など
油脂┤   └─動物油──────── 魚油など
    │   ┌─植物脂──────── パーム油，やし油など
    └─脂┤
        └─動物脂──────── 牛脂，豚脂，バターなど
```
出所）図 2.8 と同じ，138

図 2.67 食用油脂の分類

CH₃(CH₂)₇CH=CH(CH₂)₁₁COOH

図 2.68 エルシン酸

（5） オリーブ油

オリーブ油は，オリーブの果実から得られる油で，地中海料理には欠かせない材料である。オリーブ油は，オレイン酸が主要な脂肪酸である（77.3%）。良質のオリーブの実より搾った未精製のものをバージンオイルという。特に，一番搾り（酸度1%以下）は，エキストラバージンオイルと呼ばれる最高級品である。

（6） トウモロコシ油

トウモロコシ油は，トウモロコシ胚芽から搾油される。リノール酸（54.9%）やオレイン酸（29.8%）が多い。γ-トコフェロール含量が高く，風味と安定性に優れた油で，サラダ油やマヨネーズなどに用いられる。

（7） パーム油

パーム油は，アブラヤシの果実から得られる油である。飽和脂肪酸（パルミチン酸）と不飽和脂肪酸（オレイン酸）が約40%ずつ含まれ，室温で固体の植物脂である。酸化安定性が高いため，フライ用途に多く使用される。マーガリン，ショートニング，冷菓の原料にも用いられる。

（8） ヤシ油

ヤシ油は，ココヤシの種子から得られる。室温で固体または半固体状の植物脂で，飽和脂肪酸含量が高い（ラウリン酸46.8%，ミリスチン酸17.3%）。チョコレート，アイスクリーム，マーガリン，ショートニングなどの原料として用いられる。

（9） 硬化油

硬化油は，不飽和脂肪酸の二重結合に水素を付加し，融点の高い飽和脂肪酸の割合を増加させ，常温で固形化した油脂である。硬化油は，マーガリンやショートニングの原料として利用される。近年，硬化油を製造する過程で生じるトランス脂肪酸が懸念されている。天然の油脂成分である不飽和脂肪酸の大部分はシス型の脂肪酸だが，硬化油を製造する水素添加において，トランス型の脂肪酸が生成する場合がある。**トランス脂肪酸**の摂取量が増えると，血中のコレステロール濃度の上昇やHDL-コレステロール濃度の低下など，動脈硬化症の危険性が増加するといわれている（図2.69，表2.26）。

（10） マーガリン，ファットスプレッド

マーガリンおよびファットスプレッドは，精製した動植物油脂や硬化油に，水，塩などを加えて乳化し，急冷して練り合わせ，バター様にし

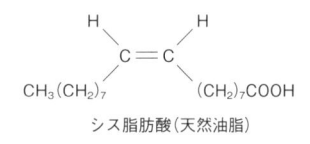

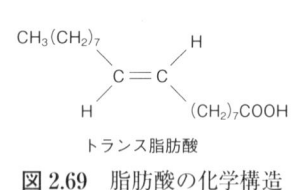

```
        H          H
         \        /
          C = C
         /        \
CH₃(CH₂)₇     (CH₂)₇COOH
     シス脂肪酸（天然油脂）

CH₃(CH₂)₇         H
         \        /
          C = C
         /        \
        H      (CH₂)₇COOH
       トランス脂肪酸
```

図 2.69 脂肪酸の化学構造

たものである。マーガリンの油脂含有率は80％以上，ファットスプレッドの油脂含有率は80％未満で，果実や果実加工品，チョコレートなどを添加することができる。

(11) サラダ油

サラダ油は，日本独自の製品で，大豆，ナタネ，トウモロコシ，オリーブ，綿実，米などを原料に作られる植物油である。サラダドレッシングのような製品の原料に適しているため，サラダ油と呼ばれる。サラダなどは比較的低温で供されるため，低温で油脂が固化し，ざらつき感を与えることがある。そこで，精製した油を長期間冷蔵（ウィンタリング）後，固化した成分を分離し，低温下でも長時間結晶化しないように精製されている。

2.5.2 甘味料

甘味料とは，味覚の基本のひとつである甘味を与える食品のことである。糖質に由来するもの，人工的に合成されたもの，糖質ではないが甘味を付与するものなどがある。

(1) 糖質系甘味料

1) 砂　糖

砂糖は，植物に含まれるショ糖（スクロース）を取り出し，精製したものである。植物としては，イネ科のサトウキビ（甘蔗）とアカザ科のテンサイ（ビート）がある。それぞれから，甘蔗糖，甜菜糖が得られる。これらは，製造工程は異なるが最終製品は同じである（図2.70）。

2) 異性化糖

異性化糖とは，ブドウ糖と果糖を主成分とする液状糖のことである。デンプンをα-アミラーゼやグルコアミラーゼでブドウ糖に変換し，さらにグルコースイソメラーゼにより異性化（分子の原子数を変えないで，分子内の結合状態を変える）を行い，ブドウ糖を部分的に果糖に変え，果糖ブドウ糖液糖

表2.26　国内に流通している食品のトランス脂肪酸含有量

食品名	試料数	トランス脂肪酸 (g/100g) 平均値	最大値	最小値
マーガリン，ファットスプレッド	34	7.00	13.5	0.36
食用調合油等	22	1.40	2.78	—*7
ラード，牛脂	4	1.37	2.70	0.64
ショートニング	10	13.6	31.2	1.15
ビスケット類*1	29	1.80	7.28	0.04
スナック菓子，米菓子	41	0.62	12.7	—*7
チョコレート	15	0.15	0.71	—*7
ケーキ・ペストリー類*2	12	0.71	2.17	0.26
マヨネーズ*3	9	1.24	1.65	0.49
食パン	5	0.16	0.27	0.05
菓子パン	4	0.20	0.34	0.15
即席中華めん	10	0.13	0.38	0.02
油揚げ，がんもどき	7	0.13	0.22	0.07
牛肉	70	0.52	1.45	0.01
牛肉（内臓）*4	10	0.44	1.45	0.01
牛乳等*5	26	0.09	0.19	0.02
バター	13	1.95	2.21	1.71
プレーンヨーグルト，乳酸菌飲料	8	0.04	0.11	—*7
チーズ	27	0.83	1.46	0.48
練乳	4	0.15	0.23	—*7
クリーム類*6	10	3.02	12.5	0.01
アイスクリーム類	14	0.24	0.60	0.01
脱脂粉乳	2	0.02	0.03	0.02

＊1　ビスケット類には，ビスケット，クッキー，クラッカー，パイ，半生ケーキが含まれる。
＊2　ケーキ・ペストリー類には，シュークリーム，スポンジケーキ，ドーナツが含まれる。
＊3　マヨネーズには，サラダクリーミードレッシング及びマヨネーズタイプが含まれる。
＊4　牛肉（内臓）には，心臓，肝臓，はらみ（横隔膜），ミノ（第一胃）が含まれる。
＊5　牛乳等には，普通牛乳，濃厚牛乳，低脂肪牛乳が含まれる。
＊6　クリーム類には，クリーム，乳等を主原料とする食品，コーヒー用液状クリーミング，クリーミングパウダー，植物油脂クリーミング食品が含まれる。
＊7　抽出油中0.05g/100g（定量下限）未満であった。
出所）食品安全委員会：トランス脂肪酸についてのファクトシート（最終更新日2010.12.16）

などとして利用される。果糖の甘味度は，低温の場合，ショ糖よりも高いため，果糖ブドウ糖液糖は清涼飲料などに好適である。

3) 転化糖

転化糖は，酸またはインベルターゼにより，ショ糖をブドウ糖と果糖に加水分解した甘味料である。果糖が生じるため，ショ糖より甘味が強い。

4) 糖アルコール

糖アルコールは，還元糖のカルボニル基を水素添加により還元することで作られる。ショ糖に比べて甘味度が低いものが多いが，低エネルギー性（難消化性），難う蝕性などの特性を有するため，盛んに使用されるようになっている。多くの糖アルコールは，小腸で吸収されないため，過剰に摂取した場合，下痢などが生じることがある（図2.71，表2.27）。

キシリトールは，トウモロコシの芯や白樺などのキシランを加水分解して得られるキシロースを水素添加して作られる。甘味度はショ糖（エネルギー値は4kcal/g）と同程度であり，エネルギー値は3kcal/gである。清涼感のある甘味で，難う蝕性ということから，チューインガムなどに利用されている。

エリスリトールは，ブドウ糖を酵母で発酵して作られる難う蝕性の糖アルコールである。甘味度はショ糖の約80％で，エネルギー値は糖質で唯一0kcal/gである。溶解時に吸熱作用があるため，冷涼感のある甘味料である。エリスリトールは，小腸から吸収されるが血中で代謝されず，90％以上は尿に排泄されるため，糖アルコールの中で，緩下作用が小さい。

ソルビトールは，ブドウ糖を水素添加して作られる。ソルビットとも呼ばれる。甘味度は，ショ糖の約60％で，エネルギー値は3kcal/gである。保湿性がよいので，ねり製品，あん，佃煮，煮豆，カステラなどに利用される。

(2) 合成甘味料

1) アスパルテーム

アスパルテームは，フェニルアラニンのメチルエステルとアスパラギン酸が結合したジペプチド（アミノ酸系甘味料）で，甘味度は，ショ糖の約200倍であるが，pHや温度の影響を受ける（図2.72）。

2) アセスルファムカリウム

アセスルファムカリウムの甘味度は，ショ糖の約200倍である。アスパルテームと異なり，酸性・高温条件でも変化しにくいので，炭酸飲料のほかクッキーなどの焼き菓子にも利用できる（図2.72）。

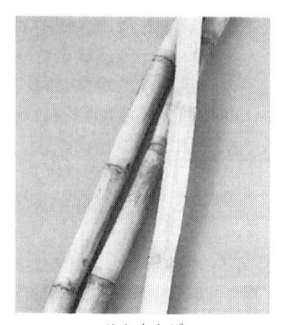

サトウキビ

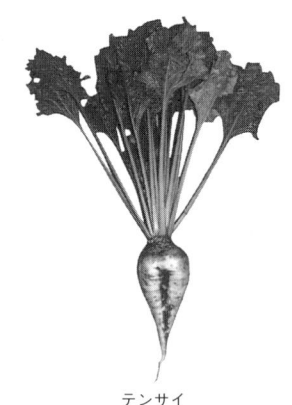

テンサイ
出所）図2.9と同じ，48

図2.70　砂糖の原料

ソルビトール　　キシリトール　　エリスリトール
出所）図2.36と同じ，10

図2.71　代表的な糖アルコール

表 2.27 主な甘味料製品の種類と特性

分量		製品	エネルギー値 (kcal/乾物 1g)*	甘味度**	う蝕誘発性
糖質甘味料	糖類	砂糖（ショ糖）	4	1	+
		ブドウ糖	4	0.6〜0.8	+
		果糖	4	1.2〜1.7	+
		麦芽糖	4	0.3〜0.4	+
	オリゴ糖類	イソマルトオリゴ糖	4	0.3〜0.55	(−)
		ガラクトオリゴ糖	2	0.2〜0.25	(−)
		キシロオリゴ糖	2	0.25〜0.35	(−)
		大豆オリゴ糖	2	0.7〜0.75	(−)
		フラクトオリゴ糖	2	0.3〜0.6	(−)
	糖アルコール類	エリスリトール	0	0.8	—
		キシリトール	3	1	±
		ソルビトール	3	0.6〜0.7	±〜−
		マンニトール	2	0.4〜0.5	±〜−
		パラチニット	2	0.45	—
		ラクチトール	2	0.3〜0.4	—
		マルチトール	2	0.7〜0.8	—
非糖質甘味料	天然	ステビア抽出物	0	100〜250	—
		カンゾウ抽出物	0	250	—
		ラカンカ抽出物	0	300	—
	合成	アスパルテーム	4	200	—
		サッカリン	0	200〜500	—

*栄養表示基準（厚生労働省）による。
**ショ糖を1とする。
（−）：製品中の生理特性をもつオリゴ糖本体の機能で，非または低いう蝕誘発性。
出所）図 2.13 と同じ，76

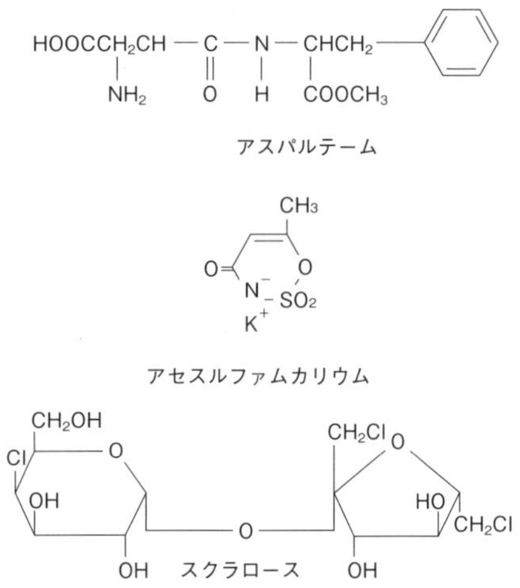

図 2.72 主な合成甘味料

3) スクラロース

スクラロースは，スクロースの塩素置換物であり，甘味度は，砂糖の約600倍である。加熱，pH，長期保存に対しても安定性に優れており，ゼロカロリー飲料などを始め，その利用が拡大している（図 2.72）。

(3) 非糖質天然甘味料

1) ステビオシド

南米原産のキク科の植物であるステビアの葉の中に 10〜15% 含まれる天然甘味料である。甘味度は，ショ糖の 100 倍以上である（図 2.73）。

2) グリチルリチン

マメ科の甘草の根・根茎に含まれ，甘味度はショ糖の約 150〜200 倍である。甘味が後味に残る特徴がある。漬物，味噌，佃煮，醤油などの甘味料に利用される（図 2.73）。

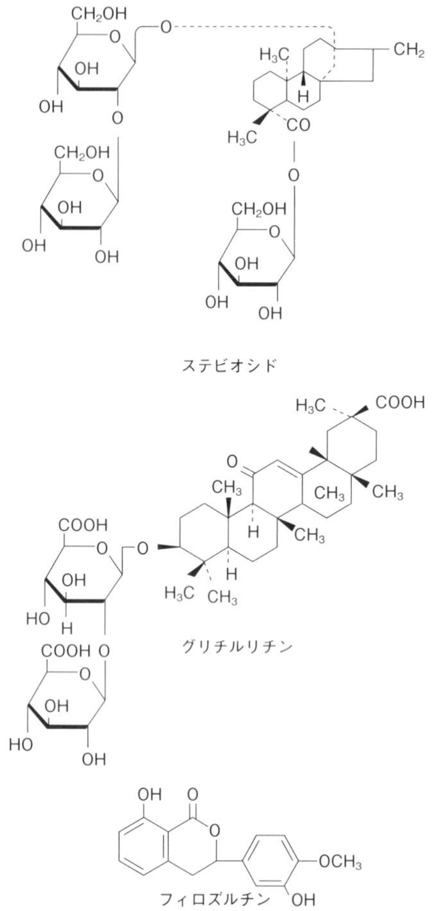

ステビオシド

グリチルリチン

フィロズルチン

出所）図2.22と同じ，74
図2.73　主な非糖質天然甘味料

3）フィロズルチン

ユキノシタ科の甘茶の葉を乾燥させて得られる甘味成分で，砂糖の約1,000倍の甘味があるといわれる（図2.73）。

2.5.3　調味料

調味料は，食品に味や香りを与え，料理の味を調えるものである。調味料の中には，発酵を利用して製造されるものもある。調味料は，甘味，塩味，酸味，うま味などを与えるものに大別される。

（1）マヨネーズ

マヨネーズは，鶏卵の卵黄もしくは全卵，食用油脂，食酢，食塩，香辛料，糖類，調味料などを原料として，卵黄のレシチンの乳化作用を利用した水中油滴型（O/W型）エマルションの調味料である。マヨネーズは，殺菌力のある食酢と食塩の相乗効果で強い防腐力を有し，腐敗しにくい。

（2）ウスターソース類

ウスターソース類は，野菜もしくは果実の搾汁，煮出汁，ピューレーもしくはこれらを濃縮したものに糖類，食酢，食塩および香辛料を加えて調整したとろみのある茶黒色の液体調味料である。粘性の低い順によって，ウスターソース，中濃ソース，濃厚ソースに分類される。ウスターソース類は，防腐効果のある酸類（果実由来の酸，食酢），食塩，香辛料などが多く含まれており，また可溶性固形分が多いので保存性は良い。

（3）食塩

食塩は，塩化ナトリウムを主成分とする塩味を付与する調味料であるだけでなく，食品の加工や保存にも用いられる重要な食品素材である。食塩は海水を原料とし，天日製塩法もしくはイオン交換膜法で製造される。また，岩塩を利用する製法もある。

（4）うま味調味料

うま味調味料の代表的なものとして，**グルタミン酸ナトリウム**や核酸系調味料が挙げられる。グルタミン酸ナトリウムは，コンブに含まれるうま味成分である。現在は発酵法により製造されている。**イノシン酸ナトリウム**はかつお節，牛肉，豚肉などに，**グアニル酸ナトリウム**はシイタケに含まれる核酸系のうま味成分である。グアニル酸ナトリウムは，イノシン酸ナトリウムの約2倍の強さのうま味を有する。イノシン酸ナトリウムもグアニル酸ナトリウムも，グルタミン酸ナトリウムと併用することで，うま味の相乗効果が

発揮される。

(5) トマト加工品

トマトピューレは，完熟したトマトを破砕，裏ごしして，種子や果皮を除去した後，濃縮して調味しないまま，もしくは食塩や香辛料などを加えたものである。トマトケチャップは，完熟したトマトを破砕，裏ごしして濃縮し，食塩，食酢，糖類，ニンニク，タマネギ，香辛料で香味を付与したものである。

(6) 醤　油

醤油は，日本の代表的な調味料である。蒸煮した大豆，炒った小麦を粉砕したもの，種こうじを混ぜ，麹を調製後，食塩水を加えて発酵，熟成させ，圧搾，加熱殺菌したものが，醤油である。醤油の色は，メイラード反応により生じるメラノイジンである。一般的な醤油は，**こいくち醤油**で，塩分は16〜18%である。近畿地方で広く使用される**うすくち醤油**は，こいくち醤油よりも色が薄いが，塩分は19〜20%と上回る。この他にも，大豆のみを原料とするたまり醤油，仕込みの食塩水の代わりに生醤油を用いる再仕込み醤油，小麦を多く使用してうすくち醤油よりもさらに色の薄いしろ醤油などがある。さらに，イオン交換樹脂などを利用して，塩分を8〜9%にした**減塩醤油**があり，特別用途食品（低ナトリウム食品）として使用されている。

(7) 味　噌

味噌は，大豆のみ，あるいは米や麦から作られた麹に，大豆や食塩を加えて発酵・熟成させたものである。使用される原料により，米味噌，麦味噌，豆味噌などに分類される。また，味噌の色により，白味噌や赤味噌などの分け方もある（表2.28）。

(8) 食　酢

食酢は，酸度4〜5%を有する酸味を付与する調味料である。酸味の主成分は，酢酸である。その他にも，コハク酸，乳酸，リンゴ酸などの有機酸，アミノ酸，糖類，エステル類も含む。食酢は，穀類や果実類を原料として，酵母によるアルコール発酵により，アルコールを得る。次いで，そのアルコールに酢酸菌を加え，酢酸発酵により食酢が作られる。このようにして作られる食酢を醸造酢といい，使用する原料の種類や量により，さらに穀物酢，果実酢，醸造酢（穀物酢と果実酢以外の醸造酢）に分類される。また，氷酢酸または酢酸の希釈液に，液糖，調味料などを加えて作る合成酢がある（表2.29）。

(9) みりん

蒸したもち米と米麹を混ぜ，それにしょうちゅうあるいはアルコールを添加し，発酵・熟成した酒の一種が本みりんである。本みりんは，甘味，てり，

表 2.28 みその種類と産地，麹歩合，食塩含量，熟成期間

種類	味・色による分類		通称	産地	麹歩合	食塩（%）	熟成期間
米みそ（79%）	甘みそ	白	白みそ，西京みそ，府中みそ，讃岐みそ	近畿，広島，山口，香川	20〜30 (22)	5〜7 (5.5)	5〜20日
		赤	江戸甘みそ	東京	12〜20 (12)	5〜7 (6.0)	
	甘口みそ	淡色	相白みそ	静岡，九州	8〜15 (10)	7〜11 (9.0)	3〜6か月
		赤	御膳みそ	徳島，その他	10〜20 (14)	11〜13 (12.0)	
	辛口みそ	淡色	白辛みそ，信州みそ	長野，関東	5〜12 (6)	12〜14 (12.5)	2〜6か月
		赤	赤みそ，津軽みそ，仙台みそ，佐渡みそ，越後みそ	北海道，東北，新潟，北陸，中国	5〜12 (6)	12〜14 (13.0)	3〜12か月
麦みそ（8%）	甘口みそ		麦みそ	中国，四国，九州	15〜30 (20)	9〜11 (10.0)	1〜3か月
	辛口みそ		麦みそ	埼玉，中国，四国，九州	8〜15 (10)	11〜13 (12.0)	3〜12か月
豆みそ（5%）			豆みそ，八丁みそ，三州みそ	愛知，岐阜，三重	全量 (100)	10〜12 (11.0)	1〜3年
調合みそ（8%）			調合みそ	愛知，福岡	—	—	—

種類欄の（ ）内は出荷量の種類別構成比。
注1）麹歩合とは $\dfrac{\text{精米または精麦の重量}}{\text{大豆の重量}} \times 10$ で表す。
2）豆みそでは，大豆の全量を麹とするので麹歩合を示すということはない。
3）食塩（%）は，製品みそ中の食塩含量である。
全国中央味噌研究所資料。
出所）表 2.7 と同じ，118

表 2.29 酢の分類

	種類		酸度
醸造酢	穀物酢（米酢，麦芽酢）	1種または2種以上の穀物を使用。通常，小麦，とうもろこし，酒粕，米酢は米の使用量が40g/ℓ以上のもの。	4.2%以上
	果実酢（ぶどう酢，りんご酢）	1種または2種以上の果実を使用。りんご酢はりんご果汁が300g/ℓ以上，ぶどう酢はぶどう果汁が300g/ℓ以上のもの。	4.5%以上
合成酢		氷酢酸または酢酸の希釈液に糖類，調味料などを加えたもの，および醸造酢を混合したもの。	4.0%以上

出所）表 2.7 と同じ，119

こくなどを付与したり，煮くずれを防止したり，味をしみこませやすくするなどの働きがある。市販されているみりん風調味料は，1%未満のアルコールに醸造用糖類（ブドウ糖や水あめ），グルタミン酸や香料を添加したものである。また，発酵調味料と呼ばれるものは，本みりんと同じ製造工程の中で塩を加えて飲用できないようにしたものである。みりん風調味料と発酵調味料は，酒税法上の酒類ではない。

2.5.4 香辛料

香辛料は，香りや辛味などの刺激性を与えて風味を向上し，食欲増進や消化吸収を促進させるものである。主に，辛味性香辛料，芳香性香辛料，着色性香辛料に分けられる。

(1) 辛味性香辛料

1) コショウ

コショウには，黒コショウと白コショウがある。黒コショウは，コショウの未熟な実を採取し，乾燥させたものである。一方，完熟したコショウの実の外皮を除き，乾燥させたものが白コショウである。コショウの辛味成分は，**ピペリンとチャビシン**であるが，辛味成分は，外皮に多いため，辛味や香味は，白コショウよりも黒コショウの方が強い（図2.74）。

2) トウガラシ

トウガラシには，甘味種と辛味種があり，辛味種がスパイスとして利用される。辛味成分は，**カプサイシン**である（図2.75）。

3) サンショウ

サンショウは，独特の芳香と辛味を有するのが特徴である。芳香の主成分は，**シトロネラール**，辛味成分は，**サンショオール**である（図2.76）。

4) ワサビ

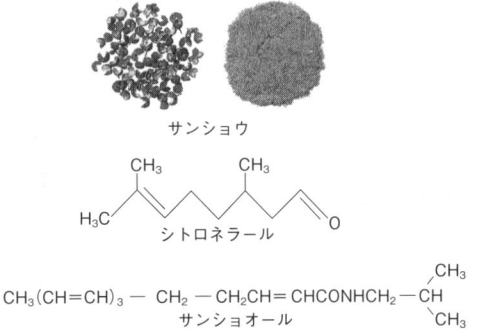

ワサビは，日本原産の香辛料であり，鼻から頭に抜ける辛味が特徴である。ワサビの辛味成分の前駆物質である**シニグリン**は辛くないが，ワサビをすり下ろすと，細胞内に存在する**ミロシナーゼ**という酵素の働きにより，シニグリンは，辛味成分の**アリルイソチオシアネート**となる（図2.77）。

(2) 芳香性香辛料

1) シナモン

シナモンは，クスノキ科の常緑樹の樹皮を剥がして乾燥したもので，肉桂ともいう。芳香成分は，**シンナミックアルデヒド**である（図2.78）。

2) クローブ

クローブは，フトモモ科の常緑樹のつぼみを乾燥させたもので，丁字ともいう。バニラ様の刺激性の強い香味を有する。芳香成分は，**オイゲノール**である（図2.79）。

図2.74 コショウの辛味成分

図2.75 トウガラシの辛味成分

図2.76 サンショウとその香気成分ならびに辛味成分

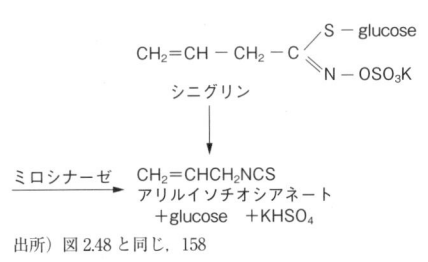

図2.77 ワサビの辛味の生成

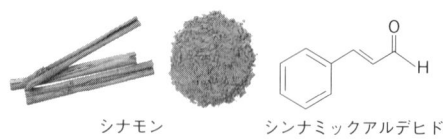

シナモン　　　　シンナミックアルデヒド
出所）図2.5と同じ，226
図2.78　シナモンとその香気成分

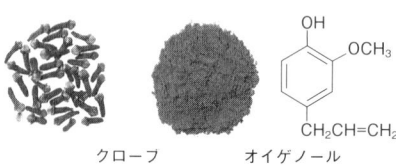

クローブ　　　　オイゲノール
出所）図2.13と同じ，629
図2.79　クローブとその香気成分

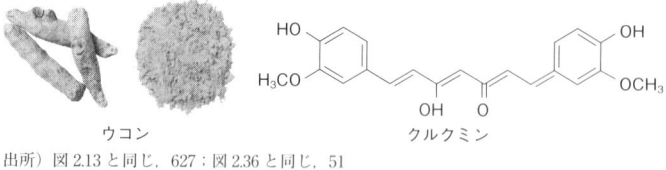

ウコン　　　　クルクミン
出所）図2.13と同じ，627；図2.36と同じ，51
図2.80　ウコンとその色素成分

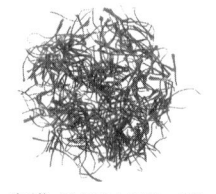

出所）図2.13と同じ，630
図2.81　サフラン

（3）着色性香辛料

1）ターメリック

ターメリックは，**ウコン**の根茎を乾燥させたものであり，黄色色素が特徴である。黄色色素の成分は**クルクミン**であり，カレー粉やたくあんなどの漬物の着色に用いられる（図2.80）。

2）サフラン

サフランは，サフランの柱頭（めしべの先端部）を乾燥させたものである。柱頭の乾燥物を水に浸し，浸出してくる水溶性の黄橙色の色素（**クロシン**）を食物の着色用に利用する（図2.81）。

2.5.5　嗜好飲料

嗜好飲料とは，個人の嗜好を満足させるために用いられる飲料で，アルコール飲料と非アルコール飲料に大別される。**アルコール飲料**は，酒税法上，1％以上のアルコール（エチルアルコール）を含有する飲料のことである。それに対し，**非アルコール飲料**は，アルコールを含まない飲料（茶，コーヒー，清涼飲料など）を指すが，1％未満のアルコールを含む飲料は，清涼飲料として扱われる。ここでは非アルコール飲料について述べる。

（1）茶　類

茶類は，茶樹の若葉や若芽を加工し乾燥製品としたもので，その浸出液を飲用する。茶類には，緑茶，ウーロン茶，紅茶などがある。緑茶，ウーロン茶，紅茶は，いずれもツバキ科のカメリア・シネンシスの葉から作られる。すなわち，原料は同じだが，製造法が異なる。製造方法の違いにより，**不発酵茶**（緑茶），**半発酵茶**（ウーロン茶），**発酵茶**（紅茶）に大別される（図2.82）。

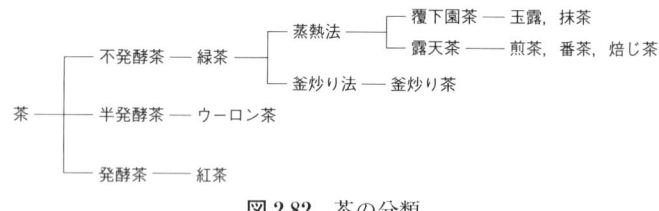

```
                            ┌─ 覆下園茶 ─── 玉露，抹茶
               ┌─ 蒸熱法 ──┤
         ┌ 緑茶┤            └─ 露天茶 ──── 煎茶，番茶，焙じ茶
不発酵茶─┤    └─ 釜炒り法 ─── 釜炒り茶
茶─┤半発酵茶 ── ウーロン茶
   └発酵茶 ─── 紅茶
```
図2.82　茶の分類

1）緑　茶

緑茶は，蒸気や熱風で酸化酵素（クロロフィラーゼ，ポリフェノールオキシダーゼ，アスコルビナーゼなど）を失活させ，発酵（酸化）を止めて，茶葉の緑色を保つのが特徴である。緑茶は，

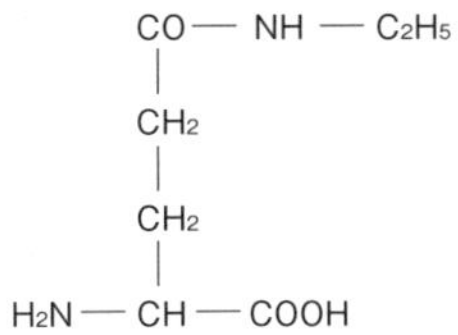

図2.83　緑茶の呈味成分

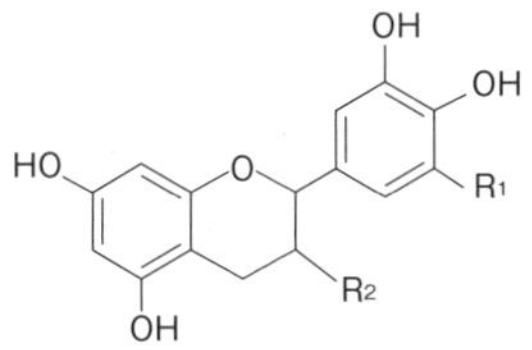

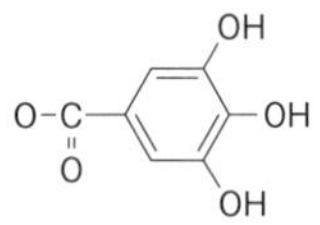

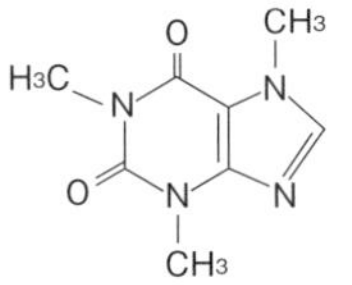

	R₁	R₂
エピカテキン（EC）	H	OH
エピガロカテキン（EGC）	OH	OH
エピカテキンガレート（ECG）	H	ガロイル基
エピガロカテキンガレート（EGCG）	OH	ガロイル基

主要な茶カテキン

出所）山田耕路編著：食品成分のはたらき，132，朝倉書店（2004）

発酵（酸化）を止めてしまうので，不発酵茶という。ウーロン茶や紅茶はビタミンCを含まないが，酸化酵素の働きを止めた緑茶はビタミンCを含む（煎茶・浸出液6mg/100g）。煎茶や番茶などは露天栽培であるが，玉露や抹茶のような高級な茶は被覆栽培で，日光を遮って作られる。これは，日光を遮ると，茶葉のうま味成分である**テアニン**から，渋味成分である**カテキン**への生成が抑えられ，渋味が少なく，うま味が豊富な茶が得られるためである。また，茶の苦味は**カフェイン**による（図2.83）。

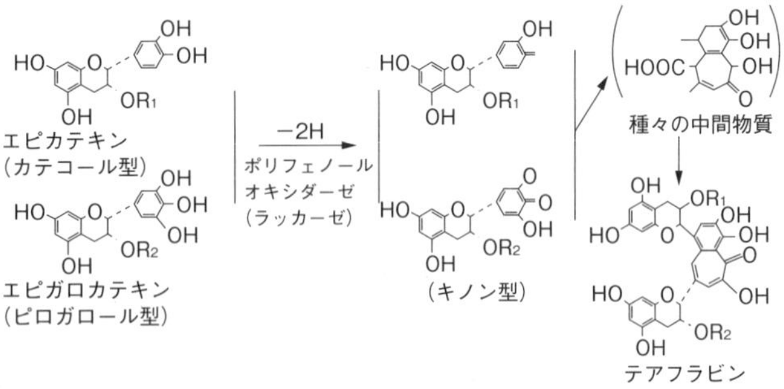

図2.84　テアフラビンの生成

出所）図2.17と同じ，157

2）ウーロン茶

ウーロン茶は，その製造の工程において，茶葉を日光にあて，萎びさせながら酸化酵素をある程度まで作用（発酵）させるのが特徴である。その後，釜で炒って酸化酵素を失活させる。ウーロン茶は，ある程度まで発酵（酸化）させるので，半発酵茶という。

3）紅　茶

紅茶は，茶葉を陰干しして萎れさせた後，葉の組織細胞をくだいて，酸化酵素の働き（発酵）を促すのが特徴である。このため，酸化酵素の働きで葉は緑色から鮮やかな赤褐色となる。発酵中に酸化酵素がカテキン類を酸化重合して**テアフラビン**（赤褐色），**テアルビジン**（褐色）を形成し，紅茶特有の色を生じる。紅茶は，発酵を促して製造されるため，発酵茶という（図2.84）。

(2) コーヒー

コーヒーの果実から種子を取り出し，この種子がコーヒー豆となる。好みに応じて，コーヒー豆を焙煎し，湯を用いて得られた浸出液を飲料とする。この浸出液を凍結乾燥法や噴霧乾燥法により粉末化したものがインスタントコーヒーである。コーヒーは，焙煎によって，アミノカルボニル反応やカラメル化などにより，特有の色と香りが生成される。コーヒーの苦味成分は**カフェイン**ともいわれるが，カフェインレスコーヒーも苦味を呈することから，カフェイン以外の成分の存在が示唆されている。カフェインレスコーヒーは，焙煎する前の生豆から水，有機溶媒，超臨界二酸化炭素などでカフェインを抽出して作られる。

(3) ココア

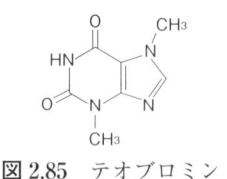

カカオの種子を焙煎・粉砕し，ペースト状にして固化したものが，**カカオマス**であり，ビターチョコレートの原材料でもある。カカオマスから脂肪分（**カカオバター**）を一部取り除き，微粉砕したものが**ココアパウダー**でココアや製菓材料に利用される。また，カカオバターは，ホワイトチョコレートの原材料となる。ココアは，茶やコーヒーに比べて，脂肪含量が高い。ココアやチョコレートの苦味成分は，**テオブロミン**である（図2.85）。

図2.85 テオブロミン

2.6 微生物利用食品

2.6.1 アルコール飲料

アルコール飲料は，酒税法上，1％以上のアルコール（エチルアルコール）を含有する飲料のことであり，いわゆる酒類である。酒類は，**醸造酒**，**蒸留酒**，**混成酒**の3つに大別される（図2.86）。

(1) 醸造酒

醸造酒は，果実や穀類を発酵させた酒類のことである。代表的なものとして，ビール，清酒，ワインなどが挙げられる。醸造酒は，**単発酵酒**と**複発酵酒**に分けられる。さらに，複発酵酒は，**単行複発酵酒**と**並行複発酵酒**に分けられる。単発酵酒は，糖化が不要で発酵だけを行う酒類で，ワインなどが該当する。複発酵酒は，糖化が必要な酒類で，単行複発酵酒は糖化と発酵が別々に行われる酒類を指し，並行複発酵酒は糖化と発酵が同時に行われる酒類のことである。前者はビール，後者は清酒などが挙げられる。

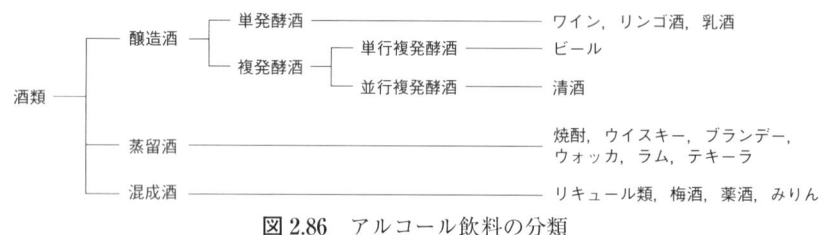

1) ワイン

ワインには，大きく分けて，赤ワインと白

```
                  ┌─ 単発酵酒 ──────────── ワイン，リンゴ酒，乳酒
       ┌─ 醸造酒 ─┤          ┌─ 単行複発酵酒 ── ビール
       │          └─ 複発酵酒 ┤
酒類 ──┤                      └─ 並行複発酵酒 ── 清酒
       ├─ 蒸留酒 ──────────────────────── 焼酎，ウイスキー，ブランデー，
       │                                    ウォッカ，ラム，テキーラ
       └─ 混成酒 ──────────────────────── リキュール類，梅酒，薬酒，みりん
```

図2.86 アルコール飲料の分類

ワインがあるが，この違いは主に製造法の違いに起因する。赤ワインは，黒色または赤色のブドウをつぶして果汁と果皮・種とともに発酵させ，搾ったものである。そのため，ブドウ果皮から移行するアントシアニンが赤ワインの色を生み，ブドウの果皮や種から出るタンニンが赤ワインの渋味をもたらす。一方，白ワインは，緑色または赤色のブドウをつぶした後，ブドウの果皮や種を除いた果汁を発酵させ，搾ったものであるため，赤ワインのような色を呈さず，渋味も少ない。ワインは，雑菌の繁殖防止と酸化防止の目的で，**メタ重亜硫酸カリウム**を加えて発酵を行う。

2) ビール

ビールの製造は，まず大麦を浸漬後，発芽させ，麦芽を作る。麦芽を作る目的は，発芽によりデンプンを糖化するα-アミラーゼの活性を高めるためである。その後，麦芽を焙焼，粉砕し，必要に応じて副原料のコーンスターチや米を加え，麦芽のα-アミラーゼを利用し，麦芽や副原料のデンプンを糖化する。これにより麦汁が得られる。この麦汁に苦味を付与するホップを加え，酵母で発酵させて得られるのがビールである。発酵には，**上面発酵**と**下面発酵**がある。上面発酵は，発酵が進むにつれて，酵母が炭酸ガスの気泡とともに液面に浮かぶタイプで，下面発酵は，ビール酵母が凝集して沈降するタイプである。前者は，香味が華やかなビール（エール，スタウトなど）が多い。後者は，ホップの苦味が効いた，香味の穏やかな黄金色のビール（ピルスナー，日本のビール，ラガービールなど）が代表的なものである。ビールの苦味成分は，ホップ雌花中の**フムロン**が製造工程中の加熱により生成するイソフムロンである。**イソフムロン**は，大麦中の起泡たんぱく質と結合し，豊かなビールの泡を生み出すことにも役立っている（図 2.87）。

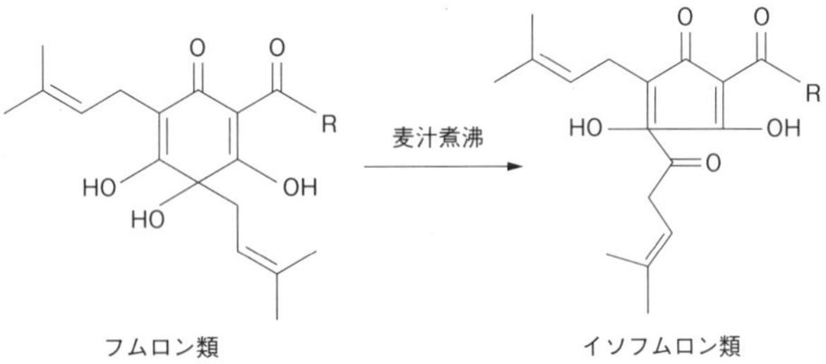

フムロン類　　イソフムロン類
出所）吉澤淑編：酒の科学, 110, 朝倉書店（1995）
図 2.87　フムロン類の異性化反応

3) 清酒

清酒の名称は，使用する原料，精米歩合，こうじ使用割合などにより規定されている。清酒の原材料の米には，酒造に適した米（山田錦，五百万石など）を用いるが，一般の食用米を用いる場合もある。造る酒に応じて精米した米を蒸した後，コウジカビの胞子をまき，麹を作る。麹を作る意味は，コウジカビのアミラーゼを利用して，米のデンプンを糖化するためである。その後，水と蒸米と米麹を混ぜ合わせ，その中で純粋な酵母を育てた酒母を造る。さらに，酒母に麹と蒸米と水を加えて，発酵させ，もろみを得る。このもろみを圧搾して搾り出てくるのが清酒である（表 2.30）。

表 2.30　清酒の分類

特定名称	使用原料	精米歩合	こうじ使用割合	香味等の要件
吟醸酒	米，米こうじ，醸造アルコール	60％以下	15％以上	吟醸造り，固有の香味，色沢が良好
大吟醸酒	米，米こうじ，醸造アルコール	50％以下	15％以上	吟醸造り，固有の香味，色沢が特に良好
純米酒	米，米こうじ		15％以上	香味，色沢が良好
純米吟醸酒	米，米こうじ	60％以下	15％以上	吟醸造り，固有の香味，色沢が良好
純米大吟醸酒	米，米こうじ	50％以下	15％以上	吟醸造り，固有の香味，色沢が特に良好
特別純米酒	米，米こうじ	60％以下又は特別な製造方法（要説明表示）	15％以上	香味，色沢が特に良好
本醸造酒	米，米こうじ，醸造アルコール	70％以下	15％以上	香味，色沢が良好
特別本醸造酒	米，米こうじ，醸造アルコール	60％以下又は特別な製造方法（要説明表示）	15％以上	香味，色沢が特に良好

出所）国税庁：清酒の製法品質表示基準

(2) 蒸留酒

蒸留酒は，醸造酒を蒸留してアルコール度数を高めた（20～70％）酒類のことである。しょうちゅう，ウイスキーなどが代表的なものである。

1) しょうちゅう

しょうちゅうは，**連続式蒸留しょうちゅう**（以前は**焼酎甲類**）と**単式蒸留しょうちゅう**（以前は**焼酎乙類**）に大別される。前者は，糖蜜などを原料として発酵させたもろみを連続式蒸留機によって蒸留したほとんど純粋なアルコール（約95％）を希釈して20～35％（36％未満）に調整したものである。味や香りにクセがないので，梅酒などの果実酒に利用される。後者は，穀類やイモなどのデンプン質原料を白麹菌や黒麹菌を用いて麹とし，糖化，発酵後，単式蒸留機で蒸留したものである（アルコール度数は20～45％（45％未満））。原料本来の香りや発酵によって生じた多くの香気成分を含む。

2) ウイスキー

穀類を原料としてアルコール発酵させた後，蒸留したものを樽で貯蔵・熟成させたもの（アルコール度数約40～43％）である。**モルトウイスキー**は大麦麦芽のみを原料としたもの，**グレインウイスキー**はトウモロコシやライ麦などの穀類と麦芽を原料にしたもの，**ブレンデッドウイスキー**はモルトウイスキーとグレインウイスキーを調合したウイスキーである。世界のウイスキーの多くは，ブレンデッドウイスキーである。蒸留したばかりのウイスキーの色は透明であるが，蒸留後，樽で貯蔵・熟成を行う過程で，樽材に含まれるリグニンなどの成分や，樽を焦がすことによって変化した樽材の成分が溶け出す。それらがウイスキーの成分と反応し，琥珀色になるとともに，香りも深く複雑になり，味わいもまろやかに変化する。

(3) 混成酒

醸造酒や蒸留酒に，果実やハーブ，香料，糖分などの副材料を加えた酒類のことで，みりんやリキュールなどが含まれる。

1) リキュール

醸造酒，蒸留酒，アルコールに，糖類，果実，花，葉，種子，植物の根茎，動物などを漬け込み，これらの風味を活かした酒である。日本の代表的なリキュールとして，しょうちゅうに青梅と氷砂糖を加えた梅酒がある。

【演習問題】
問1 日本食品標準成分表に関する記述である。正しいものの組合わせはどれか。
 a 日本食品標準成分表2010では，たんぱく質量はケルダール法による算出値ではなくなった。
 b 穀類の炭水化物量は，アンスロン—硫酸法によって求める。
 c 日本食品標準成分表2010では，一部の食品の脂質量は，重量法で求める方法とトリアシルグリセロール当量で表わされるものと両方が記載されている。
 d 食事摂取基準に数値が記載されていたミネラルでも，以前の五訂増補日本食品標準成分表では記載されていないものが存在した。
 (1) aとb (2) aとd (3) bとc (4) bとd (5) cとd
　解答 (5)
問2 卵類に関する記述である。正しいのはどれか。
 (1) 卵たんぱく質のオボムコイドはビオチンと結合してその利用性を著しく妨げる。
 (2) 卵黄は鉄の供給源として良い食品である。
 (3) 卵黄のpHは鮮度判定に用いられる。
 (4) ハウ・ユニットは濃厚卵白の高さをもとにして算出されるもので，鮮度判定に使われる。
 (5) ピータンは熱変性させたものである。
　解答 (4)
問3 穀類とその加工品に関する記述である。正しいのはどれか。
 (1) 上新粉の原料はうるち米である。
 (2) ライ麦粉は，グルテンを形成する。
 (3) 精白米と胚芽米のビタミンB_1含量は同じである。
 (4) 日本型の米は長粒で，インド型は短粒である。
 (5) うどんの製造には，強力粉が用いられる。
　解答 (1)
問4 食用油脂に関する記述である。正しいのはどれか。
 (1) サラダ油の製造では，エージングにより固体脂を除去している。
 (2) ゴマ油には，抗酸化成分としてビタミンCが含まれている。
 (3) オリーブ油に含まれる不飽和脂肪酸は，α-リノレン酸が最も多い。
 (4) 硬化油の製造中に，トランス型の脂肪酸が生成される。
 (5) 硬化油は，バターの原料に使われる。

解答　（4）

問5　甘味料についての記述である。正しいのはどれか。
（1）　砂糖は，甜菜（ビート）の茎を原料として製造される。
（2）　転化糖は，グルコースとガラクトースの等量混合物である。
（3）　ソルビトールは，グルコースを還元した糖アルコールである。
（4）　でんぷんにグルコースイソメラーゼが作用して，麦芽糖が生じる。
（5）　アスパルテームは，フェニルアラニンとグルタミン酸が結合したものである。

　　解答　（3）

【参考文献】

Mottram, D.S. et al., *Nature*, 419, 448–449（2002）
Paine, M.F. et al., *The American Journal of Clinical Nutrition*, 83, 1097–1105（2006）
Stadler, R.H. et al., *Nature*, 419, 449–450（2002）
伊藤敞敏，渡邊乾二，伊藤良編：動物資源利用学，文永堂出版（1998）
香川芳子監修：新しい「日本食品標準成分表2010」による食品成分表，女子栄養大学出版部（2011）
厚生労働省：平成21年度国民健康・栄養調査結果の概要　食生活・運動に関する状況，http://www.mhlw.go.jp/stf/houdou/2r9852000000xtwq-img/2r9852000000xu2r.pdf
厚生労働省：自然毒のリスクプロファイル：スギヒラタケ，http://www.mhlw.go.jp/topics/syokuchu/poison/kinoko_det_04.html
食品安全委員会：トランス脂肪酸についてのファクトシート，http://www.caa.go.jp/foods/pdf/syokuhin79.pdf
中沢武：食品と開発，28, 42–45（1993）
農林水産省：水陸稲の時期別作柄及び収穫量（全国農業地域別・都道府県別），http://www.e-stat.go.jp/SG1/estat/List.do?lid=000001081820
農林水産省：総合食料自給率（カロリー・生産額），品目別自給率等，http://www.maff.go.jp/j/zyukyu/zikyu_ritu/pdf/22sankou4.pdf
文部科学省ホームページ：資源調査分科会報告「日本食品標準成分表2010」について，http://www.mext.go.jp/b_menu/shingi/gijyutu/gijyutu3/houkoku/1298713.htm

3 食品の機能

3.1 はじめに

私たちは毎日「食べる」ことで成長し，健康を増進し，生命を維持している。その起因は栄養である。食品の研究は約100年前，どのような栄養素がどんな食品に含まれるかを明らかにする栄養学から始まった。当時は，食品中に栄養素が何パーセント含まれ，カロリーはどれくらいかといった「特性」が価値基準となっていた。しかし20世紀後半，飽食の時代が訪れ，偏った食事や乱れた食事などが原因の生活習慣病が顕著になると，これを未然に防ぐための食品とそのからだに対する働き（機能）の研究に焦点が当てられるようになった。こうして食品学・栄養学は，「特性」を明らかにする静的な考え方の研究から，食品が生体にどのように「機能」するかを明らかにする動的な考え方に基づいた研究へと推移し始めた。現在，食品には大きく3つの機能が存在するとされる。栄養面での働き（一次機能），感性（嗜好）面での働き（二次機能），生活習慣病等の疾病を予防する生理面での働き（三次機能）がそれである（図3.1）。以下に，一次，二次，三次機能の順に概要を述べる。

3.2 栄養素の働き——一次機能

栄養素とは，生命を維持し，健康な生活を営むために摂取すべき物質で，食品の一次機能の起因となるたんぱく質，炭水化物，脂質，ビタミン，ミネラルが5大栄養素として挙げられる。生体内で生合成できない栄養素は特に必須栄養素とよばれ，食品から摂取しなければならない。

たんぱく質やデンプンなどの分子量の大きな栄養素の多くは，最小単位にまで消化管で分解されてアミノ酸やグルコースなどの単位成分となった後，トランスポーター（輸送担体）を経由して腸管吸収され，栄養の働きをする。一方，分子量が小さい栄養素はそのまま取り込まれることが多い。生体内に取り込まれた栄養素は代謝され別の化合物に再合成されて利用される。ビタミンは，他の物質の代謝をスムーズにする潤滑油の役割をもつ。ミネラルは，骨格を形成したり体液の電解質濃度を調節したりする。

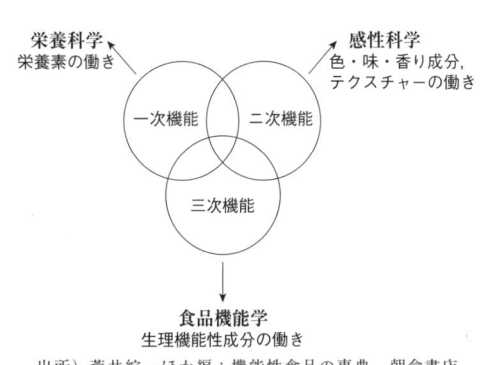

出所）荒井綜一ほか編：機能性食品の事典，朝倉書店（2007）

図3.1 からだに対する食品の3つの働き

＊**食事摂取基準** 国民の健康の維持・増進，生活習慣病の予防を目的とし，エネルギー及び各栄養素の摂取量の基準を示すもの。

私たちは，どんなに健康であっても，さまざまな栄養素を毎日，**食事摂取基準**＊に従って摂取する必要がある。摂取量が不足すると健康を維持できず，栄養欠乏症となる。たんぱく質が欠乏するとクアシオコールという病気になる。炭水化物が欠乏するとエネルギー代謝疾患に陥る。脂質が不足するとやせてしまう。たとえばビタミン B_1 が欠乏すると脚気にかかる。鉄が欠乏すると貧血になる。他にもいろいろな栄養欠乏症がある。つまり栄養素は健康を維持・増進するのに不可欠な物質である。

3.2.1 たんぱく質

私たちが生きていくために，からだの中では多数のたんぱく質が機能している。たんぱく質は英語で protein というが，語源はギリシャ語で「最上位」を意味する proteios であることから，その重要性が示唆される。

(1) たんぱく質の種類

たんぱく質はその形態や役割で数種に分類できる。動物のからだや組織を作る毛・爪・皮膚は，構造たんぱく質である。代表例はコラーゲンやエラスチンと呼ばれるたんぱく質で，動物の軟骨や皮に多い。動植物が自身や子孫の栄養のために貯蔵するたんぱく質は，貯蔵たんぱく質である。牛乳の中のグロブリンや大豆や小麦の貯蔵たんぱく質が挙げられる。ヒトにとってもこれらは栄養価が高い。他にも，糖を結合した糖たんぱく質（卵白のオボムコイド），脂質を結合したリポたんぱく質（卵黄のリポビテリン），色素を結合した色素たんぱく質（畜肉や魚肉のミオグロビン）などが存在する。食べ物を消化するプロテアーゼ，アミラーゼ，リパーゼなどの酵素や遺伝子の調節を行う染色体ヒストンなどの核たんぱく質も食品中に含まれる。

(2) アミノ酸の性質

たんぱく質は 20 種類のアミノ酸から構成されている。**アミノ酸**は，ひとつの分子の中にアミノ基（$-NH_2$）とカルボキシル基（$-COOH$）を有する化合物である。アミノ基は，アミノ酸が水に溶けたとき水酸イオン（OH^-）を生成する塩基として，またカルボキシル基は，アミノ酸が水に溶けたとき水素イオン（H^+）を生成する酸として働く。すなわちアミノ酸は塩基と酸の両方の性質を有しており，これを両性化合物という。アミノ酸を水に溶かすと**両性イオン**として存在する（図 3.2）。この水溶液に酸（H^+）または塩基（$-OH^-$）を加えると，アミノ酸の正負の電荷が等しくなる pH が存在する。この pH を**等電点**といい，個々のアミノ酸に固有である。

(3) アミノ酸の構造

たんぱく質を構成するすべてのアミノ酸は，カルボキシル基の結合している炭素（α 位の C）にアミノ基が結合している α-アミノ酸である（図 3.3）。図中の R 基は側鎖とよばれ，アミノ酸の種類と性質はこれにより特徴づけ

られる。側鎖が水素（H）であるグリシン以外のアミノ酸は，α炭素に結合している4つの基すべてが異なるので，D型とL型の立体異性体が存在する。たんぱく質を構成するアミノ酸は，グリシン以外すべてL型である。

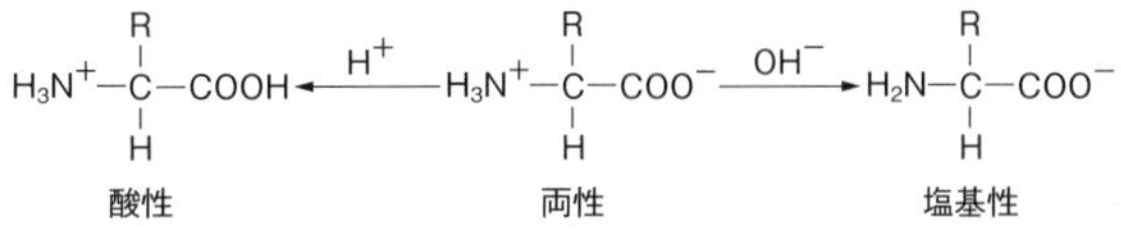

プラスの電荷とマイナスの電荷が等しくなる pH を等電点といい，一般に中性アミノ酸の等電点は pH6 前後である。

図 3.2 水溶液でのアミノ酸の平衡状態

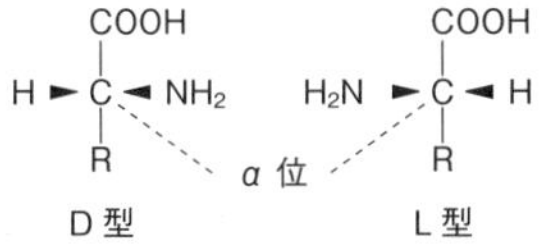

図 3.3 アミノ酸の立体異性体

（4） アミノ酸の種類

アミノ酸は，側鎖にアミノ基やカルボキシル基のない中性アミノ酸，カルボキシル基のある酸性アミノ酸，アミノ基のある塩基性アミノ酸に分類される（表 3.1）。

アミノ酸同士は，一方のアミノ酸のアミノ基と他方のアミノ酸のカルボキシル基が結合し，ペプチドとなる（図 3.4）。アミノ酸が 2～10 個結合したものを特にオリゴペプチドという。食品中に含まれるペプチドには体内で栄養素としてではなく機能性成分として働くものがある（3.4.3（4）参照）。たんぱく質は，アミノ酸が 50～100 個以上結合したポリペプチドである。

3.2.2 炭水化物（糖質，食物繊維）

炭水化物は，天然に最も多く存在する化合物である。その中で，糖質は体内で主要なエネルギー源となる。果物に含まれるグルコースやフルクトース，穀物やいも類に含まれるデンプンが代表例である。野菜に多い食物繊維は炭水化物であるが，糖質と区別することが多い。

（1） 炭水化物の特徴

ほとんどの炭水化物は，炭素（C），酸素（O），水素（H）の3元素からなり，分子式は $C_m(H_2O)_n$ で表されるように，炭素に水が化合した構造をもつので，この名前がある。

（2） 単 糖

炭水化物の最小単位を**単糖**という。単糖類は構成する炭素数の違いにより，三炭糖（C_3），四炭糖（C_4），五炭糖（C_5），六炭糖（C_6）などと呼ばれる。これらは，アルデヒド基（–CHO）をもつアルドースと，ケトン基（>C＝O）をもつケトースに大別される（図 3.5）。天然に存在する糖のほとんどはD型の立体構造をもつ。代表的な単糖類を以下に記す。

グリセルアルデヒドは最も簡単な単糖で，糖代謝中間体としてリン酸エステルの形で存在する。エリスロース（エリトロースともいう）はアルドースに属する四炭糖の1種で，低カロリー甘味料として利用されている。リボースはアルドースに属する五炭糖の1種で，RNA,

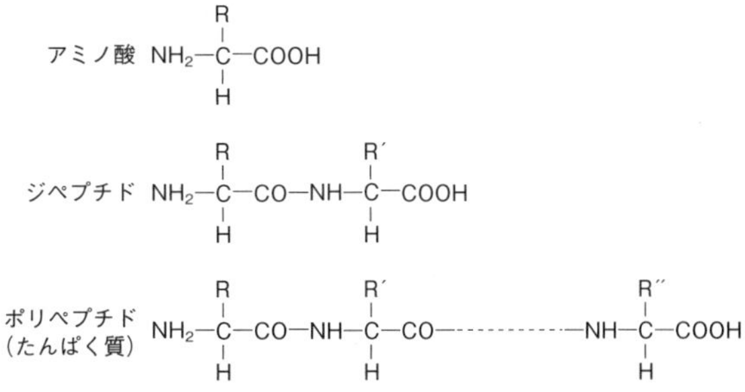

R, R′, R″ はアミノ酸側鎖で 20 種類ある。

図 3.4 アミノ酸とペプチド

表3.1 たんぱく質を構成する20種類のアミノ酸

分類	名称	略号 3文字	略号 1文字	化学構造		分類		名称	略号 3文字	略号 1文字	化学構造
中性アミノ酸	グリシン glycine	Gly	G	H−C−		中性アミノ酸	酸アミド	アスパラギン asparagine	Asn	N	O‖H₂N−C−CH₂−C−
	アラニン alanine	Ala	A	CH₃−C−				グルタミン glutamine	Gln	Q	O‖H₂N−C−CH₂−CH₂−C−
	バリン valine（分岐鎖アミノ酸）	Val	V	CH₃＞CH−C− CH₃			環状アミノ酸	フェニルアラニン phenylalanine	Phe	F	⌬−CH₂−C−
	ロイシン leucine	Leu	L	CH₃＞CH−CH₂−C− CH₃				チロシン tyrosine	Tyr	Y	HO−⌬−CH₂−C−
	イソロイシン isoleucine	Ile	I	CH₃−CH₂＞CH−C− CH₃				トリプトファン tryptophan	Trp	W	（インドール環）−CH₂−C−
	セリン serine（ヒドロキシアミノ酸）	Ser	S	HO−CH₂−C−			環状イミノ酸	プロリン proline	Pro	P	CH₂−CH₂＼ CH₂ N−CH−COOH H
	スレオニン threonine	Thr	T	CH₃−CH−C− ｜ OH		酸性アミノ酸		アスパラギン酸 aspartic acid	Asp	D	HOOC−CH₂−C−
	システイン cysteine（含硫アミノ酸）	Cys	C	HS−CH₂−C−				グルタミン酸 glutamic acid	Glu	E	HOOC−CH₂−CH₂−C−
	メチオニン methionine	Met	M	CH₃−S−CH₂−CH₂−C−		塩基性アミノ酸		リシン lysine	Lys	K	H₂N−CH₂−CH₂−CH₂−CH₂−C−
								アルギニン arginine	Arg	R	NH‖H₂N−C−NH−CH₂−⋯−C−
								ヒスチジン histidine	His	H	（イミダゾール環）−CH₂−C−

注）化学構造の共通部分
　　　CH₃
　R−C−HOOC
　　　H

NAD，FADなどの構成成分である。2位の-OHが-Hになったデオキシリボースは DNA の構成成分である。グルコース（図3.5）はアルドースの代表で，ブドウに20%含まれることからブドウ糖とも呼ばれる。血中にも存在し，血糖といわれ生理的に大切な役割をもつ。フルクトース（図3.5）はケトースの代表で，果物に多く含まれるので果糖とも呼ばれる。低温では甘味度が増加するため果物は冷やすと甘くなる。ガラクトースはグルコースと結合して乳糖として存在する。海藻のガラクタンの成分でもある。

（3）オリゴ糖

単糖が2～10個結合したものを**オリゴ糖**といい，2個結合した二糖類には天然にさまざまなものが存在する。これにはα型とβ型が存在する（図3.6）。

スクロース（ショ糖）は，グルコースがフルクトースとα結合したもので，サトウキビやテンサイをはじめ植物に広く存在する。マルトース（麦芽糖）（図3.6）はグルコースがもう1つのグルコースとα結合したもの（α-1，4結

合)で,発芽種子,特に麦芽に多く含まれる。ラクトース(乳糖)は,ガラクトースとグルコースがβ結合したもので,乳に存在する。消化酵素のラクターゼにより加水分解され吸収されるが,ラクターゼの活性が低下した人では乳糖不耐症という病気になる。トレハロースは,ガラクトースとグルコースがβ結合したもので,きのこ類,藻類などに存在する。セロビオース(図3.6)は,グルコース2分子がβ-1,4結合したもので,消化されにくい。フルクトオリゴ糖,ラクトース(乳糖)とフルクトース(果糖)から成る乳果オリゴ糖は生理活性を有するため,プレバイオティクス(3.4.2(1)参照)として用いられている。

(4) 多糖

単糖が多数結合した高分子化合物である。消化酵素により単糖類やオリゴ糖に分解されるものと,消化・吸収されないいわゆる**食物繊維**がある。でんぷんは,D-グルコースがα結合した高分子化合物で,植物の貯蔵多糖であり穀類・いも類に多く存在する。消化・吸収されてエネルギー源となる。セルロースは,D-グルコースがβ結合した高分子化合物で,天然に最も多く存在し,高等植物の細胞壁構成成分である。消化・吸収されないので食物繊維の代表であり,糖質と区別して表記されることがある。乳酸菌によるショ糖の発酵産物でアイスクリームの増粘剤として用いられるデキストラン,グルコースとマンノースから成りコンニャクマンナンの成分であるグルコマンナン,甲殻類の殻やきのこ類の細胞壁の主成分で,ヒトの消化液ではとんど消化されない不溶性食物繊維であるキチンやキトサンも多糖類である。

3.2.3 脂 質

脂質は,脂肪酸から構成されており,水に不溶でエーテルやベンゼンのような有機溶媒に溶ける。生体における貯蔵エネルギー,細胞膜構成成分,生理活性物質である。

(1) 脂肪酸

脂肪酸は,鎖状の炭化水素にカルボキシル基(-COOH)が1つ結合したモノカルボン酸である。鎖状の炭化水素が飽和しているもの(二重結合のないもの)を飽和脂肪酸,二重結合のあるものを不飽和脂肪酸という。一般に脂肪酸は炭素数が多くなるほど融点が高く,二重結合が多くなるほど融点が低くなる。表3.2に天然に存在する脂肪酸の種類を示す。天然のものは炭素

鎖状(左)と環状(右)は平衡状態にあって,どちらを書いてもよい。ただしオリゴ糖や多糖では環状構造を用いる。

図 3.5 アルドースの代表であるグルコースとケトースの代表であるフルクトースの構造

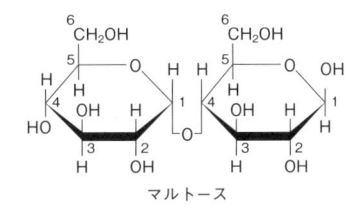

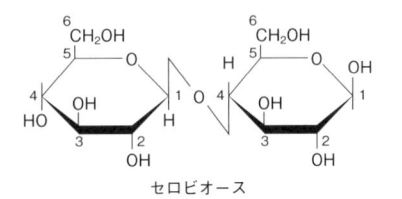

図 3.6 グルコースがα型で結合したマルトースとβ型で結合したセロビオース

表 3.2　天然（特に食品）に含まれる主な脂肪酸

	慣用名	略号	系列
飽和脂肪酸	酪酸（butyric acid）	$C_{4:0}$ [1]	
	カプロン酸（caproic acid）	$C_{6:0}$	
	カプリル酸（caprylic acid）	$C_{8:0}$	
	カプリン酸（capric acid）	$C_{10:0}$	
	ラウリン酸（lauric acid）	$C_{12:0}$	
	ミリスチン酸（myristic acid）	$C_{14:0}$	
	パルミチン酸（palmitic acid）	$C_{16:0}$	
	ステアリン酸（stearic acid）	$C_{18:0}$	
	アラキジン酸（arachidic acid）	$C_{20:0}$	
モノエン酸	オレイン酸（oleic acid）	$C_{18:1}$	n-9 [2]
	エルカ酸（eruic acid）[3]	$C_{22:1}$	n-9
ポリエン酸	リノール酸（linoleic acid）	$C_{18:2}$	n-6
	γ-リノレン酸（γ-linolenic acid）	$C_{18:3}$	n-6
	α-リノレン酸（α-linolenic acid）	$C_{18:3}$	n-3
	アラキドン酸（arachidonic acid）	$C_{20:4}$	n-6
	エイコサペンタエン酸（icosapentaenoic acid）[4]	$C_{20:5}$	n-3
	ドコサペンタエン酸（docosapentaenoic acid）	$C_{22:6}$	n-3

注　1）炭素数が4で二重結合の数が0という意味。
　　2）nのかわりにωを用いることもある。
　　3）エルシンサンともいう。
　　4）イコサペンタエン酸ともいう。

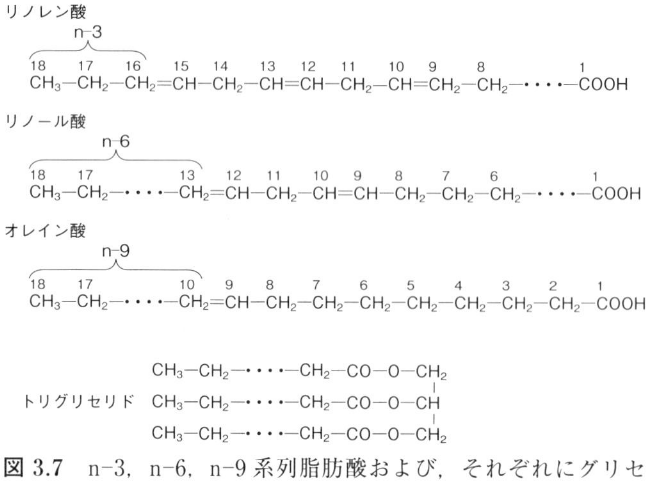

リノレン酸
　　　　　n-3
　18 17 16 15 14 13 12 11 10   9   8   1
$CH_3-CH_2-CH_2=CH-CH_2-CH=CH-CH_2-CH=CH-CH_2-\cdots-COOH$

リノール酸
　　　　　n-6
　18 17   13 12 11 10   9   8   7   6   1
$CH_3-CH_2-\cdots-CH_2=CH-CH_2-CH=CH-CH_2-CH_2-CH_2-\cdots-COOH$

オレイン酸
　　　　n-9
　18 17   10   9   8   7   6   5   4   3   2   1
$CH_3-CH_2-\cdots-CH_2=CH-CH_2-CH_2-CH_2-CH_2-CH_2-CH_2-COOH$

トリグリセリド
$CH_3-CH_2-\cdots-CH_2-CO-O-CH_2$
$CH_3-CH_2-\cdots-CH_2-CO-O-CH$
$CH_3-CH_2-\cdots-CH_2-CO-O-CH_2$

図 3.7　n-3, n-6, n-9 系列脂肪酸および，それぞれにグリセロールが結合し水（H_2O）が離脱してできたトリグリセリド

数が偶数で直鎖状である。体内で生合成することができないので，食品から摂取しなければならない脂肪酸を**必須脂肪酸**という。メチル末端（CH_3-）から数えてそれぞれ6位（n-6）と3位（n-3）に二重結合のあるリノール酸（n-6系列，$C_{18:2}$）とα-リノレン酸（n-3系列，$C_{18:3}$）（表3.2）は，どちらも食品から摂取しなければならない。リノール酸からはアラキドン酸が合成され，リノレン酸からはドコサヘキサエン酸が合成され，これらはさらに生理的・薬理的機能をもつホルモン様物質へと変換されることがある。

（2）脂質の分類

脂質は，単純脂質，複合脂質，誘導脂質に分類される。単純脂質にはトリグリセリド（油脂）やロウが含まれる。トリグリセリドは，1個のグリセロールと3個の脂肪酸がエステル結合したものである（図3.7）。調理に使用する植物油やバターはどちらも油脂であるが，植物油は不飽和脂肪酸からなるトリグリセリドを多く含むため常温で液体であるので，特に「油（oil）」と呼ばれ，バターは飽和脂肪酸を多く含むため常温で個体であるので，特に「脂（fat）」と呼ばれる。

複合脂質にはリン脂質と糖脂質が含まれる。食品や医薬品の添加物，乳化剤，抗酸化剤などとして幅広く用いられているレシチンは，

リン脂質の代表で生体膜の主成分でもある。また，グリセロ糖脂質やスフィンゴ糖脂質は糖脂質の代表である。胆汁酸やビタミンDの材料であるコレステロール，脂溶性色素であるβ-カロテン，脂溶性ビタミンであるビタミンA，D，Eなども脂質に分類され，特に誘導脂質と呼ばれることもある。

3.2.4 ビタミン

ビタミンは，たんぱく質，炭水化物，脂質と異なり，微量で代謝を潤滑に行わせる栄養素である。動物体内では一部を除いて生合成できない。ビタミンは，有機溶媒や油に溶ける**脂溶性ビタミン**と，水に溶ける**水溶性ビタミン**に分類される。また，そのものはビタミン活性を示さないが，体内に摂取された後にビタミンに変化する物質がある。これを**プロビタミン**という。

(1) 脂溶性ビタミン

ビタミンAは，抗夜盲症因子として発見された。網膜でたんぱく質オプシンと結合してロドプシンとなり光を感知する。乳製品や卵黄など動物性食品に含まれるほか，緑黄色野菜など植物性の食品にはプロビタミンAであるβ-カロテンが含まれる。ビタミンAは，欠乏すると夜盲症になったり，皮膚の角質化，感染に対する抵抗性が低下したりする。

ビタミンDは，カルシウムやリンの腸管吸収を助け，骨の形成や恒常性に関与する。ビタミンDはプロビタミンであるエルゴステロールや7-デヒドロコレステロールから日光を浴びることで生合成されるため，必須ビタミンではないが，欠乏すると痀僂病や骨粗鬆症になる。

ビタミンEは，トコフェノールともいわれ，生体内において活性酸素の害からからだを守っている。油脂などの酸化を防止する働きがあるため抗酸化剤として利用されている。

ビタミンKは，血液凝固に必要なビタミンで，血液凝固に関与するたんぱく質プロトロンビンを合成する酵素の補酵素（酵素を補助する因子）として機能する。ビタミンKは動植物に広く分布し，腸内細菌によっても産生されるため一般に欠乏することはないが，欠乏すると出血症となる。

(2) 水溶性ビタミン

ビタミンB_1は，チアミンともいわれ，ピルビン酸デカルボキシラーゼやケトン基の転移を行うトランスケトラーゼなど糖質代謝酵素の補酵素である。白米にはビタミンB_1が少ないが，胚芽や外皮に多く含まれるため玄米にはビタミンB_1が多い。欠乏すると脚気になる。脚気は精米技術が飛躍的に広まった明治時代から昭和初期まで国民病として蔓延したが，100年前，鈴木梅太郎が米ぬかからビタミンB_1を抗脚気因子として発見したことにより，その予防・治療が達成された。

ビタミンB_2は，リボフラビンともいわれ，生体内ではフラビンモノヌク

レオチド（FMN）やフラビンアデニンジヌクレオチド（FAD）の形で，たんぱく質，脂質，糖質代謝の酸化還元酵素の補酵素として働く。欠乏することはまれであるが，欠乏すると発育不良や口角炎になる。

　ナイアシン（ニアシン）は，ニコチン酸とニコチンアミドの総称である。ニコチンアミドは，生体内でニコチンアミノアデニンジヌクレオチド（NAD）とそのリン酸化合物 NADP を構成し，脱水素酵素の補酵素として酸化還元反応に関与する。体内で一部必須アミノ酸のトリプトファンから合成され，欠乏すると皮膚炎（ペラグラ）になる。

　ビタミン B_6 は，ピリドキシン類の総称である。生体内ではピリドキサールリン酸の形で，アミノ酸代謝におけるアミノ基転移酵素や脱炭酸酵素の補酵素として働く。動植物に広く分布し，腸内細菌によっても産生されるため欠乏することは少ない。

　ビタミン B_{12} は，シアノコバラミンともいわれ，コバルトを含む赤色ビタミンである。アミノ酸と核酸の代謝に関与し，水素やメチル基転移酵素の補酵素として働く。神経細胞内のたんぱく質や脂質や核酸の合成を助けるため神経系を正常に機能させる。欠乏すると悪性貧血になる。

　葉酸は，核酸やアミノ酸の代謝に関与するビタミンでホウレンソウから発見された。欠乏すると悪性貧血になる。

　ビタミン C は，アスコルビン酸ともいわれ，生体内では皮膚や結合組織，骨などに存在するコラーゲンの生合成に関与する。抗酸化作用があるため食品の酸化防止剤として利用されるほか，畜肉製品の発色促進剤，褐変防止剤としても用いられている。欠乏すると壊血病になる。壊血病は代表的なビタミン欠乏症で，体内の各器官で出血性の障害が生じる。

　日本食品標準成分表が 5 年ぶりに改訂され，2010 年末に「日本食品標準成分表 2010」が公表された。そこで 1 種のビタミンと 4 種のミネラル（3.2.5 参照）が新たに追加された。このことは，栄養素の食品含量データベースが充実したこと，通常の日本型食生活を送っている限り過不足を起こしにくかったが，食事の洋風化にともないいくつかの栄養素が不足がちになることが背景に挙げられる。そこで追加されたビタミンはビオチンである。これは，脂肪酸の合成に関与するアセチル CoA カルボキシラーゼ，糖新生に関与するピルビン酸カルボキシラーゼの補酵素としてはたらき，脂肪酸，糖質，アミノ酸の正常な代謝を維持する。その他，電子伝達系の酸化還元酵素の補酵素であるユビキノン（コエンザイム Q）も近年注目されている。

3.2.5　ミネラル

　生体は主に O，C，H，N で構成されているが，これらを除く元素を**ミネラル（無機質）**という。栄養素としては，多量ミネラルとして，ナトリウム，

カリウム，カルシウム，マグネシウム，リンが挙げられ，微量ミネラルとして，鉄，亜鉛，銅，マンガン，新たに追加されたヨウ素，セレン，クロム，モリブデンが挙げられる。

ナトリウム (Na) は，生体内において細胞外液に多く存在し，体液の酸塩基平衡，浸透圧，神経伝達機構に関与している。動物性食品に多いが，摂取源の大半は食塩である。不足よりも過剰が問題となっている。

カリウム (K) は，生体内において細胞内液に多く存在し，体液中の酸塩基平衡，浸透圧，神経伝達機構に関与している。植物性食品に多く，通常不足することはないが，ナトリウムの排泄量が増加するとカリウムの排泄量も増加する。さらにカリウムは高血圧の発症を抑制するといわれており，ナトリウムとの摂取バランスが重要である。

カルシウム (Ca) は，生体内の 1.5 から 2％を占め，その 99％がカルシウム貯蔵庫である骨や，歯に存在する。残りの 1％は血液中や細胞内に存在する。細胞は刺激に応じてカルシウムイオン濃度を変化させることで筋肉の収縮，神経細胞の興奮などさまざまな機能を調節する。カルシウムの吸収率はそれ自体では高くないが，リン酸カルシウムからの吸収率は高い。また，牛乳などの良質たんぱく質からのカルシウム吸収も効率がよい。さらに，ビタミン D と一緒に摂取するとカルシウムの吸収率は高くなる。

マグネシウム (Mg) は，筋肉や体液中でアデノシントリフォスファターゼ (ATPase) をはじめ種々の酵素の活性化に関わっている。葉緑素の主成分であり，緑黄色野菜・海藻・穀物に多いが不足しがちな元素である。慢性的にマグネシウムが欠乏すると心臓血管に障害がもたらされる。

リン (P) は，カルシウムやマグネシウムとともにリン酸塩の形で骨を形成しているが，核酸，ATP，リンたんぱく質，リン脂質の構成物質である。不足することはなく，畜肉や魚肉加工品の保水性，結着性の増強などを担う食品添加物として利用される。

鉄 (Fe) は，人体内の 65％が赤血球のヘモグロビン，3〜5％が筋肉のミオグロビンに存在し，酸素の運搬や酸化還元反応にかかわる。欠乏すると貧血となる。

銅 (Cu) は，シトクロム酸化酵素の補因子で，鉄とともにヘモグロビン合成にかかわる。欠乏により貧血や骨格異常になる。貝類，いか，肝臓，豆類に多い。

亜鉛 (Zn) は，DNA を合成するポリメラーゼや抗酸化に関与するスーパーオキシドジスムターゼ (SOD) などさまざまな酵素の補因子である。欠乏により成長遅延，味覚障害になる。

硫黄 (S) は，必須アミノ酸のメチオニンに含まれ，ジスルフィド結合 (−

S-S-）によるたんぱく質の立体構造に関与している。ネギ属やシイタケの揮発性香味成分に含まれる。

「日本食品標準成分表2010」において，新たに4つのミネラルが追加された。ヨウ素（I）は，甲状腺ホルモンの成分として発育を促進する。過剰の場合，甲状腺腫や甲状腺機能減退になる。海藻や魚介類に多く含まれる。セレン（Se）は，硫黄に似た性質を示す元素で，グルタチオンペルオキシダーゼなどの構成元素であり，生体内の抗酸化作用に関与する。クロム（Cr）は，コレステロール代謝，アミノ酸代謝，糖質の代謝（特にインスリン感受性を向上させる）に関与する元素である。欠乏すると耐糖性の低下で糖尿病になったり，高コレステロール血症になったりする。モリブデン（Mo）は，キサンチンオキシダーゼなど酵素の構成成分であり，また核酸関連化合物の代謝や尿酸の代謝にかかわる。欠乏すると脳の機能障害や成長遅延などを起こすことがある。

3.3　嗜好成分の働き―二次機能

食品のおいしさ（まずさ）は，含有されている色素，呈味成分，香気，におい成分に起因する色の感覚（視覚），味の感覚（味覚），においの感覚（嗅覚）に強く影響される。視覚は，色素の波長・強弱が目の網膜の光受容体（3.2.4（1）参照）によって感知される。味覚は，舌の味蕾にある5基本味（甘・酸・塩・苦・旨味）受容体によって，嗅覚は，鼻の数百種類の嗅覚受容体によって感知される。一方，食品の食感やかみ心地といった口の中での触覚（テクスチャー）も食品のおいしさを決定するきわめて重要な要素で，食品の成分ではないが食品の物理的構造と関係する。これは味蕾感覚ではなく体性感覚であって，食品の温かさや冷たさ，さらには基本味以外の味（渋味，辛味，えぐ味など）の感覚にも関係する。二次機能の起因となるものを以下に概説する。

3.3.1　色　素

食品において，鮮やかな色や豊かな色彩は食欲をそそる大切な要因である。また，色素成分の科学的特徴と変化の仕組みを理解することは，食品を加

コラム6　放射性物質と食品

ミネラルの中には，栄養素としてではなく，環境汚染によって摂取されてしまうものがある。2011年3月15日の原発事故以来，放射性物質が食品へも侵入したが，その中にはすぐに放射能が弱まるヨウ素131（半減期8日）と，なかなか弱まらないセシウム137（半減期30年）とがある。私たちは，作物が土壌から取り込んだミネラルを直接摂取するか，作物を食べた家畜の生産物を摂取するかなどによりミネラルを体内に蓄積しているが，同年4月8日に土壌中のセシウム137の玄米への移行の可能性が農林水産省から発表された。今後はこうした面での食品安全性にも関心をもつことが重要だと考えられる。

工・利用するうえで重要である。食品の色素にはその大半を占める天然色素（図 3.8）と，合成色素とがある。

(1) 天然色素

クロロフィルは，光合成を行う生物に存在する緑色色素で，クロロフィル a とクロロフィル b がある。熱や酸に弱く褐色化する。ポルフィリン環の中央にあるマグネシウムを銅に置換した物質は，安定な青緑色着色料として使用される。

ヘム色素は，血液，畜肉，魚肉の赤色の成分である。血液にはヘモグロビンが，畜肉や赤身の魚にはミオグロビンがそれぞれヘムタンパク質として存在する。ポルフィリン環の中央に 2 価の鉄（Fe^{2+}）が存在するが，酸素に触れると 3 価の鉄（Fe^{3+}）になり，赤色の鮮やかさを増す。ハムやソーセージは，ミオグロビンの変色・退色を防ぐために亜硝酸塩を用いて安定なピンク色のニトロソミオグロビンに変えてある。

カロテノイドは，動植物に広く存在する黄・赤・橙・紫色の色素である。緑黄色野菜に多く含まれる α, β, γ-カロテンはいずれも黄赤色を示す。栄養学的にはプロビタミン A でもある（3.2.4（1）参照）。トマトやスイカに含まれるリコピン（リコペンともいう）はカロテンの異性体で，赤色である。

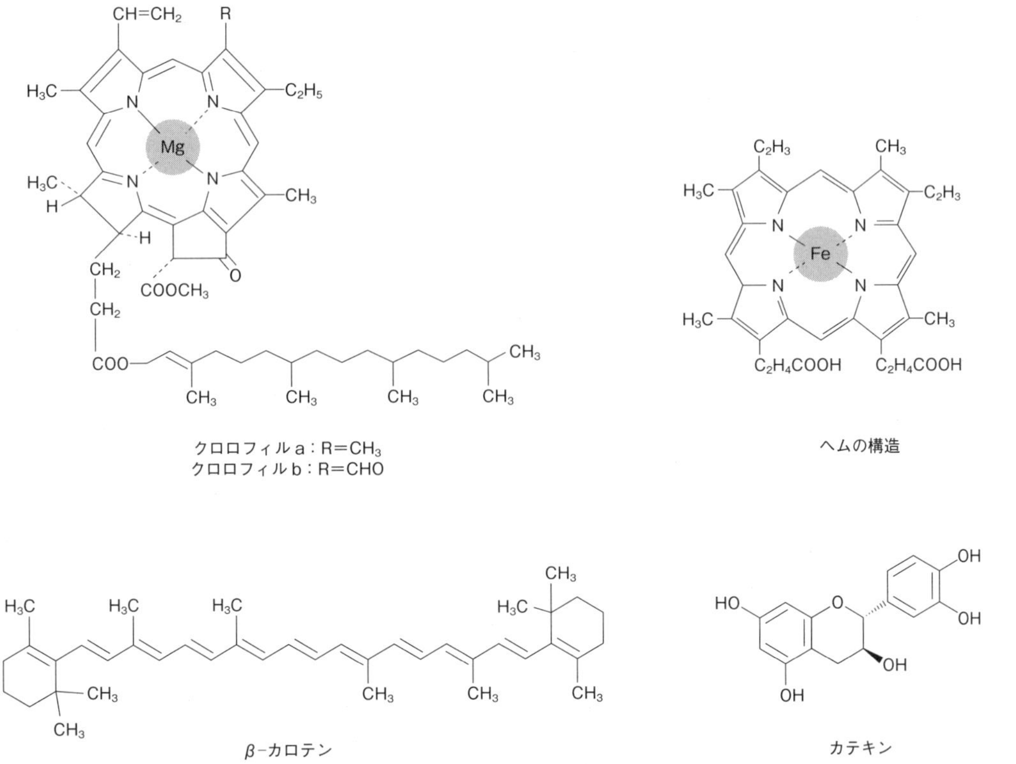

クロロフィル a：R＝CH_3
クロロフィル b：R＝CHO

ヘムの構造

β-カロテン

カテキン

図 3.8 主な天然色素成分の構造

ヒドロキシル基（–OH）やカルボニル基（>C=O）など酸素を含むカロテノイドは特にキサントフィルといい，オレンジやカボチャに含まれるルテイン（黄色），トウガラシやパプリカに含まれるカプサイシン（赤色），サケ，カニ，エビに含まれるアスタキサンチン（赤色）などがある。

フラボノイドは，植物色素である。イソフラボンやカテキン（黄色），アントシアン（酸性では紅色，アルカリ性では青色に変化）などがある（3.4.3（1）参照）。アントシアンは金属イオンと錯体を形成し安定した色素になるため，ナス漬けにはミョウバンあるいは鉄が添加される。

その他，ウコン（ターメリックともいう）に含まれるクルクミンも天然色素で，カレー粉の黄色はこの色素による。

(2) 合成色素

食品本来の色調を復元したり，食欲を促したりするために化学的に合成された着色料の使用が食品添加物として認可されており，赤色系，黄色系，青色系，緑色系のタール系色素12品目がある。

(3) 加工により生じる色素

食品中にはさまざまな成分が含まれるので，食品の保蔵や加工中にこれら成分間の反応が起こり，栄養価や色，香り，物性などが変化する。酵素が関与しない褐変と酵素的な褐変とがある。

メイラード反応は，非酵素的褐変の代表例であり，アミノ化合物とカルボニル化合物とが反応しメラノイジン（高分子褐変物質）を生成する反応である。食品中には，アミノ基をもつ化合物（アミノ酸，ペプチド，たんぱく質）とカルボニル基をもつ化合物（特にグルコースなどの還元糖）がともに存在しているので，ほとんどの食品でこの反応が起こる。反応は温度が高いほど進行するが，低温でも徐々に進行し色や香りを生成する。味噌，醤油，クッキー，キャラメル，コーヒーなどの色や香りは，主にメイラード反応によるものである。

酵素的褐変には，クロロフィル分解酵素により青果物の切断面や損傷部分の緑色が退色して褐色になる反応や，ポリフェノールオキシダーゼによりリンゴ，ナスなどの切断面が褐変する反応などがある。酵素的褐変は食品の品質上好ましくないが，紅茶の色はこの反応を利用した例であり，カテキン類が酸化されると赤色のテアフラビンが生成する。

3.3.2 呈味成分

食品の味は非常にさまざまで，それを表現する言葉もたくさんある。生理学的には甘・酸・塩・苦・旨味を**基本5味**という。これらはすべて舌上の味蕾組織の味覚受容体を活性化し，味神経に伝達される味である。一方，渋味，辛味，エグ味は生理学的には体性感覚である。以下に味の成分を列挙する。

(1) 甘味成分

　天然甘味物質と合成甘味物質のうち天然甘味物質の代表は，ブドウ糖やスクロースなどの糖類であり，糖の種類によって甘味度が異なる。フルクトースは低温では甘味が増加する。キシリトール，マルチトール，ソルビトールなどの糖アルコールも甘味料として用いられる。また，グリシンやアラニンといったアミノ酸も甘味を呈する。

　合成甘味物質の代表は，アスパラギン酸とフェニルアラニンからなるジペプチドをメチル化したアスパルテームであり，ショ糖の約200倍の甘味をもつ低カロリー甘味料として利用されている。またサッカリンも食品衛生法で認可された甘味料である。

(2) 酸味成分

　水溶液中で水素イオン（H^+）を放出する物質（酸）は酸味を示す。酸味は酸の種類によって異なる。果物の酸味はリンゴ酸，クエン酸，酒石酸，アスコルビン酸などによる。

(3) 塩味成分

　塩味は，食塩（NaCl）に代表される味である。カリウム塩やアンモニウム塩も苦味をともなった味質であるが，それぞれ塩化カリウム（KCl），塩化アンモニウム（NH_4Cl）の形で減塩用の調味料として使用されている。減塩しょう油は食塩の一部を塩化カリウムに置き換えてある。

(4) 苦味成分

　無機化合物である塩化マグネシウムはにがりの主成分である。アルカロイド，配糖体，ペプチド，テルペン類など有機化合物にも苦味物質は存在する。有毒のものが多く，動物は，からだの防衛のためであろうか，これらの物質の感じ方が敏感である（閾値が小さい）。しかし呈味成分として重要な機能を有している例として，コーヒーのカフェイン，チョコレートのテオブロミン，ビールのフムロン，グレープフルーツのナリンジンなどが挙げられる。

(5) 旨味成分

　アミノ酸系旨味成分と核酸系旨味成分とに分けられる。

　アミノ酸系旨味成分として，コンブからはグルタミン酸一ナトリウム（MSG），玉露からはグルタミン酸エチルアミド（テアニン），タコやカニや貝類からは非たんぱく質構成アミノ酸であるベタインがそれぞれ単離されている。

　核酸系旨味成分としては，かつお節や梅干し，畜肉に含まれるイノシン酸と，シイタケに含まれるグアニル酸塩が挙げられる。イノシン酸はアデノシン三リン酸（ATP）の代謝産物で，死後の自己消化過程にも生成するので熟成によって旨味が増える。その他，清酒や貝類のコハク酸も旨味成分である。

旨味には2種類以上の成分を併用したとき、両者の和以上の効果がでる。これを味の相乗効果という。

(6) その他の呈味成分

辛味は痛覚によるものである。トウガラシのカプサイシン、コショウのピペリン、ワサビやカラシのアリルイソチアシアネート、ショウガのジンゲロンやショーガオールなどがある。辛味成分は食品に独特の風味を加えるとともに抗菌性や酸化防止効果もある。渋味は舌粘膜の収れんによって起こる。カキのシブオール、茶のタンニンなどが挙げられる。えぐ味成分としては、タケノコや山菜類、サトイモに存在するチロシンの誘導体であるホモゲンチジン酸が挙げられる。あくの成分でもある。

3.3.3 香気・におい成分

食品のにおい物質には、通常の代謝で生じるもの、組織の破壊時に酵素的に生じるもの、調理時の加熱で生じるもの、発酵や貯蔵過程で生じるものなどがある。通常、1つの食品には数十から数百のにおい物質が含まれており、このうち好ましいものを香気成分という。におい成分は揮発性の低分子である。以下に香気・におい成分を列挙する。

(1) アルコール、アルデヒド

野菜や豆類の青臭さや新鮮な野菜のにおいは、α-リノレン酸とリノール酸からリポキシゲナーゼなどにより生成する。青葉オールや青葉アルデヒドなどは好ましい香りをもつ。

(2) テルペン

ミカンやレモンなどの柑橘系にふくまれる成分で、リモネン、ピネン、シトラールなどが挙げられる。柑橘系以外では、ハッカのメントール、ショウガのカンフェンなどがある。

(3) エステル・ラクトン

柑橘類を除く多くの果実のにおいの主成分で、バナナの酢酸イソアミル、パイナップルの酪酸エチル、モモのγ-ウンデカラクトンなどが挙げられる。また、チーズ特有のにおいは乳脂肪から生成するδ-デカラクトンである。

(4) 含硫化合物

独特の強いにおいをもつ食品には硫黄が含まれる場合がある。ラッキョウのメチルプロピルジスルフィド、ダイコンやタマネギのメタンチオール、ニンニクのアリシン、シイタケのレンチオニンなどが挙げられる。

(5) 芳香族化合物

ベンゼン環を構造の中心にもつバニリンに代表される香りで、バニラエッセンスとして菓子に利用される場合が多い。

(6) 加熱により生じるにおい成分

アミノカルボニル反応により褐色になると同時に産生される成分のほか，パンの焼成香気のようにイーストによって生成したエステルも挙げられる。

3.3.4 テクスチャー

テクスチャーは，食品が身体のある部分の接触によって起こる物理的な刺激の誘因となる。食品を口に入れた時の口腔内で感じる硬さ，粘性，弾性，付着性，凝集性，脆さなどが挙げられる。以下に，食品のテクスチャーにかかわる食品のコロイド性とテクスチャーの種類を列挙する。

(1) 食品のコロイド性

ほとんどの食品は，水，たんぱく質，糖質，脂質をはじめとする多種の成分から構成され，それらが不均一に分散した状態にある。分散系は分散する粒子の大きさによりさまざまな種類にわけられるが，直径1nm～0.1μmの粒子が分散した様態を**コロイド**という。コロイドには，半透膜は通過しないが濾紙は通過する，光を散乱する，粘度が大きいなどの性質がある。牛乳の白濁やマヨネーズの粘りはコロイドに起因する。コロイド粒子が液体中で分散している粒子はゾルとゲルに分けられる。ゾルは生卵の白身のように流動性をもち，ゲルは生卵を加熱処理した際のように，流動性がなくなった状態をいう。

(2) テクスチャーの種類

食品を口に入れた時の触覚も，食品のおいしさを決定する重要な要素である。この感覚は以下の性質によるところが大きい。

粘性は液体状食品の性状であり，粘度として評価されることが多い。粘度は，液体が外力により流動したときに生じる液体中の摩擦のことである。温度で変化する場合が多い。弾性は，固形状食品の硬さや歯ごたえ，弾力性の性状である。外力を加えたときの変形の難易によって弾性の強弱がある。粘弾性は弾性体と粘性体の両方をあわせもつ性質のことで，食品の多くはこの両方の性質を区別できない。液体でありながら弾性を示したり個体でありながらゆっくり流動したりする場合がこれである。塑性は，マヨネーズのように外力のない場合はその形を保持するものの，一定の力を加えると液体のように流動する性質のことである。

(3) テクスチャーの組織化

穀物中のでんぷんや貯蔵たんぱく質，魚肉・畜肉の筋肉たんぱく質などは水を加えて練ることで粘弾性が出現する。ねり製品の製造には**クッキングエクストルーダー**（蒸煮押出機）が広く使用されている。これは食品材料を圧縮変形し，回転するスクリューにより原料を次第に狭い所に押し込み，小さな孔から押し出す機械である。形成されたペーストには方向性等の特定の物性

が与えられる。大量に一定の触感を有した加工食品を作出できるだけではなく，高温高圧化で混和されるため，たんぱく質分解酵素の働きを阻害するトリプシンインヒビターや，尿素からアンモニアを発生させるウレアーゼといった好ましくない物質の働きを阻害することが利点である。

3.4　機能性成分の働き—三次機能

日本には古くから「医（薬）食同源」という中国思想が伝えられていて，実践もされていたようである。一方，ギリシャの医師ヒポクラテス（紀元前460–370年ごろ）は「食を汝の薬とせん，薬を汝の食とせん」と述べたといわれる。洋の東西を問わず昔から同様の考えがあったことは興味深い。しかし，現代科学としての食の研究は約100年前，栄養科学から始まった。そして20世紀後半，色・味・香り・テクスチャーの研究が加わり，栄養科学と感性科学を2大潮流として食品の研究は発展してきた。そこに，第三の潮流として加わったのが食品機能学（図3.1）である。これは21世紀目前のことであった（3.1参照）。

食品機能学の基盤は，生活習慣病予防に寄与する生理機能性成分（単に"機能性成分"と呼ぶことが多い）とその働き（三次機能）である。関与する成分としては，これまで栄養科学・感性科学で軽視されていた"非栄養性"の物質（フラボノイド，ビタミン効果のあるβ–カロテンを除くカロテノイドなど），難消化性物質（プレバイオティクスの機能をもつオリゴ糖など），ペプチド（高血圧予防効果を示すオリゴペプチドなど）が挙げられ（表3.3），栄養素と区別する（3.2参照）。

3.4.1　機能性食品と特定保健用食品

三次機能を効果的に発現できるように工夫された新食品を，機能性食品という。その初例は低アレルゲン米であり，これまでに多くの機能性食品が提示されている。その中から国の厳格な審査を経て表示（「この機能性食品はこのような病気の予防に有効です」という訴求）が許可された食品を，**特定保健用食品**（略して"トクホ"）という（コラム7参照）。この制度は1991年に厚生省（現厚生労働省）が発足させ，現在までに約1,000種目のトクホ製品が許可されている。

栄養素と違って機能性成分は，健康な人にとっては必要ではない場合が多く，病気の予兆が出た人がその病気にかからないために摂取することが望まれる物質である。その意味で予防薬に似ているが，法律分類上は食品成分である。栄養素には上記した摂取不足による健康障害のリスクがある一方，機能性食品成分にはそのリスクはないといってよく，むしろ過剰摂取のリスクが研究課題となっている。

＊特定保健用食品　現在は，特定保健用食品の許可を担当する省庁が厚生労働省から消費者庁へ移管した。

機能性成分の概要を以下にしめす。

3.4.2 腸管吸収前に機能する成分

腸管の**細菌叢（フローラ）**が良好であると，腸内環境も改善され健康が保持・増進される。また，腸管には糖質，たんぱく質，脂質を消化・分解する酵素も数多く存在し，さらに分解され最小単位になった成分を取り込むトランスポーターも発現している。腸管は，いわば体外と体内の環境が膜を介して向かい合っている場所である。食品が生体内に吸収される前に生体に働きかける成分について以下にしめす。

(1) プロバイオティクスとプレバイオティクス

腸内の細菌叢も，ヒトが摂取する食品の成分によりその質が変動する。

プロバイオティクスは，経口的に摂取し，腸内の細菌叢のバランスを改善することで，免疫をはじめとする生体に有益な効果をもたらす微生物のことである。プロバイオティクスとして利用されるためには，胃酸に耐えて腸に届くこと，腸壁に吸着して常在性となること，病原性がないこと，腸内の細菌叢に自然に存在する菌であることなどが求められる。生きている乳酸菌，ビフィズス菌を含むヨーグルトなどが特定保健用食品として認可されている。

プレバイオティクスとは，プロバイオティクスの栄養源となり，その働きを助ける物質のことで，食物繊維やオリゴ糖のように，消化されずに大腸ま

コラム7　「機能性食品」の位置づけ

特定保健用食品（トクホ）というものがある。これは医薬品と一般食品（いわゆる健康食品を含む）の間に位置づけられ，健康の維持・増進に特に貢献する食品として，2001（平成13）年4月に厚生労働省が制度化したものである。保健機能食品は，ビタミンやミネラルを主成分とする栄養機能食品（一次機能にかかわる食品）と，生理機能成分を配合した特定保健用食品（三次機能にかかわる食品）の2つに分類される。特定保健用食品は，その効果・使用法の表示ができる食品として1991（平成3）年から旧厚生省により導入された。現在では消費者庁により約1,000品目の市場導入が認められている。その中で，日本の機能性食品は特定保健用食品のほぼ全体，栄養機能食品の一部，病者用食品などの特別用途食品の一部，そして一般食品の一部を包含する。

医薬品	食品	
医薬品 （医薬部外品を含む）	保健機能食品	一般食品 （いわゆる健康食品を含む）
	特定保健用食品　栄養機能食品	

参考文献）国立健康・栄養研究所監修：健康・栄養食品アドバイザリースタッフ・テキストブック」第一出版（2003）

でとどき，ここで有用菌に利用される。したがって，プロバイオティクスを活かすためには，プレバイオティクスの摂取も大切である。

(2) ミネラル吸収促進成分

カゼインホスホペプチド（CPP）は，牛乳中のα，β-カゼインの消化分解によって生じたオリゴペプチドであり，カルシウムを結合しておりその吸収を促進する。また，カルシウムは塩の状態により吸収が良い場合があり，クエン酸リンゴ酸カルシウムは消化器官でのpH変化による影響を受けにくく，常にカルシウムが溶解された状態にあるため，吸収されやすい。

鉄の吸収が良いものとしてヘム鉄が挙げられる。ヘム鉄は，ヘモグロビンのように，ポルフィリン環と鉄からなる錯体である（図3.8）。野菜などに含まれる鉄は非ヘム鉄であり，タンニンやフィチン酸や食物繊維などに吸着して吸収されずそのまま排泄される割合が多いのに対し，ミオグロビン，ヘモグロビン，チトクロームCは吸収効率がよい。

(3) 糖質・脂質吸収阻害成分

青果にふくまれるペクチンであるメチル化ポリガラクツロン酸，コンニャクに含まれるグルコマンナン，海草に含まれるアガロースなどは水溶性食物繊維で，コレステロール吸収阻害作用や糖質の吸収を穏やかにする作用がある。一方，植物に含まれるセルロース，リグニン，甲殻類に含まれるキチン，キトサンは不溶性食物繊維で，糖の吸収を穏やかにするとともに，便量を増大させ排便を促進する働きがある。

3.4.3 消化管吸収後に機能する成分

腸管から吸収された成分は血中に入り体内の各組織に到達する。以下に各器官や組織において機能し健康を維持する成分を述べる。

(1) フラボノイド

さまざまなフラボノイドがある。食物に多く含まれるアントシアニン色素やフラボノール類，カテキン類はすべてフラボノイドであり，毛細血管の透過性を抑制する因子として最初に知られた。野菜に含まれるケルセチンや柑橘類に含まれるノビレチンは抗酸化作用を有する。ダイズに含まれるダイゼインは抗骨粗鬆，グレープフルーツに含まれるナリンジンは抗糖尿の作用が期待される。また，緑茶に含まれるエピガロカテキンガレートのメチルエステルは抗アレルギーの効果が期待される。フラボノイドとその近縁のポリフェノール類を図3.9に示す。この中でフェニルプロパノイド類に属するカフェ酸，レスベラトロール，クルクミンは最近特に注目されている抗酸化物質である。

(2) カロテノイド

カロテンやキサントフィルの総称であり，黄色から赤色を呈する色素成分

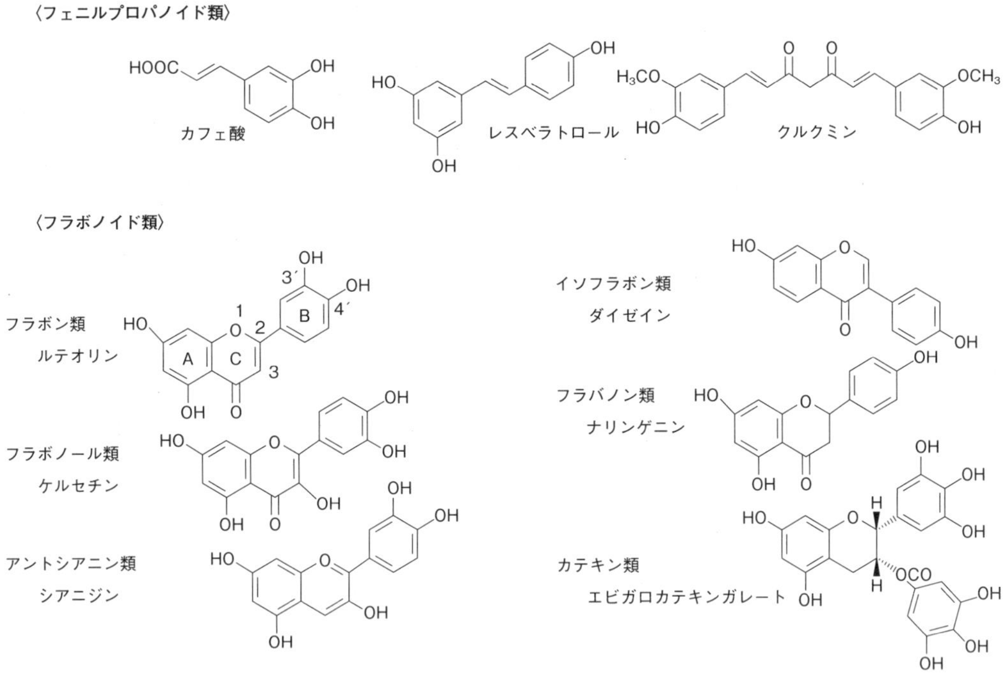

〈フェニルプロパノイド類〉

カフェ酸　　　レスベラトロール　　　クルクミン

〈フラボノイド類〉

フラボン類　ルテオリン

イソフラボン類　ダイゼイン

フラボノール類　ケルセチン

フラバノン類　ナリンゲニン

アントシアニン類　シアニジン

カテキン類　エピガロカテキンガレート

注）フラボノイドにもポリフェノールではないもの（たとえばノビレチン）があり，フラボノイド以外にもポリフェノールがあることに注意（3.4.3（1）参照）。

図 3.9　三次機能が期待されるポリフェノール類

でもある。α-カロテンやクリプトキサンチンはプロビタミン A である。また，野菜類に含まれるルテイン，トマトに含まれるリコペンは抗酸化作用があることが期待される。

（3）オリゴペプチドとポリペプチド

血圧を低下させるオリゴペプチドが知られている。アンジオテンシンⅠ変換酵素（ACE）は，アンジオテンシンⅠをアンジオテンシンⅡに変換することで，血管の平滑筋収縮や降圧ホルモンであるブラジキニンを不活性化するなどして血圧上昇に関与している。そのため ACE の活性を阻害するペプチドは，最終的に血圧上昇に対して抑制的に働くことから，降圧ペプチドと呼ばれる。カゼインや乳たんぱく，コラーゲンやエラスチン分解産物に存在する場合が多い。

免疫調節作用や新生児の感染防御に関与するラクトフェリンは分子量 80,000 のポリペプチド，カルシウムの吸収を高める CPP（3.4.2（2）参照）は分子量 5,000 以下のものが多いポリペプチドである。

（4）アミノ酸とその誘導体

たんぱく質構成アミノ酸ではないアミノ酸も機能性を有する。アミノスルホン酸であるタウリンは，魚介に多く含まれ，胆汁酸分泌を促進しコレステロールの排泄を促し，血中 LDL コレステロール濃度を低下させる。γ-アミ

ノ酪酸（GABA）はグルタミン酸の脱炭酸により生じるアミノ酸誘導体で，発芽玄米に多く見られ血圧を低下させる機能が期待される。

(5) その他

三次機能が期待される成分としては，他にコーヒーに含まれるクロロゲン酸の抗がん作用，ブロッコリに含まれるスルフォラファンの解毒作用，ゴマに含まれるセサミンの悪酔い防止作用などが挙げられる。表3.3に主な生理機能成分を列挙する。

表3.3 三次機能が期待される主な生理機能性成分

機能性成分	実例（主な含有食品）	期待される三次機能
カロテノイド		
カロテン	リコペン（トマト）	抗酸化
キサントフィル	ルテイン（野菜）	抗酸化
フラボノイド		
フラボノール	ケルセチン（野菜）	抗酸化
フラボン	ルテオリン（ピーナッツ）	抗酸化
イソフラボン	ダイゼイン（ダイズ）	抗骨粗鬆
フラバノン	ナリンゲニン（グレープフルーツ）	抗糖尿
カテキン	エピガロカテキンガレートメチルエステル（緑茶）	抗アレルギー
アントシアニン	シアニジン（インゲンマメ）	抗がん
単純ポリフェノール	クロロゲン酸（コーヒー）[1]	抗がん
フェニルプロパノイド	クルクミン（ターメリック）	抗がん
イソプレノイド	ユビキチン（食品全般）	抗酸化
トリテルペノイド	ソヤサポニン（ダイズ）	抗酸化
フィトステロール	β-シトステロール（ダイズ）	コレステロール代謝
クロマノール	トコトリエノール（ダイズ）	抗酸化
イソチアシアナート	スルフォラファン（ブロッコリ）	解毒
スルフォキシド	アリイン（ガーリック）	血液凝固阻害
バニロイド	カプサイシン（トウガラシ）	抗肥満
アルカロイド	カフェイン（コーヒー）	覚醒
リグナン	セサミン（ゴマ）	悪酔防止
有機酸	酢酸（食酢）	血圧上昇抑制
アミノ酸	γ-アミノ酪酸；GABA（発芽米）	血圧上昇抑制
オリゴペプチド	Val-Pro-Pro（酸乳）	血圧上昇抑制
機能性たんぱく質	β-コングリシニン（ダイズ）	抗肥満
機能性脂質	中鎖脂肪酸（食用油）	抗肥満
機能性多糖	フコイダン（海草）	抗がん
プレバイオティクス	マンノオリゴ糖（コーヒー）	整腸・抗肥満
プロバイオティクス	ビフィズス菌（ヨーグルト）	整腸

注1）構造中に-OH基を複数もつものはポリフェノールと呼ばれる。
　　　クロロゲン酸はフラボノイドではないが，ポリフェノールである。

3.5 おわりに

食品の3つの機能（図3.1）はそれぞれ互いに独立しているとは限らず，重複・連動する場合がある。たとえば，一次機能にかかわる必須ミネラルである亜鉛は，味覚の働き，つまり二次機能をも兼ねる。二次機能にかかわる芳香族物質であるリナロールは，ストレス遺伝子の発現を軽減するという三次機能も示す。また，一次機能での働きとは無関係とされてきたカテキン類には抗酸化性という三次機能が存在し，それによって脂質，糖質，たんぱく質の栄養代謝を調節するという一次機能につながることが解明されている。つまり，3つの機能は連動するのである。これが今後の重要な研究課題である。

連動する3つの機能性を網羅した新しい研究の方法として登場したのが，遺伝子科学（ゲノミクス），とりわけトランスクリプトーム解析である。摂取した食品またはその成分が身体に与える効果を網羅的に解析する，いわば食品機能のDNA解析ともいえるこの先端科学は，一次機能面ではニュートリゲノミクス，二次機能ではセンサリーゲノミクス，三次機能面では機能性食品ゲノミクスと呼ばれることがあるが，原理的には3つの間に本質的な差はない。ここにも3つの機能の研究の連動関係がみられる。そればかりでなく，ゲノミクスは食品の安全性の事前予測にも適用される。

栄養性・感性（特に嗜好性），生理機能性（略して単に「機能性」），そして安全性を満たした食品をとくに健全食品（wholesome food）という。近い将来，食品の健全性（wholesomeness）を統合的に検討する新しい食品機能学の展開が待たれるのである。

【演習問題】
問1　正しいものを選びなさい（一次機能関係）。
 (1)　一般にたんぱく質は変性すると消化されにくくなり，栄養面は低下する。
 (2)　α-でんぷんはグルコース同士がα結合して生成し，β-でんぷんはグルコース同士がβ結合して生成する。
 (3)　天然の脂肪酸の二重結合にはシス型とトランス型があって，トランス型がシス型よりも多く存在する脂肪酸を特にトランス脂肪酸と呼ぶ。
 (4)　ビタミンCとビタミンEは共に抗酸化性を示すが，両者を併用すると相乗的に抗酸化性は強まることがある。
 (5)　食品には柑橘類のように強い酸性を呈するものがあるが，このような食品はナトリウム，カリウムなどのアルカリ性ミネラルの含有量が低い。

　解答　(4)
問2　正しいものを選びなさい（二次機能関係）。
 (1)　メイラード反応はメラノイジンという褐色物質を形成する反応で，香りの形成とは特に関係はない。
 (2)　甘味，酸味，塩味，苦味，うま味を5基本味といい，これらの味を呈する物質は舌上でそれぞれの受容体と結合する。辛味や渋味も基本味受容体

と結合するが，生理学的には基本味に帰属されない。
(3) 食品のにおい成分は，摂食時に一部は直接に鼻孔に入って嗅覚を与え，一部は食物と一緒に口腔に入った後，咽喉から鼻孔へ逆流する。そのとき，におい成分も味覚を与える。これをフレーバーと呼ぶことがある。
(4) 食品の食感（かみ心地など）は一種の触覚で，その起因となるテクスチャーは食品のおいしさと密接に関係するといわれる。
(5) たとえばアスパルテームのような味覚閾値の大きい高度甘味料は，低カロリー用の食品添加物として利用されている。

解答 (3)(4)

問3 正しいものを選びなさい（三次機能関係）。
(1) β-カロテンはビタミンA効果だけでなく，からだに悪い活性酸素を消去する機能をもつが，ビタミン効果をもたないカロテンの中にはβ-カロテンよりも強い活性酸素消去能を示すものがある。
(2) フラボノイドはさまざまあるが，いずれもポリフェノールに属する点で共通である。
(3) 機能性オリゴペプチドはポリペプチドを小型化して消化・吸収されやすくしたものである。
(4) 大腸にはさまざまな腸内細菌が生息するが，これらを一括してプロバイオティクスと呼ぶ。
(5) 特定保健用食品は一種の予防薬である。

解答 (1)

【参考文献】
荒井綜一，阿部啓子，金沢和樹他編：機能性食品の事典，朝倉書店（2007）
厚生労働省：日本人の食事摂取基準について，http://www.mhlw.go.jp/houdou/2009/05/h0529-1.html
消費者庁：健康や栄養に関する表示の制度について，特定保健用食品ホームページ，http://www.caa.go.jp/foods/index.html
寺尾純二，山西倫太郎，高村仁知：食品機能学，光生館（2003）
森田潤司：食品学総論，樹村房（2008）
山田耕路：食品成分の機能と化学，アイピーシー（2001）

4 食品の安全性

　私たちは，生きていくために「食べる」ことを欠かすことができない。そして，私たちが口にする食品の第一条件は当然，「安全」であることである。しかしながら，どのような食品にも，健康に悪影響（**危害**[*1]）を与える可能性が，わずかながらも含まれているといえる。

　この章では，食品にはどのような種類の危害が存在し，それをどのようにすれば防ぐことができるのか，また，食の安全を守るために，どのような法律があり，安全対策がどのようなしくみで行われているのかについて述べる。

*1 危害の種類
① 生物的危害
　（経口感染症，細菌性食中毒，寄生虫など）
② 化学的危害
　（食品添加物，農薬，放射性物質など）
③ 物理的危害
　（異物，害虫など）

4.1 食品衛生と法規

4.1.1 食品衛生とは

　一般に食品衛生とは，「飲食を通じて起こる危害の発生を防止すること」である。**食品衛生法**[*2]では食品衛生を「食品，添加物，器具及び容器包装を対象とする飲食に関する衛生をいう」と定義している。

　また，WHO（世界保健機関）では食品衛生を「食品の生育，生産，製造から消費されるまでのあらゆる段階において，食品の安全性と有益性，健全性を保持するために必要なすべての手段を意味する」と定義している。

　しかしながら，重要なのはやはり食品の安全性であり，食品衛生には食品そのものだけではなく，調理・加工を行う器材，食器，作業環境やそこにかかわる人の健康管理も含まれる。

*2 食品衛生法（目次）
第一章　総則
第二章　食品及び添加物
第三章　器具及び容器包装
第四章　表示及び広告
第五章　食品添加物公定書
第六章　監視指導指針及び計画
第七章　検査
第八章　登録検査機関
第九章　営業
第十章　雑則
第十一章　罰則
附則

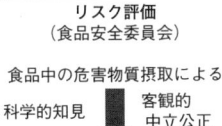

4.1.2 食品の安全性の確保に関するリスク分析

　リスク分析（リスクアナリシス）とは，食品の安全に絶対（ゼロリスク）はありえないという前提に立ち，健康への悪影響の発生を防止したり，抑制するための手法である。リスク評価，リスク管理，リスクコミュニケーションの3つの要素からなる（図4.1）。リスク分析の考え方は国際的にも認められており，現在の日本の食品安全行政はこの手法を基本としている。

（1）リスク評価（リスクアセスメント）

　リスク評価とは，その物質のヒトに対する有害な影響を科学的データに基づき評価することである。リスク評価を行う唯一の機関として，内閣府

出所）内閣府食品安全委員会パンフレット（2010）

図4.1　リスク分析の3つの要素

に食品安全委員会（4.1.5（1）参照）が設置されている。

（2） リスク管理（リスクマネジメント）

リスク管理とは，リスク評価の結果に基づいて安全性の立場から，問題点を把握し行政施策を決め，実施することである。厚生労働省や農林水産省などの行政機関が担当する。

（3） リスクコミニケーション

リスクコミニケーションとは，リスク分析に関わるすべての関係者（行政，消費者，食品関連事業者など）が，**リスク**[*1]やリスクに関連する情報の共有や意見を交換することである。

4.1.3 食品安全基本法と食品衛生法

日本の食品安全対策において，中心となる法律は**食品安全基本法**[*2]と食品衛生法である。

（1） 食品安全基本法

近年，BSEの発生や偽装表示問題など食の安全性を脅かす事故が相次いで発生し，食の安全に対する国民の関心が高まっていることに加え，輸入食品の増加，科学技術の開発など，食生活を取り巻く状況の変化に対応するため，2003年に食品安全基本法が制定された。

食品安全基本法では，食品の安全性の確保において「国民の健康の保護が最も重要である」ことをはじめとする基本理念3項目と，関係者（国，地方公共団体，食品関連事業者，消費者）の責務・役割が明確にされ（下記），基本的な方針としてリスク分析手法（4.1.2参照）が導入された。

この法律に基づき，厚生労働省や農林水産省などのリスク管理機関から独立してリスク評価を行う機関として，2003年7月に食品安全委員会（4.1.5（1）参照）が内閣府に設置された。

---

*1 リスク 健康への悪影響が起きる発生確率（可能性）とその程度。

*2 **食品安全基本法** 目次
第一章 総則
第二章 施策の策定に係る基本的な方針
第三章 食品安全委員会
附則

---

1. 基本理念　第3〜5条
食品の安全性の確保
　① 国民の健康の保護が最も重要であるという基本的認識の下に取り組む
　② 食品の生産から消費までの各段階において行う
　③ 国際的動向及び国民の意見に十分配慮しつつ科学的知見に基づいて取り組む
2. 関係者の責務・役割　第6〜9条
国の責務及び地方公共団体の責務
　● 適切な役割分担を行って食品の安全性の確保に取り組む
食品関連事業者の責務
　● 食品の安全性確保について，第一義的な責任を有することを認識し，適切に取り組む
　● 正確で適切な情報提供に努める
　● 国又は地方公共団体等の取組に協力する
消費者の役割
　● 知識と理解を深めるとともに，施策について意見を表明するように努める
出所）図4.1と同じ

(2) 食品衛生法

食品衛生法は1947年に制定され，その時代の要求に従ってたびたび改正されており，2003年にも食品安全基本法が制定されたことに伴い一部改正された。

この法律は「食品の安全性の確保のために公衆衛生の見地から必要な規制を講じることにより，飲食に起因する衛生上の危害の発生を防止し，もって国民の健康の保護を図ること」を目的としており，食品，添加物，器具や容器包装の規格基準，表示および広告等，営業施設の基準，またその検査などについて規定している。

表4.1 食品衛生に関連する法律と目的

食品安全基本法	食品の安全性の確保を目的とした総合的な施策
食品衛生法	飲食の衛生上の危害発生防止
JAS法	消費者の選択の目安
健康増進法	国民の健康増進
薬事法	医薬品の範囲を決め，区別。品質と安全性の確保
と畜場法	と畜場の経営及び食用に供するために行う獣畜の処理の適正の確保
食鳥処理の事業の規制及び食鳥検査に関する法律	食鳥肉等に起因する衛生上の危害の発生を防止
飼料の安全性の確保及び品質の改善に関する法律	食料の安全性の確保および品質の改善
農薬取締法	農薬の品質の適正化とその安全かつ適正な使用の確保

4.1.4 食品衛生関連法規

食品衛生に関係する法律とその目的を表4.1に示した。

4.1.5 食品衛生行政組織

(1) 食品安全委員会

食品安全基本法の制定に基づいて内閣府に設置された。リスク評価を行う唯一の機関で，7名の委員からなり，その下に専門調査会が設置されている。リスク評価にあたっては，透明性を確保することとされ，委員会・議事録・提出資料等は原則公開としている。

(2) 厚生労働省

添加物の指定，農薬等の残留基準や食品加工，製造基準等の策定の他，食品の製造，流通，販売などに係る監視，指導を行っている。

食品衛生を受け持つ部署は医薬食品局で，その下に食品安全部が設置されている。その他，薬事・食品衛生審議会や，施設等機関では国立医薬品食品衛生研究所，国立感染症研究所，国立保健医療科学院などを所管している。食品衛生に関係する法律は食品衛生法，健康増進法などを所管している。

(3) 検疫所

全国31ヵ所に厚生労働省所管の検疫所が設置され，食品衛生法に基づき，**輸入食品**[*1]などの安全性を確保するため，日本に輸入される食品などの輸入届出の審査および試験検査による監視指導を行っている。**命令検査**[*2]や**モニタリング検査**[*3]の結果，違反が確認された食品については，廃棄，積戻し等の措置をとっている。

(4) 農林水産省

生産現場での食の安全性や食品事業者の育成を担当し，農薬の規制，飼料・肥料の安全性，家畜衛生なども所管している。所管の研究機関には，独

[*1] 輸入食品の現状
2009年度
　輸入届出件数は182万1,269件，重量は3,060万5,000トンであった。届出件数の12.7%にあたる23万1,638件の検査を実施した結果，1,559件を食品衛生法違反として積み戻し又は廃棄の措置がとられた。条文別分類違反件数は，
11条（規格基準）違反が848件，
10条（添加物）違反が74件，
6条（不衛生食品）違反が507件
などであった。

[*2] 命令検査　輸出国の事情，食品の特性，同種食品の不適格事例などから，食品衛生法違反の可能性が高いと判断される食品等について，厚生労働大臣の命令により，輸入者自らが費用を負担して実施する検査。検査の結果，食品衛生法に適合していると判断されるまで輸入することができない。

[*3] モニタリング検査　食品の種類ごとに輸入量，違反率，危害度等を勘案した統計学的な考え方に基づく計画的な検査。命令検査とは異なり，試験結果の判定を待たずに輸入手続きを進めることができる。

立行政法人農業・食品産業技術総合研究機構などがある。また，各地方にも地方農政局が設置され，地域の実情にあった生産や消費の施策を実施している。食品衛生に関係する法律はJAS法，農薬取締法，飼料安全法などを所管している。

(5) 地方厚生局

厚生労働省の発足とともに，従来の地方医務局と地区麻薬取締官事務所を統合し，設置された。

全国7支局，1分室，各局には食品衛生課があり，HACCP（4.8参照）システムによる食品の製造又は加工に係る承認に関する業務や輸出食品に係る認定施設の指導等を行っている。

(6) 地方自治体（都道府県，保健所設置市，特別区）

国内における食品関連営業者への監視指導，営業の許可，禁停止，食品の検査などは地方自治体が担当地域の保健所を通じて実施する。

(7) 消費者庁

消費者の苦情や相談窓口を一つに集約することを目的として，2009年9月1日に消費者庁が設置された。食品の表示に関してこれまでは，食品衛生法と健康増進法については厚生労働省が，JAS法については農林水産省がそれぞれ所管していた。消費者庁設置後は，食品表示に関して統括して管理している。

4.1.6 食品衛生に係わる人びと

(1) 食品衛生監視員

食品衛生監視員とは，食品衛生法に基づいて，食品衛生上の危害を防止するために，営業施設等への立入検査や食品衛生に関する指導を行う国や地方自治体等行政機関の公務員のことである。

国の食品衛生監視員は，輸入食品の監視指導や総合衛生管理製造過程の承認等を主として行っている。一方，都道府県等の食品衛生監視員は，保健所などにおいて所管地域内の営業施設等への監視指導を行っている。

(2) 食品衛生管理者

食品衛生管理者は，**食品衛生法第48条**[*1]の規定により，乳製品や食肉製品などの特に衛生上の考慮を必要とする食品[*2]の製造または加工を行う営業者は，その施設ごとに専任の**食品衛生管理者**[*3]を置かなければならないこととなっている。

(3) 食品衛生責任者

食品関係営業を行う場合，食品衛生法により食品衛生責任者の設置と義務が，次のように定められている。

> ●営業者は，許可施設ごとに自ら食品衛生に関する責任者となるか，又は当該施設における従事者のうちから食品衛生責任者1名を定めて置かなければならない。

[*1] 食品衛生法第48条　製造又は加工の過程において特に衛生上の考慮を必要とする食品又は添加物であって，食品衛生法施行令で定めるものの製造又は加工を行う営業者は，その製造又は加工を衛生的に管理させるため，その施設ごとに，専任の食品衛生管理者を置かなければならない。

[*2] 特に衛生上の考慮を必要とする食品　食品等の指定（食品衛生法施行令第13条）では，全粉乳（その容量が1,400グラム以下である缶に収められるものに限る），加糖粉乳，調整粉乳，食肉製品，魚肉ハム，魚肉ソーセージ，放射線照射食品，食用油脂（脱色又は脱臭の過程を経て製造されるものに限る），マーガリン，ショートニング，添加物（食品衛生法第11条第1項の規定により規格が定められたものに限る）が定められている。

[*3] 食品衛生管理者　資格要件は，以下となっている。
①医師，歯科医師，薬剤師又は獣医師，②大学等において医学，歯学，薬学，獣医学，畜産学，水産学又は農芸化学の課程を修めて卒業した者，③厚生労働大臣の登録を受けた食品衛生管理者の養成施設において所定の課程を修了した者，④高等学校等を卒業した者等で，乳製品，食肉製品，添加物等の製造又は加工の衛生管理の業務に3年以上従事し，厚生労働大臣の登録を受けた講習会の課程を修了した者

- 食品衛生責任者は，営業者の指示に従い食品衛生上の管理運営に当たる。
- 食品衛生責任者は，食品衛生上の危害の発生を防止するための措置が必要な場合は，営業者に対して改善を進言し，その促進を図らなければならない。
- 従事者の衛生教育に努めなければならない。
- 食品衛生責任者は，法令の改廃等に留意し，違反行為のないように努めなければならない。

(食品衛生法施行条例別表第一「公衆衛生上講ずべき措置の基準」より抜粋)

4.1.7 国際機関

(1) 世界保健機関（world health organization; WHO）

国連の専門機関として，1948年に設立された。「すべての人民が可能な最高の健康水準に到達すること」（世界保健憲章第1条）を目的としている。193ヵ国が加盟している（2008年1月現在）。本部はジュネーブ（スイス）である。

(2) 国連食糧農業機関（food and agriculture organization of the united Nations; FAO）

国連の専門機関として，1945年に設立された。世界各国の国民の栄養水準と生活水準の向上，農業生産性の向上および農村住民の生活条件の改善を通じて，貧困と飢餓の緩和を図ることを目的としている。191ヵ国およびEUが加盟（2011年7月現在）している。本部は，ローマ（イタリア）である。

(3) コーデックス（Codex）委員会

コーデックス委員会（codex alimentarius commission; CAC）は，国際連合食糧農業機関（FAO）と世界保健機関（WHO）が1963年に設立した，国際食品規格（コーデックス規格）を作る政府間機関である。その目的は，消費者の健康を保護するとともに，食品の公正な貿易を促進することである。184ヵ国およびEUが加盟（2011年7月現在）している（日本は1966年より加盟）。

コーデックス委員会は，科学的なリスク評価に基づき各種基準を策定しているが，この科学的なリスク評価については，コーデックス委員会とは別にFAOとWHOが合同で運営する専門家会議（FAO/WHO合同専門家会議）*にて行っている。

コーデックス委員会は，食品の安全性と品質に関して国際的な基準を定めている。各国の食品基準は，この国際基準との調和を図るよう推奨されている。

＊FAO/WHO合同専門家会議
①食品添加物，汚染物質及び動物用医薬品……FAO/WHO合同食品添加物専門家会議（JECFA）
②農薬……FAO/WHO合同残留農薬専門家会議（JMPR）
③有害微生物……FAO/WHO合同微生物学的リスク評価専門家会議（JEMRA）
④その他の専門家会議

4.2 食中毒

4.2.1 食中毒とは

食中毒とは，飲食を通じて起こる比較的急性の健康障害の総称である。食中毒は，その原因物質によって，微生物性食中毒，自然毒食中毒，化学物質による食中毒，その他原因不明なものに分類される（表4.2）。

表 4.2　食中毒の分類

微生物性	細菌性	感染型	《体内での原因菌増殖により発症》 サルモネラ属菌，リステリア，腸炎ビブリオ，カンピロバクター，その他の病原性大腸菌，コレラ菌，赤痢菌，チフス菌など
		毒素型	《原因菌が産生する毒素により発症》
		食品内毒素型	〈食品内で毒素産生〉 黄色ブドウ球菌，ボツリヌス菌，セレウス菌（嘔吐型）など
		生体内毒素型	〈体内で毒素産生〉 腸管出血性大腸菌，腸管毒素原性大腸菌，ウェルシュ菌，セレウス菌（下痢型）など
	ウイルス性		ノロウイルス，A 型肝炎，E 型肝炎ウイルス
自然毒	動物性		フグ毒，貝毒，シガテラ毒，など
	植物性		キノコ毒，ジャガイモの芽に含まれるソラニンなど
化学物質	金属，農薬，ヒスタミンなど		
その他	寄生虫		

食中毒を起こす細菌は，食品中で増殖していても見た目，におい，味が変わらず，また，身近に存在するため家庭でも発生する危険がある。食中毒について原因や特徴などを理解し，予防に努めることは食品衛生上とても重要なことである。

4.2.2　食中毒の発生状況

食中毒の発生状況については，厚生労働省より食中毒統計としてホームページで毎年公表されている。

食品衛生法により，食中毒患者を診察した医師は保健所への届け出が義務付けられている。**食中毒統計**は，届け出を受けた保健所の調査結果（食中毒の原因食品や病因物質など）が，都道府県を経て厚生労働省に報告され，集計されたものである。実際には，食中毒にかかっても症状が軽い場合など，医師にかからないこともあり，食中毒の実数は統計上の値よりも多いことが推測される。しかし，食中毒統計により，おおよその傾向を知ることはできる。

食中毒統計によると，2010 年の食中毒事件数は 1,254 件，患者数は 2 万 5,972 人，死者数 0 人であった。事件数，患者数ともに，細菌とウィルスによる食中毒が全体の大部分を占める（図 4.2，4.3）。また，原因施設は，例年

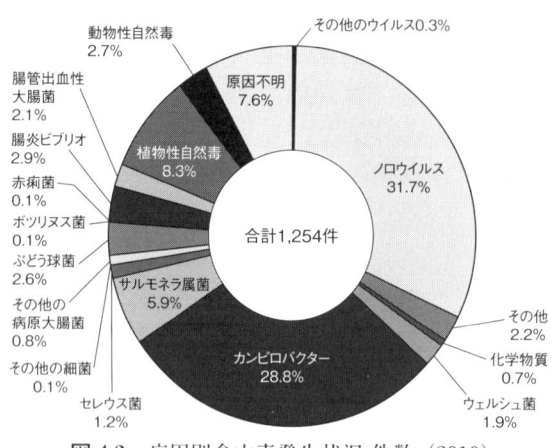

図 4.2　病因別食中毒発生状況・件数（2010）

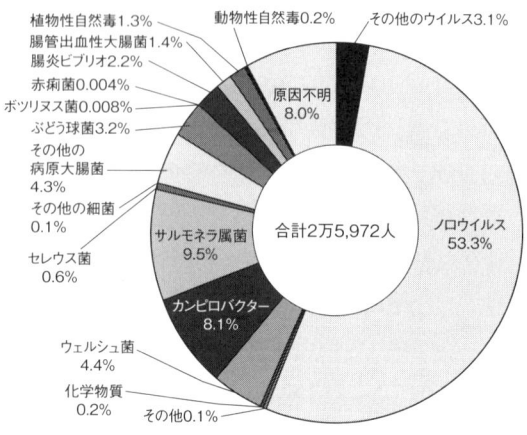

図 4.3　病因別食中毒発生状況・患者数（2010）

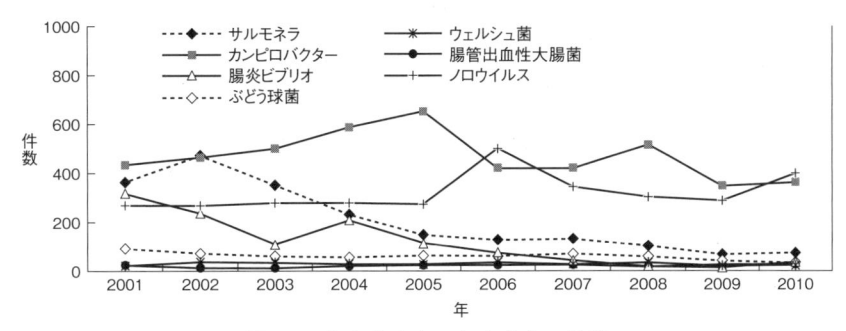

図 4.4 主な食中毒の年次変化・件数

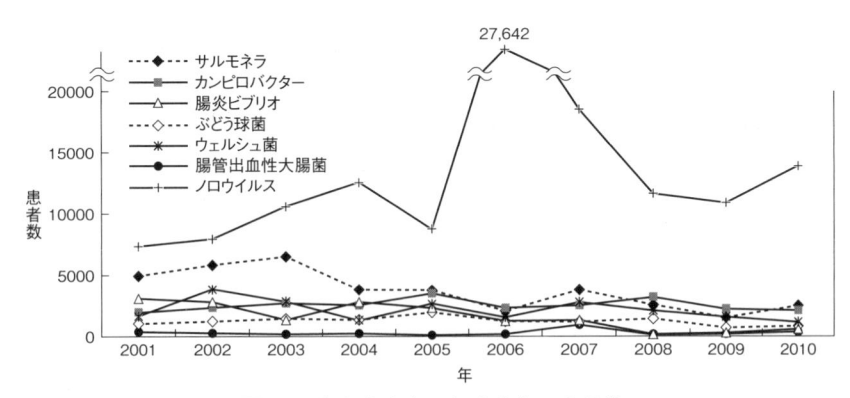

図 4.5 主な食中毒の年次変化・患者数

飲食店が最も多く，次いで仕出屋，旅館が上位を占める。主な食中毒発生状況過去 10 年間の年次変化を図 4.4, 4.5 に示した。

4.2.3 食中毒と季節

細菌性食中毒のピークは，夏に多く発生している。一方，ウイルス性食中毒のピークは細菌性食中毒とは逆に，冬に多く発生している（図 4.6）。

化学性食中毒は季節と関係なく発生するが，自然毒食中毒は食材の旬とかかわることから，きのこなどの植物性自然毒は秋，ふぐなどの動物性自然毒は冬と，季節との関係が深い（図 4.7）。

4.2.4 微生物性食中毒

微生物性食中毒は細菌性食中毒とウイルス性食中毒に分けられる。

(1) 細菌性食中毒

細菌性食中毒は，感染型と毒素型に分けられる。さらに毒素型は，食品内毒素型と生体内毒素型に区分することができる（表 4.2）。

感染型中毒は，食品中に増殖した原因菌を食品とともに摂取した後，原因菌が腸管内でさらに増殖して臨床症状を起こす（サルモネラ属菌，腸炎ビブリオ，リステリア，エルシニアなど）。

毒素型食中毒は，細菌が生産する毒素により臨床症状を起こす。食品内で

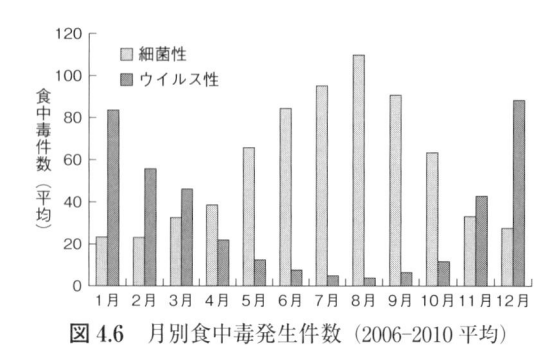

図 4.6　月別食中毒発生件数（2006-2010 平均） 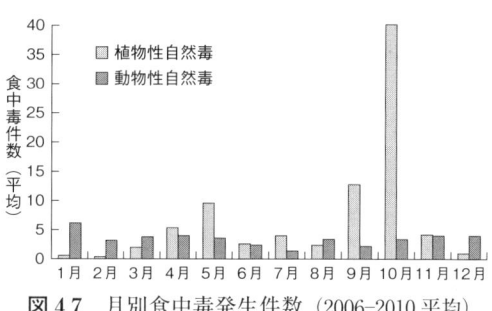　　図 4.7　月別食中毒発生件数（2006-2010 平均）

原因菌が増殖し産生された毒素が原因物質となる食品内毒素型（黄色ブドウ球菌，ボツリヌス菌，セレウス菌（嘔吐型）など）と，摂取された生菌が腸管内で増殖し，産生する毒素が原因物質となる生体内毒素型（腸管出血性大腸菌*，ウェルシュ菌，セレウス菌（下痢型）など）がある。

主な細菌性食中毒の特徴，症状，潜伏期などを表 4.3，4.4，4.5 に示した。

(2) 細菌性食中毒の予防

食中毒予防の三原則は，食中毒菌を「付けない，増やさない，殺す」である。

1) 付けない（清潔，汚染させない）

生肉や生魚に付着していた微生物が手指や調理器具を介してほかの食品を汚染（2 次汚染）し，食中毒を起こすことがある。手指や調理器具は常に清潔にし，汚染を広げないよう注意する。

2) 増やさない（迅速，温度管理）

① 食中毒菌の多くは，室温でも時間の経過とともに増殖する。調理した食品はできるだけ早く食べる。残った場合は早く冷蔵庫に入れ，なるべく早く食べきる。時間が経過したものは，再度加熱して食べる。

② 4℃以下で保存すれば，一部の菌（エルシニア，リステリアなど）を除き，食中毒菌はほとんど増殖しない。食品を保温する場合は，65℃以上で保存する。

*腸管出血性大腸菌　大枠では感染型に属する病原大腸菌のうち，腸管出血性大腸菌と毒素原性大腸菌は生体内毒素型に分類される。病原性大腸菌の種類と症状には以下のものがある。
①腸管病原性大腸菌（EPEC）：下痢，腹痛を症状とし，サルモネラ属菌とよく似た急性胃腸炎を起こす。②腸管侵入性大腸菌（EIEC）：腸の細胞内へ入り，赤痢のような症状（血便，腹痛，発熱）を起こす。③毒素原性大腸菌（ETEC）：エンテロトキシンにより，コレラのような激しい水様性の下痢を起こす。④腸管出血性大腸菌（EHEC）：ベロ毒素により，腹痛や血便などの出血性腸炎を起こす。ベロ毒素産生性大腸菌（VTEC）とも呼ばれている。⑤腸管集合性大腸菌（EAggEC）：腸の細胞に付着し，エンテロトキシンを産生することにより，散発的に下痢症を起こす。

コラム 8　飲食チェーン店での腸管出血性大腸菌食中毒の発生

2011 年 4 月 27 日以降，富山県，福井県等 3 県 2 市から発生報告があった焼き肉チェーン店 6 店舗での腸管出血性大腸菌食中毒事件（共通食：焼肉（カルビ，ロース），ユッケ等）の有症者数は計 169 名，うち重症者は 17 名，死者は 4 名であった。

この集団食中毒事件を受け，厚生労働省の食品衛生分科会は 2011 年 8 月 31 日，飲食店で生食用として牛肉を提供する場合，腸管出血性大腸菌などを殺菌するため，表面を加熱処理することを義務づける基準案を了承した。同年 10 月 1 日から食品衛生法に基づく罰則付きの規格基準として施行されることになった。

表4.3 感染型食中毒の特徴

	汚染源・特徴	主な症状	潜伏期	過去の原因食品	予防・その他
サルモネラ属菌	・動物の腸管，自然界（川，下水，湖など）に広く分布 ・生肉，特に鶏肉と卵を汚染することが多い ・乾燥に強い ・長期にわたり保菌者となることもある	激しい腹痛，下痢 発熱 嘔吐	6～72時間	卵又はその加工品，うなぎ，すっぽん，食肉（牛レバー刺し，鶏肉），乾燥イカ菓子など	・肉・卵は十分に加熱（75℃以上，1分以上）する ・卵の生食は新鮮なものに限る ・低温保存は有効だが，過信は禁物
腸炎ビブリオ	・海（河口部，沿岸部など）に生息 ・真水や酸に弱い ・3%前後の食塩を含む食品中でよく増殖し，室温でも速やかに増殖する	腹痛 水様下痢 発熱 嘔吐	8～24時間	・魚介類（刺身，寿司，魚介加工品） ・二次汚染による各種食品（漬物，減塩の塩辛など）	・魚介類は新鮮なものでも真水でよく洗う ・短時間でも冷蔵庫に保存し，増殖を抑える ・60℃，10分間の加熱で死滅
ウェルシュ菌	・人や動物の腸管や土壌，下水に広く生息 ・酸素のないところで増殖 ・芽胞を作る	下痢 腹痛	8～12時間	・煮込み料理（カレー，煮魚，麺のつけ汁，いなりずし，野菜煮付け）など ・大量調理時に多く発生	・芽胞は100℃，1～3時間の加熱に耐える ・食品を保存する場合は10℃以下か65℃以上を保つ ・食品中での菌の増殖を阻止するため加熱調理食品の冷却は速やかに行う ・食品再加熱の場合は，十分に加熱して栄養細胞を殺菌し早めに摂食する
カンピロバクター・ジェジュニ／コリ	・家畜，家禽類の腸管内に生息し，食肉（特に鶏肉），臓器や飲料水を汚染 ・鶏肉などの食材中ではほとんど菌が増殖できない ・少ない菌量でも発症	発熱 倦怠感 頭痛 吐き気 腹痛，下痢 血便	1～7日	・食肉（特に鶏肉），飲料水，生野菜，牛乳など ・主に食肉（特に鶏肉）を介した食中毒が近年増加傾向にある	・乾燥にきわめて弱い ・通常の加熱調理で死滅する ・肉と他の食品との接触を防ぐ二次汚染防止を徹底する ・食肉は十分な加熱（65℃以上，数分）を行う
エルシニア菌	・家畜（特に豚），ネズミなどの野生小動物が保菌する ・低温域（0～5℃）でも増殖する	発熱 腹痛 下痢	2～3日	・主に食肉 ・サンドイッチ，野菜ジュース ・井戸水も報告されている	・食肉は十分に加熱（75℃以上，数分）する ・低温でも増殖するので冷蔵庫に保存
リステリア菌	・家畜，野生動物，魚類，河川，下水，飼料など自然界に広く分布 ・4℃以下の低温でも増殖可能 ・妊婦，乳幼児，高齢者では感染すると髄膜炎や敗血症，流産などを起こし，死に至る場合もある	倦怠感，弱い発熱を伴うインフルエンザ様症状	24時間～数週間	・日本：食中毒統計上，本菌が原因の食中毒事例はない ・欧米：未殺菌牛乳，ナチュラルチーズ，野菜，食肉，ホットドッグなど多数	・65℃，数分の加熱で死滅 ・生肉，未殺菌乳を原料とするナチュラルチーズなどをできるだけ避ける ・冷蔵庫を過信しない
セレウス菌（下痢型）	・土壌などの自然界に広く生息 ・毒素を生成する ・食品内で増えた菌が食され，腸管内での増殖とともに産生された毒素によって起こる感染型	下痢 腹痛	8～16時間	食肉，野菜，スープ，弁当など	・芽胞は100℃，30分の加熱でも死滅せず，家庭用消毒薬も無効

出所）食品安全委員会：食品の安全に関する用語集を一部改編

表4.4　食品内毒素型食中毒の特徴

	汚染源・特徴	主な症状	潜伏期	過去の原因食品	予防・その他
黄色ブドウ球菌	・ヒトの化膿巣，健康者の鼻，咽頭，腸管等に常在 ・菌の増殖に伴い，毒素（エンテロトキシン）を生成し，食中毒を引き起こす	吐き気 嘔吐 腹痛 下痢	1～3時間	乳・乳製品，卵製品，畜産製品，穀類とその加工品（握り飯，弁当），魚肉ねり製品，和洋生菓子など	・毒素は100℃，30分の加熱でも無毒化されない ・黄色ブドウ球菌自体は熱に弱い ・手指の洗浄。化膿巣のある人は，食品に直接触れない
ボツリヌス菌	・土壌中，河川，動物の腸管など自然界に広く生息 ・酸素のないところで増殖 ・熱にきわめて強い芽胞を作る ・強い神経障害をもたらす毒素を産生する ・発生は少ないが，致死率は20%と高い	吐き気 嘔吐 筋力低下 脱力感 便秘 神経症状	8～36時間	・日本：「いずし」を原因食品とするE型菌による食中毒が多い ・諸外国：食肉製品や野菜缶詰を原因食品とするA型菌，B型菌による食中毒が多い ・乳児ボツリヌス症の場合，蜂蜜など	・芽胞を殺菌するには，120℃で4分以上の加熱が必要 ・E型菌は熱に弱い ・毒素の無害化には，80℃で20分以上の加熱が必要

出所）表4.3と同じ

表4.5　生体内毒素型食中毒の特徴

	汚染源・特徴	主な症状	潜伏期	過去の原因食品	予防・その他
セレウス菌（嘔吐型）	・土壌などの自然界に広く生息 ・食品中で産生された毒素が原因で発症する毒素型	吐き気 嘔吐	30分～3時間	ピラフ，スパゲティなど	・芽胞は100℃，30分の加熱でも死滅せず，家庭用消毒薬も無効 ・米飯やめん類を作り置きしない ・加熱調理食品の冷却は速やかに行い，10℃以下で保存する
腸管出血性大腸菌	・動物の腸管内に生息し，糞尿を介して食品，飲料水を汚染 ・少量でも発病することがある ・血清型O157がほとんどであるが，その他O26，O111，O128，O145などがある	激しい腹痛，水溶性の下痢 血便	1～10日間	日本：井戸水，焼肉，牛レバーなど・欧米：ハンバーガー，ローストビーフ，アップルジュースなど	・加熱や消毒処理には弱い ・食肉は中心部までよく加熱する（75℃，1分以上） ・野菜類は流水でよく洗う ・低温保存の徹底。

出所）表4.3と同じ

3)　殺す（加熱）

冷蔵や冷凍では，細菌の増殖は抑えられても，死滅はほとんどしない。

大部分の食中毒菌は熱に弱いので，食品の中心まで十分に加熱（75℃以上，1分以上）することにより殺菌できる。調理済み食品を温めるだけなどの殺菌として不十分な再加熱はしない。

芽胞＊は調理加熱では死滅せず，毒素も熱に強いので，注意が必要である。

(3)　**ウィルス性食中毒**

ウィルスは細菌とは異なり，食品中では増えず，ヒトの腸管の中でしか増殖できない。食中毒の病因物質としては，1997年から加えられ，統計上はノロウィルスとその他のウィルスの2項目である。これらの中で食中毒の原

＊芽胞　●ウェルシュ菌やボツリヌス菌，セレウス菌などの特定の菌が作る細胞構造の一種。●生育環境が増殖に適さなくなると，菌体内に形成する。●芽胞は加熱や乾燥などの過酷な条件に対して強い抵抗性をもち，発育に適した環境になると，本来の形である栄養細胞となって再び増殖する。

表 4.6 ノロウィルス食中毒の特徴

汚染源・特徴	主な症状	潜伏期	過去の原因食品	予防・その他
・手指や食品などを介して感染 ・ノロウイルスによる食中毒事例では，原因食品の判明していないものが多く，食品取扱者を介して食品の二次的汚染が多いのも特徴 ・少量のウイルスでも発症する ・アルコール消毒は効果が薄い ・100℃では瞬時に死滅する	下痢 嘔吐 吐き気 腹痛 38℃以下の発熱	24 〜48時間	・貝類（二枚貝） ・調理従業者からの二次汚染によるサンドイッチなど ・食品を介さない感染（ヒト−ヒト感染）も報告されている	・二枚貝は中心部まで充分に加熱する（85℃，1分以上） ・野菜などの生鮮食品は充分に洗浄する ・手指をよく洗浄する ・調理器具等は洗浄後，次亜塩素酸ナトリウム（塩素濃度200ppm）で浸すように拭くか，熱湯（85℃以上）で1分以上の加熱が有効

出所）表 4.3 と同じ

因となるのは，ほとんどがノロウィルスである（2003 年以前は小型球形ウイルスと呼ばれていた）。この他，A 型および B 型肝炎ウィルスが食中毒の原因となる。

ノロウイルスは，2001 年以降日本で発生する食中毒の中で，病因物質別の患者数が最も多い。ノロウイルスは非常に感染力が強く，汚染食品からの経口感染以外にも，糞便や嘔吐物からの 2 次感染，ヒトからヒトへの直接感染などもある。よって，感染予防には手洗いやうがいが，簡単ではあるが最も効果的である。ノロウイルスの特徴，症状，潜伏期などを表 4.6 に示した。

4.2.5 自然毒食中毒

生物の体内に自然に含まれる有毒成分を自然毒という。自然毒は，動物性自然毒（フグ毒，シガテラ中毒，イシナギ，貝毒など）と植物性自然毒（きのこ毒，バレイショ，青梅など）に分けられる。

(1) 動物性自然毒

動物性自然毒による食中毒は，すべて魚介類が原因である。フグのように常に有毒物質があるものと，二枚貝・巻き貝などのように産地，年次，季節などによって異なるものがある。

1) フグ毒

動物性自然毒による食中毒の中で最も多く発生し，死亡率が高い。フグの毒はテトロドトキシンという神経毒で，卵巣や肝臓などの内臓にある。海洋細菌に由来する**食物連鎖***により毒化するものと考えられている。フグの種類・部位・季節によって毒力が異なり，同じ種類でも個体差が大きい。この毒素は，熱や酸に対して安定で，通常の加熱調理では無毒化されない。

フグ毒の主な症状は，食後 20 分〜1 時間以内で口唇や舌のしびれを起こし，その後，頭痛，腹痛，吐き気，嘔吐，歩行起立困難，言語障害，呼吸困難などが現れる。

フグの処理については，その防止のため，ふぐ処理師免許を受けた者しか

***食物連鎖** 自然界における生物の相互関係を，食べるものと食べられるものに分け，ひとつの系列に並べたもの。

従事できない。自分で釣ったフグを素人判断で料理するのは危険である。

2） シガテラ

シガテラ中毒とは，熱帯および亜熱帯海域のサンゴ礁の周りに生息する魚類を食べることによって起こる食中毒の総称である。シガテラ中毒を起こす魚はバラハタ，ギンガメアジなどである。

シガテラ毒の毒素をつくるのは，プランクトン（渦鞭毛藻^{うずべんもうそう}）である。このプランクトンが付着した海草を食べた魚に，毒が蓄積され，さらに魚食性の魚が食べることで，その筋肉や内臓にシガテラ毒が多く蓄積される。食物連鎖で毒が大量に蓄積された魚を人が食べると，シガテラ中毒を起こす。

シガテラ中毒の主な症状は，下痢，嘔吐，関節痛，倦怠感などであり，最も特徴的な症状として，温度感覚の異常がある。これは，水に手を入れるとドライアイスに触れたときのように感じ，また温かいものに触れると冷たいものに触れたときのように感じるもので，ドライアイス・センセーションと呼ばれる。重症の場合には，全般的な筋肉運動調節異常，麻痺，痙攣，昏睡を引き起こし，死に至ることもある。シガテラによる致死率は低いが，回復が遅く，完全回復には数ヵ月を要することもある。

3） イシナギ中毒

イシナギなどの肝臓を食べることにより，ビタミンA過剰症になることがある。中毒症状は，食後約30分から12時間に起こる激しい頭痛，嘔吐，発熱，顔面のむくみ等である。約1ヵ月にわたり，手足などの皮がむける特異な症状を呈すこともある。

4） 貝　毒

海水中の有毒プランクトンを捕食し，その毒を中腸腺に蓄積したカキ，ホタテガイ，イガイなどの二枚貝を食べた時に発生する。

麻痺性貝毒と下痢性貝毒がある。麻痺性貝毒は，軽症では食後30分程度で手足のしびれ，目眩，眠気に襲われ，重症の場合は言語障害となり，最後には呼吸麻痺で12時間以内に死亡する。下痢性貝毒は食後1～2時間で下痢，嘔吐，腹痛を起こす。次の規制値を超えた場合は販売などが禁止される。

麻痺性貝毒：1グラム当たり4MU（1MUは体重20グラムのマウスを15分間で死亡させる量）
下痢性貝毒：1グラム当たり0.05MU（1MUは体重20グラムのマウスを24時間で死亡させる量）

（2） 植物性自然毒

植物性自然毒による食中毒では，毒きのこによるものが全体の90％以上を占め，その大部分は採取したきのこ*を自己流で鑑定して食べた結果，発生したものである。

1） 毒きのこ

2004年から2008年までに日本全国で，年間42～79件のきのこ食中毒，

＊きのこ　日本には少なくとも約5,000種のきのこがあるといわれているが，まだ十分わかっていない。日本でとれるきのこの内で正式な名前の付いているものは，約3分の1ともいわれている。

年間 77～232 人のきのこ食中毒患者が発生している。きのこ食中毒の原因を種類別にみると，ツキヨタケ29％，クサウラベニタケ14％，テングタケ属6％であり，この3種類の毒きのこで全体の約5割を占めている。また，きのこ食中毒の約9割が家庭で発生している。採取したきのこを素人判断で料理するのは危険である。

症状は，下痢・腹痛を起こす胃腸型と，視力障害・言語障害・興奮などの脳症型に大別され，場合によっては死に至ることもある。主な毒きのこの毒成分と症状を表4.7に示した。

きのこによる食中毒を防ぐには，きのこの名前と食用であることを確認することが大切で，正しい鑑定をしないと非常に危険である。

2) 毒 草

植物の新芽，若葉や根，実など一部分を見ただけでは，有毒植物と食用植物とを見分けることが難しい場合がある。山菜と間違って，有毒な植物を食べて中毒になる例がある。誤食されやすい毒草と山菜を表4.8に示した。

表4.7 主な毒きのこの毒成分と症状

毒きのこの種類	毒成分	主な症状（症状が出るまでの時間）	類似する食べられるきのこ
カキシメジ	ウスタリン酸	嘔吐，下痢など（30分～3時間）	チャナメツムタケ マツタケモドキ
クサウラベニタケ	ムスカリン，ムスカリシン コリン，ある種のたんぱく質	嘔吐，下痢など（30分～3時間）	ウラベニホテイシメジ ハタケシメジなどのシメジ類
シビレタケ類	シオシビン，シロシン	めまい，幻覚，興奮，しびれなど（20分～2時間）	ナラタケ，エノキダケ
シロタマゴテングタケ	アマトキシン類 ファロトキシン類 ビロトキシン類	嘔吐，下痢，腎臓や肝臓の障害，死亡（6～10時間）	シロオオハラタケ シロマツタケモドキ
ツキヨタケ	イルジンS（ランプテロール）	嘔吐，下痢など（30分～3時間）	ムキタケ，シイタケ
テングタケ	イボテン酸，ムスカリン ムッシモールなど	嘔吐，下痢，けいれん，精神錯乱など（20分～2時間）	
ドクササコ	アクロメリン類A，B及びC クリチジンなど	1ヵ月以上手足の先に激痛（3日～7日）	カヤタケ
ドクツルタケ	アマトキシン類 ファロトキシン類 ビロトキシン類	嘔吐，下痢，腎臓や肝臓の障害，死亡（6～10時間）	シロオオハラタケ シロマツタケモドキ
ニガクリタケ ベニテングタケ ワライタケ	ファシクロールE及びF イボテン酸，ムスカリン ムッシモールなど シロシビン，シロシン	嘔吐，下痢，けいれん，死亡（30分～3時間）嘔吐，下痢，けいれん，精神錯乱など（20分～2時間）めまい，幻覚，興奮，しびれなど	クリタケ，キナメツムタケ タマゴタケ

出所）東京都福祉保健局：食品衛生の窓を一部改編

表 4.8 間違いやすい有毒植物

食用植物	間違いやすい有毒植物	類似する部位
オオバギボウシ，ギョウジャニンニク	バイケイソウ類	若葉
ゴボウ（根），ゴマ（種）	チョウセンアサガオ	根，種
ヨモギ，モミジガサ	トリカブト	若葉
サトイモ	クワズイモ	茎，根茎
ニラ（葉），ノビル（鱗茎）	スイセン	葉，鱗茎
フキノトウ	ハシリドコロ	新芽
ダイウイキョウ	シキミ	実
セリ（葉），ワサビ（根茎）	ドクゼリ	葉，根茎
モリアザミ	ヨウシュウヤマゴボウ，ヤマゴボウ*	根

＊市販されている「ヤマゴボウの漬物」の原料は，モリアザミの根である。
出所）東京都福祉保健局：食品衛生の窓

3) その他の有毒植物

ジャガイモ 芽および緑色部分に含まれるソラニンという有毒物質により，食後数時間で腹痛，頭痛，目眩，意識障害などを起こす。

青梅，ギンナン いずれも，未熟なものに青酸が含まれており，嘔吐，痙攣を起こし，多く食べると死亡することもある。

カビ毒（マイコトキシン） ペニシリウム属のカビに汚染された黄変米は，肝臓や腎臓を冒すことが知られている。また，ピーナツ，トウモロコシに寄生するアスペルギルス属のカビは，非常に強い発ガン性を示すアフラトキシンを産生する（4.5.1 参照）。

4.2.6 化学性食中毒

化学性食中毒は，本来食品中に含まれていない有毒な化学物質の摂取によって起こる食中毒で，急性または慢性の中毒がある。化学性食中毒は，発生件数は非常に少ないが，発生すると大規模な事件に発展するとともに，死に至ったり，後遺症を残す結果となることもある。また，微生物や自然毒と異なり，季節や食品の種類などに関連して発生する傾向はみられない。

主な原因物質として，ヒスタミン，メタノール，ヒ素，鉛，銅，亜鉛，錫，カドミウム，ホウ酸，ポリ塩化ビフェニル（PCB），有機水銀，ホルマリン，農薬などがある。

化学物質による食中毒の主な発生原因は，次の通りである。

①食品添加物などの不適正な使用，②食品の製造，加工過程で混入，③器具，容器包装からの溶出，④食品中での生成，⑤環境汚染物質による食品汚染

(1) アレルギー様食中毒

遊離ヒスチジン含量の多い赤身の魚（サバ，イワシ，アジ，マグロ，カツオなど）およびその加工品が，モルガン菌（*Morganella morganii*）などのヒスチジン脱炭酸酵素を有する**細菌**＊に汚染され，この細菌の作用により，魚肉中のヒスチジンから生成されたヒスタミンを摂取することによって，アレルギ

＊ヒスチジン脱炭酸酵素を有する細菌　海にも中温性と低温性2種の好塩性ヒスタミン生成菌が存在することがわかってきた。

一様症状（顔面紅潮，じんましん，発汗，頭痛，吐き気などの症状）が起こる食中毒である。

　潜伏時間は食事直後から1時間と早く，症状は比較的軽いが，重症の場合は呼吸困難や意識不明になることもある。アレルギー様食中毒は原因物質がヒスタミンであるため，日本では化学性食中毒に分類されている。

　一般に，ヒスタミンが100g中100mg以上生成されると，健康なヒトでもアレルギー様食中毒を起こすことが知られており，特異体質による食物アレルギー（卵，小麦，サバなど）とは異なるものである。

　ヒスタミンは通常の加熱調理では無毒化されない。このため，仕入れ時にヒスタミンが増加していると調理しても防げないこともある。鮮度の良い魚を選ぶこと，仕入れ時の検品や温度管理を徹底することなどが予防につながる。

(2) 環境汚染物質による食中毒

1） PCB（ポリ塩化ビフェニール）

1968年カネミ油症事件の原因物質である。この事件は，脱臭工程で油を加熱する際の熱媒体に使用されたPCBが小さな穴から漏れ出て，米ぬか油に混入したために起こった。症状は発疹，頭痛，四肢のしびれなどである。

2） ヒ 素

1955年中国，関西地区を中心に多発した調整粉乳による中毒事件の原因物質である。粉ミルクの安定剤として添加されたリン酸水素カリウム中に不純物質としてヒ素が混入していたため起こった。下痢，発熱，肝障害などの症状を引き起こした。当時の患者数は1万2,131人，死亡者は130人にのぼった。

コラム9　金属（銅）による食中毒の発生

①内側に傷がついた水筒による事例

　水筒に入れたスポーツ飲料を飲んだ6名が，苦味を感じ，頭痛，めまい，吐き気などを発症した。そのスポーツ飲料は，通常は乳白色のところ，青緑色に化していた。検査の結果，高濃度の銅が検出された。水筒の内部が破損しており，飲み物を入れて長時間置いたことで，通常は飲み物が直接ふれない保温構造部分の内部まで飲み物が染み込んでしまったこと，さらにスポーツ飲料が酸性だったため，そこに使われていた銅が溶け出したことが原因と考えられた。

②古くなったやかんによる事例

　アルミニウム製のやかんでつくった乳酸菌飲料を飲んだ保育園児15名が吐き気，嘔吐を発症した。やかんは，お茶をわかす際などに使われていたが，内側が黒く変色し，一部が腐食していた。検査の結果，飲み残しの乳酸菌飲料から高濃度の銅が，やかんの変色部分からも銅が検出された。アルミニウム製のやかんで長期間にわたって繰り返しお茶などをわかしたことで，水道水等に含まれる銅がやかんの内側に大量に付着・蓄積し，そこに酸性の乳酸菌飲料を入れたため，飲み物の中に銅が溶け出したことが原因と考えられた。

（東京都福祉保健局）

3）水　銀

1956年熊本県水俣湾で，1965年新潟県阿賀野川流域で起きた水俣病の原因物質である。工場排水の**メチル水銀**[*1]が魚介類を汚染し，これを摂取することにより，四肢のしびれ，歩行障害，言語障害などの症状を引き起こした。

毒性は中枢神経系に対する影響が最も典型的なものであり，発達中の胎児の中枢神経が最も影響を受けやすいことが知られている。

自然界に存在する水銀は食物連鎖により魚にとりこまれることから，厚生労働省では妊婦に対して摂取指導を行っている。注意が必要な魚は，バンドウイルカ，コビレゴンドウ，クロマグロ，メバチマグロ，メカジキ，キンメダイ，キダイ，マカジキ，クロムツなど16種が挙げられている。

4）カドミウム

1960年富山県神通川流域で発生したイタイイタイ病の原因物質である。工場廃液の高濃度のカドミウムが飲料水や農作物を汚染し，腎障害，骨軟化症，歩行障害などの症状を引き起こした。

カドミウムは土壌または水など環境中に広く存在するため，米，野菜，果実，肉，魚など多くの食品に含まれている。日本においては米から摂取する割合が最も多く，日本人のカドミウムの1日摂取量の約4割は米から摂取されているものと推定されている。

2007年の食品安全委員会の食品健康影響評価によると，日本人の食品からのカドミウム摂取量の実態については，21.1μg/人/日（日本人の平均体重53.3kgで2.8μg/kg体重/週）であったことから，**耐容週間摂取量**[*2]の7μg/kg体重/週よりも低いレベルにあり，一般的な日本人の食品からのカドミウム摂取が健康に悪影響を及ぼす可能性は低いと考えられている。

カドミウム濃度の高い食品を長年にわたり摂取すると，近位尿細管の再吸収機能障害により腎機能障害を引き起こす可能性がある。また，鉄欠乏の状態では，カドミウム吸収が増加するという報告もある。

4.3　食品による感染症・寄生虫症
4.3.1　経口感染症

病原微生物がヒトの体に侵入して増殖し，それに対して体が反応した状態を感染，その疾病を感染症という。病原体がヒトの体に入る**侵入経路**[*3]として口から感染して発症するものを経口感染症という。

感染症は感染症法により，その感染力や重篤度などによって，1類から5類に分類され，さらに**指定感染症**[*4]と**新感染症**[*5]の分類が設けられている。そのうち，飲食物を介する主な経口感染症は次のとおりである（表4.9）。また，1類から5類感染症の患者を診断した医師等は，都道府県知事への届け

[*1] メチル水銀　有機水銀化合物の一種であり，水銀がメチル化された化合物である。

[*2] 耐容週間摂取量（PTWI）　環境汚染物質等の非意図的に混入する物質について，人が生涯にわたって毎日摂取し続けたとしても，健康への悪影響がないと推定される1週間当たりの摂取量のことである。通常，1日当たり体重1kg当たりの物質量（mg/kg体重/日）で表される。

[*3] 侵入経路　その他の経路には，気道，皮膚などがあり，特別な場合として輸血などによる血液を介する経路（HIV，B型肝炎およびC型肝炎など）がある。

[*4] 指定感染症　既知の感染症において，法の規定の全部あるいは一部を準用しなければ，国民の生命および健康に重大な影響を与える恐れがあるものとして政令で定めるものであり，指定期間は1年以内である。

[*5] 新感染症　既知の感染性の疾病とその病状または治療の結果が明らかに異なるもので，罹患した場合の危険性が高い感染症である。

出が義務付けられている。

4.3.2 食中毒と経口感染症

一般に食中毒は，原因菌が飲食物中で増殖することにより発病することが大きな特徴である。一方，経口感染症は，ごく微量の菌で発病し，ヒトからヒトへ感染する点に違いがあり，従来，両者は異なる扱いであった。

表 4.9 経口感染症の分類

3類感染症	コレラ，細菌性赤痢，腸チフス，パラチフス，腸管出血性大腸菌感染症
4類感染症	Q熱，炭疽，E型肝炎，A型肝炎，ボツリヌス症，エキノコックスなど
5類感染症	アメーバ赤痢，感染性胃腸炎，ジアルジア症，クリプトスポリジウム症など

しかし近年，食中毒菌の中でも，サルモネラ属菌，腸管出血性大腸菌O157，カンピロバクターは，ごく少量でも感染することが明らかとなり，強い感染力をもつノロウィルスのようにヒトからヒトへ感染するものも確認され，経口感染症と食中毒との区別が明確でなくなってきた。このため，これまで経口感染症に分類されていたコレラ菌，赤痢菌，チフス菌，パラチフスA菌についても，2000年から食中毒起因菌として位置づけられた。

4.3.3 人畜共通感染症

同じ病原体でヒトと動物の両方がかかる感染症を，人畜共通感染症という。病原体はウイルス，細菌，原虫，菌類，寄生虫と多岐にわたる。ヒトが動物から感染するだけでなく，動物がヒトから感染し，さらにヒトに感染させることもある。人獣共通感染症の中には，ヒトに対して感染力が強く動物に対しては弱いものやその逆のものがある。

サルモネラ属菌，腸管出血性大腸菌O157，カンピロバクターなども，本来はニワトリやウシがこれらの菌を保有し，この菌が卵や肉を汚染して食中毒を起こさせるので，広い意味で人畜共通感染症といえる。

人獣共通感染症としては，結核，破傷風，狂犬病などがあり，飲食物を介するものとしては，炭疽などがある。

4.3.4 食品から感染する寄生虫症

生体の体内に寄生し，その生体から栄養をとって生活している動物を寄生虫という。寄生虫は宿主に対し，種々の健康障害を起こさせ，ときに生命を危険な状態に至らせることもある。

寄生虫症を予防するには，野菜類はよく洗い，加熱調理する。肉や魚の生食はできるだけ避け，しっかりと加熱をする。また，これらの食品を冷凍することにより，寄生虫を殺すことができる。

飲食物を介しヒトに感染する寄生虫を，表4.10に示した。

4.4 食品の変質

食品の保存などにより時間が経過するとともに，食品中の成分が変化し，品質が劣化することを変質という。変質の主な原因には，微生物による変化，

表 4.10 食品から感染する寄生虫の特徴

感染由来	寄生虫	中間宿主	症状
海産魚介類	アニサキス 大腹殖門条虫 旋尾線虫	サバ, サケ, ニシン, スルメイカ, イワシ, サンマ, ホッケ, タラ, マス イワシ類, サバ, カツオ ホタルイカ, スケトウダラ, ハタハタ, スルメイカ	腹痛, 吐き気, 嘔吐, ジンマシン 下痢, 便秘, 腹痛 皮膚爬行症, 腸閉塞症
淡水魚類	顎口虫 横川吸虫 日本海裂頭条虫	ドジョウ, ライギョ, ナマズ (幼虫) イノシシ, ネコ, 中国産ブタ (成虫) シラウオ, アユ, ウグイ サケ, マス	幼虫のまま皮下移動 皮膚の腫脹, みみずばれ 腹痛, 下痢
淡水産カニ類	ウェステルマン肺吸虫	サワガニ, モクズガニ, まれに, イノシシ肉	胸膜炎による胸水貯留
食肉類	旋毛虫 無鉤条虫 有鉤条虫 トキソプラズマ	クマ, ウマ, ブタ ウシ ブタ, イノシシ ブタ, ネコ	発熱, 筋肉痛, 眼窩周囲の浮腫 軽度の消化器症状 消化器症状 早産, 死産, 障害時出産, リンパ節炎
野菜類	回虫	野菜	消化器症状
飲料水	ジアルジア鞭毛虫 (ランブル鞭毛虫) クリプトスポリジウム エキノコックス	飲料水 飲料水 キタキツネ, イヌが終宿主で, 野ネズミが中間宿主	下痢, 脂肪便, 腹痛 水溶性下痢, 激しい腹痛, 吐き気, 嘔吐 肝臓腫大

出所) 東京都福祉保健局：食品衛生の窓に一部追記

食品成分間の化学反応および食品中の酵素による変化がある。

4.4.1 腐 敗

一般に，食品中の微生物による変化がヒトにとって有益な場合を発酵，食用に適さず有害な場合を腐敗といって区別している。また，この微生物による変化の主成分がたんぱく質のときに「腐敗」，糖質や脂質のときに「変敗」と狭い意味で呼び，両者を区別することがある。

4.4.2 油脂酸敗

油脂や脂質を多く含む食品は空気中に長期間放置すると，脂質は酸化され風味は悪くなり，品質は劣化する。このような劣化現象を変敗，または酸敗と呼んでいる。

酸化は一般に空気中の酸素によって引き起こされるが，熱，光，金属（鉄，銅，ニッケルなど），酵素などによっても促進される。酸化を防ぐには，低温保存，暗所または遮光容器での保存，空気との接触面積の縮小化，酸化防止剤（ジブチルヒドロキシトルエン（BHT），トコフェロールなど）の添加などの方法がある（4.6.4 参照）。

4.4.3 トランス型不飽和脂肪酸（トランス脂肪酸）

トランス脂肪酸とは，通常，**シス型***をしている天然由来の不飽和脂肪酸の二重結合部分が，**トランス型***に変化した不飽和脂肪酸のことである。マ

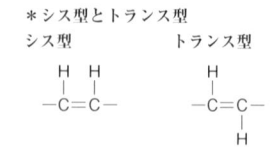

*シス型とトランス型

ーガリンやショートニングの製造時に行われる不飽和脂肪酸への**水素添加***1 の工程や，食用植物油の精製工程などでトランス酸は生成される。天然では反芻動物の乳や肉にも含まれる。

(1) トランス脂肪酸の健康への影響

トランス脂肪酸は多種類あり，特に加工油脂製造などで生じるトランス酸では血中 LDL（悪玉）コレステロールを増やし，HDL（善玉）コレステロールを減少させる作用があることや，大量摂取は動脈硬化などの心臓疾患のリスクを高めるとする報告があり，健康への影響が心配されている。

FAO/WHO の合同専門家会議*2 は，トランス脂肪酸の摂取量は最大でも「1 日当たりの摂取エネルギー量の 1％未満」と勧告している。

(2) 日本人の摂取状況

2006 年，食品安全委員会は国内で流通している食品（386 検体）中のトランス脂肪酸含有量について調査を実施している（表 4.11）。

食品安全委員会によると，日本においては，欧米諸国に比べてトランス脂肪酸の摂取が少ない食生活からみて，健康への悪影響は小さいとみている（表 4.12）。ただし，ケーキや菓子パンなどの菓子類をよく食べるなど偏った食事をしている場合は，先に述べた最大摂取量を上回る場合もあることがわかっている。

日本人の食事摂取基準（2010）の中では，「工業的に生産されるトランス脂肪酸は，全ての年齢層で，少なく摂取することが望まれる」と記述されている。

4.4.4 食品の変質防止法

(1) 乾燥・脱水

水分を気化させて除くことを乾燥，液体のままで除くことを脱水という。乾燥や脱水は食品中の水分量を減らし，**水分活性***3 を低下させ，微生物の増殖を抑制する方法である。乾燥方法は自然乾燥と人工乾燥に大別される。脱水方法には浸透圧によるものや圧搾によるものなどがある。**中間水分食品***4 では微生物の増殖はかなり抑制される（図 4.8）。

(2) 浸透圧管理（塩・糖）

塩や砂糖を加えることにより浸透圧が高くなり，細菌の細胞膜破壊が起きる。また，水分活性も低下するので微生物の増殖を抑制する。塩蔵や砂糖漬は古くから利用されており，魚の塩蔵品やハム・ソーセージ，漬け物，ジャムなどがある。

(3) pH 管理（酢漬け）

微生物の生育*5 は **pH***6 に依存する（図 4.9）。酢酸や乳酸などの有機酸を利用して pH を下げる方法である。有機酸は微生物に対する生育抑制効果が大

---

*1 水素添加　油脂を構成している脂肪酸の反応性は，二重結合の数に応じて高くなる。二重結合をもつ不飽和脂肪酸を，金属触媒下で水素ガス中におくことにより，二重結合に水素を付加し，不飽和度（二重結合の数）を低下させることを水素添加という。水素添加により油脂の融点が高くなり，液体油は硬くなる（硬化油）。

*2 FAO/WHO 合同専門家会議 → p.117 注釈欄参照。

*3 水分活性（water activity, Aw）食品の保蔵に関与する水分の指標として用いられる。0 から 1 の数値で表される。0.6 以下ですべての微生物は増殖が抑制される。

*4 中間水分食品　一般に水分活性 0.65〜0.85，水分含量 20〜40％の食品をいう。保存性が比較的高い。ジャム，ゼリー，レーズン，干し柿などがある。

*5 微生物の生育　一般細菌は中性（pH7）付近で生育しやすく，pH5 以下では生育できないものが多い。これに対してカビ，酵母は弱酸性でよく生育する。

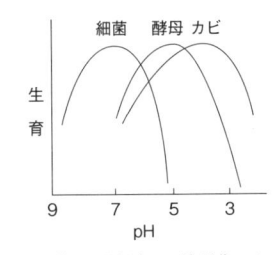

出所）五明紀春，三浦理代スタンダード食品学：アイ・ケイコーポレーション（2009）

図 4.9　微生物の生育と pH

*6 pH　pH は水溶液が示す酸性・アルカリ性の程度を数値化している。pH の値が 7 は中性，7 より小さければ酸性，大きければアルカリ性である。

表 4.11　国内に流通している食品のトランス脂肪酸含有量

食品名	試料数	トランス脂肪酸 (g/100g) 平均値	最大値	最小値
マーガリン，ファットスプレッド	34	7.00	13.5	0.36
食用調合油等	22	1.40	2.78	— 7)
ラード，牛脂	4	1.37	2.70	0.64
ショートニング	10	13.6	31.2	1.15
ビスケット類 1)	29	1.80	7.28	0.04
スナック菓子，米菓子	41	0.62	12.7	— 7)
チョコレート	15	0.15	0.71	— 7)
ケーキ・ペストリー類 2)	12	0.71	2.17	0.26
マヨネーズ 3)	9	1.24	1.65	0.49
食パン	5	0.16	0.27	0.05
菓子パン	4	0.20	0.34	0.15
即席中華めん	10	0.13	0.38	0.02
油揚げ，がんもどき	7	0.13	0.22	0.07
牛肉	70	0.52	1.45	0.01
牛肉（内臓）4)	10	0.44	1.45	0.01
牛乳等 5)	26	0.09	0.19	0.02
バター	13	1.95	2.21	1.71
プレーンヨーグルト，乳酸菌飲料	8	0.04	0.11	— 7)
チーズ	27	0.83	1.46	0.48
練乳	4	0.15	0.23	— 7)
クリーム類 6)	10	3.02	12.5	0.01
アイスクリーム類	14	0.24	0.60	0.01
脱脂粉乳	2	0.02	0.03	0.02

注 1) ビスケット類には，ビスケット，クッキー，クラッカー，パイ，半生ケーキが含まれる。
　 2) ケーキ・ペストリー類には，シュークリーム，スポンジケーキ，ドーナツが含まれる。
　 3) マヨネーズには，サラダクリーミードレッシング及びマヨネーズタイプが含まれる。
　 4) 牛肉（内臓）には，心臓，肝臓，はらみ（横隔膜），ミノ（第一胃）が含まれる。
　 5) 牛乳等には，普通牛乳，濃厚牛乳，低脂肪牛乳が含まれる。
　 6) クリーム類には，クリーム，乳等を主原料とする食品，コーヒー用液状クリーミング，クリーミングパウダー，植物油脂クリーミング食品が含まれる。
　 7) 抽出油中 0.05g/100g（定量下限）未満であった。
出所）食品安全委員会：ファクトシート「トランス脂肪酸」(2010)

きく，酢漬けでは低 pH で生育できるヒトに有用な乳酸菌が増殖し保存性が増す。酸以外に糖や塩を加えることで，酵母と乳酸の発酵が進み，さらに保存性が増す。これらの食品には，ピクルスやサワークラウトなどがある。

(4) 温度管理（凍結・低温・加熱）

一般的に食品の低温保存は，微生物繁殖，食品中の酵素反応や化学反応の抑制が期待できる。特に凍結保存は，これらの効果が大きいため，広く利用されている。一方，食品の**殺菌**[*1]・**滅菌**[*2]は，多くの場合加熱処理によって

*1 殺菌　一般には，微生物数を死滅させること。殺菌しても一部の微生物は生存している場合がある。

*2 滅菌　あらゆる微生物を死滅させ，又は除去し，完全無菌状態にすること。

表4.12 トランス脂肪酸の一人当たりの摂取量

調査対象国	一日当たり摂取量（g）	摂取エネルギーに占める割合（%）	推定方法（※）と調査年次
日本（平均）	1.56	0.7	A（1998）
	1.4	0.7	A（2008）
	0.7	0.3	B（2007）
	1.7	0.75	C（2002/2003）
	0.6（女性）	0.35（女性）	C（2007/2008）
	0.39（男性）	0.19（男性）	
米国（成人平均）	5.8	2.6	B（1994～1996）
EU諸国（男性平均）			
● 最小値（ギリシャ）	1.2	0.5	
● 最大値（アイスランド）	6.7	2.1	B（1995～1996）
EU諸国（女性平均）			
● 最小値（ギリシャ）	1.7	0.8	
● 最大値（アイスランド）	4.1	1.9	
オーストラリア（2歳以上平均）	1.4	0.6	B（2006）
ニュージーランド（15歳以上平均）	1.7	0.7	B（2006）

注）推定方法　A：食用加工油脂の国内生産量から推計　B：食品群別摂取量調査などから推計　C：食事記録から推定
出所）食品安全委員会：食品安全, 25, 2 (2011)

行われている。

1) 加 熱

殺菌目的の加熱の場合，「加圧高温殺菌」「常圧低温殺菌」がある。加圧高温殺菌では，110～120℃程度で行われ，低温殺菌では65～95℃程度で行われる。温度が高くなるほど殺菌時間が短くて済む。また，「乾熱殺菌」と「湿熱殺菌」があるが，湿熱殺菌の方が殺菌効果が高く，通常の食品の殺菌は湿熱殺菌で行われる。

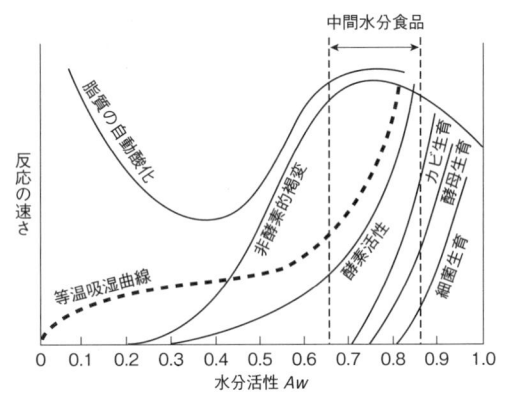

現在市販されている牛乳は，ほとんどが超高温短時間殺菌（UHT）（130℃，1～3秒）で行われており滅菌に近い。それ以外にも，63～65℃で30分（LTLT）行われる低温殺菌牛乳や，135～145℃で3～5秒加熱した牛乳を無菌状態で充填したLL牛乳（ロングライフ牛乳）などもある。

レトルトパウチ食品は，気密性の高い容器に食品を充填後，加圧加熱殺菌（レトルト殺菌）したものである。加圧加熱殺菌はレトルト釜を用い，120℃で4分間以上加熱する。

出所）Labeg, Tp, McNally, L., Gallagher, D., Hawkes., J. and Hustado. F.: *J. Food Sci*, 87, 154, (1972)

図4.8　食品劣化と水分活性の関係

2) 凍結

食品を緩慢に凍結すると，氷の結晶が大きくなり，細胞が破壊され，解凍時に食品の成分が流出（ドリップ）して，風味が変わったりすることがある。急速に凍結（－40℃以下）すると，氷の結晶が大きくならず，細胞の破壊も少ない。食品の凍結・解凍による品質の劣化を防ぐには，**最大氷結晶生成温度帯（－5~0℃）**を素早く通過させることが重要である。市販の冷凍食品は急速凍結が行われている。

3) 冷蔵

冷蔵は0~10℃の低温で貯蔵することである。凍結させずに，氷結点温度近く（－2~2℃）で貯蔵することにより，凍結による品質劣化を防ぎ，食品の鮮度や食感などを保持できる*。

(5) 燻煙

燻煙は，木材の不完全燃焼によって生じる煙を畜肉・魚介類に当てることによって，保存性や香味を加える加工方法である。燻煙には油脂の酸化防止効果があり，煙成分中のホルムアルデヒドやフェノール物質が殺菌成分として作用している。しかし，保存性の向上には燻煙中の化学成分だけではなく，前処理の塩蔵や燻煙による乾燥なども働いていると考えられる。

(6) ガス制御（CA貯蔵・脱酸素）

野菜や果実は貯蔵中も呼吸を行い，品質低下の原因となっている。この保存による劣化を防ぐために，貯蔵大気を変えることで制御する方法を，CA（controlled atmosphere）貯蔵という。

呼吸を抑制するガスとしては，炭酸ガスや窒素ガスが使われる。このガス成分比は，目的食品によって変える必要がある。リンゴでは炭酸ガス2~8％，酸素3~4％，ジャガイモでは炭酸ガス2~5％，酸素3~5％などが使われている。この時の貯蔵温度も保存期間に影響を与える。

(7) 食品添加物

食品添加物は，化学合成品や天然物などの作用を利用して保存期間を長くさせる。保存性を目的とした添加物には，保存料，防かび剤，抗酸化剤などがある。一般的に添加物は食品加工中に直接加えたり，果実の外皮に噴霧する方法などで利用される（4.6.4参照）。

4.4.5 鮮度・腐敗・酸敗の判定法

(1) 腐敗食品の判定方法

腐敗食品の判定方法に官能検査，細菌学的方法，化学的判定方法などが用いられる（表4.13）。

---

*冷蔵保存の種類　下記はいずれも食品を冷蔵保存によりおいしい状態を長く保たせるためのものである。
- チルド（食品が凍り始める直前の温度）：0℃近辺。チルド食品（凍結しない程度の低温で保存，流通している食品），凍らせてはいけない食品の保存に適している。
- 氷温（0℃以下で凍らない状態の温度帯）：－1℃近辺。生もの（肉，魚，貝類，刺身など）の鮮度を保つのに適している。
- パーシャル（食品が少し凍った状態になる温度）：－3℃近辺。すぐには食べない魚や肉，ハムなどをすぐに調理できる状態で保存するのに適している。

表4.13 腐敗の判定方法

官能検査	視覚	色調の変化（変色，退色，着色，光沢など）
		形状の変化（個体：溶解，液化，崩壊など，液体：凝固，沈殿，混濁など）
	嗅覚	腐敗臭（アンモニア臭刺激臭，カビ臭，生ぐさ臭など）
	味覚	異味，刺激性など
	触覚	弾力性の低下など
細菌学的方法	生菌数の測定	初期腐敗 $10^7 \sim 10^8$ 個/g
化学的判定法	腐敗生成物の測定	揮発性塩基窒素 　初期腐敗肉：20mg/100g，魚：30～40mg/100g トリメチルアミン（魚介類の腐敗指標） 　初期腐敗 4～5mg/100g K値：魚の新鮮度の指標 　初期腐敗 60～80%

(2) 酸敗油脂の判定方法＊

＊酸敗油脂の判定法　食用油の賞味期限は，酸価と過酸化物価を同時に測定することにより，決められる。

1) 酸価（acid value, AV）

油脂の加水分解や自動酸化によって生成した遊離脂肪酸量を定量する。油脂の精製度や劣化の指標となる。

2) 過酸化物価（peroxide value, POV）

一次酸化生成物である過酸化物を定量する。油脂の初期段階の酸敗の指標となる。

3) カルボニル価（carbonyl value, COV）

酸敗臭の原因となる二次酸化生成物（アルデヒド，ケトンなど）を定量する。油脂の酸敗の指標となる。

4) チオバルビツール酸価（thiobarbiturate value, TBA）

アルデヒドを定量する。油脂の酸敗の指標となる。

4.4.6 食品成分の変化により生ずる有害物質

(1) ニトロソアミン

ニトロソアミンとは，亜硝酸とアミン類が，酸性下で化学反応して生成する発がん物質である。亜硝酸は，ハムやソーセージに発色剤として使用される亜硝酸塩から生成されるほか，野菜（特にホウレンソウなどの葉物野菜）に含まれる硝酸塩からも生成される（硝酸塩は唾液によって還元され亜硝酸塩となる）。アミン類は肉や魚，魚卵に多く含まれる。これらが酸性である胃の中で反応してニトロソアミンが発生すると考えられているが，実際のところ，体内での生成量や，ヒトにどの程度の影響を及ぼすかなど，詳細はいまだ不明である。

(2) 過酸化脂質

不飽和脂肪酸の酸化生成物を総称して過酸化脂質という。

油脂が室温付近で空気中の酸素を取り込みながら自己触媒的に酸化を進行させていく反応を自動酸化といい，一度始まると連鎖的に反応が進むのが特

徴である。油脂を構成する不飽和脂肪酸と酸素が結合し，魚油に多い高度不飽和脂肪酸は特に酸化されやすい。

酸化が進むと，一次生成物（ヒドロペルオキシド）は分解され，特有の酸敗臭を生じ，粘度が増し，着色する。栄養価も低下する。酸化生成物の中には有毒なものもあり，時には激しい嘔吐，下痢など中毒症状を起こすこともある。過酸化脂質は，細胞膜を破壊したり，動脈硬化の発症に関係する。

(3) アクリルアミド

アクリルアミドは，高温加熱下で，食品に含まれているアスパラギン（アミノ酸の一種）とブドウ糖などの還元糖が反応して生成する。ジャガイモのような炭水化物を多く含む食材を，高温で加熱した際に生成することが認められている。

1) アクリルアミドの健康への影響

食品中に含まれる微量のアクリルアミドが，がんを引き起こす可能性については，現在世界中で調査研究が進められている。FAO/WHO 合同食品添加物専門家委員会（JECFA）（4.6.5 (1) 注釈欄）は，平均的な摂取量では健康に悪影響はないと考えられるが，摂取量が多い人の場合は「神経組織に障害が生じる可能性が否定できない」，「遺伝毒性及び発がん性をもつことを考慮すると，健康に悪影響がある可能性がある」と勧告している。

2) 食品中のアクリルアミド

アクリルアミドは，製造・加工段階に高温で焼いたり揚げたりする食品に含まれていることがわかっている。たとえば，ジャガイモから作られるフライドポテトやポテトチップス，小麦や米から作られるビスケット，かりんとう，せんべいなどの菓子類，また，コーヒーや茶葉などである。家庭で食品を焼く，揚げるなど高温で調理した料理にも含まれている可能性がある。農林水産省では，日本の加工食品における含有量の実態調査結果を公表している（食品安全委員会：食品安全，14, 3, 2007）*。

*加工食品におけるアクリルアミド含有量　各食品の値（mg/kg）を最小値，最大値，中央値の順に示す。ポテトスナック（0.03, 4.7, 0.94），米菓（0.03, 0.5, 0.08），ビスケット類（0.022, 0.46, 0.16），フライドポテト（0.12, 0.91, 0.38），缶コーヒー（0.005, 0.089, 0.014），麦茶（注）（0.14, 0.51, 0.32），ほうじ茶（注）（0.19, 1.1, 0.32）
　（注）麦茶，ほうじ茶については，液体ではなく，それぞれ煎り麦，茶葉を分析。

4.5　食品中の汚染物質

4.5.1　カビ毒（マイコトキシン）

かび毒とは一部のかびが穀類などの農産物や食品等に付着，増殖して産生する有害な化学物質（天然毒素）で，マイコトキシン（mycotoxin）ともいう。

一般に，カビ毒は耐熱性があることから，加工・調理の段階で多くの低減が望めないため，農作物の生産，乾燥，貯蔵などの段階で，カビの増殖やカビ毒の産生を防止することが重要である。

カビ毒の例としては，アフラトキシン類，デオキシニバレノール，ニバレノール，パツリン，オクラトキシン A などがある。

(1) アフラトキシン*

アスペルギルス・フラバス（*Aspergillus flavus*）の産生するカビ毒である。1960年イギリスで七面鳥の飼料がこのカビ毒に汚染され，10万羽以上の死亡事故を起こした。

アフラトキシンはヒトや動物に毒性を示し，アフラトキシンB_1は最も強力な発がん物質である。日本ではピーナッツおよびピーナッツ製品，アーモンドなどのナッツ類やジャイアントコーンに暫定規制値（アフラトキシンB_1を10.0ppb以下）が設けられている。

アフラトキシンは熱に強く，通常の加熱調理では分解されない。

*アフラトキシンB_1, B_2, G_1, G_2やB_1, B_2の生体内代謝産物としてM_1, M_2などがある。

(2) デオキシニバレノールとニバレノール

デオキシニバレノール（DON）とニバレノール（NIV）は，どちらも，麦類などで赤カビ病の原因となるフザリウムというカビが作り出す同一グループのカビ毒の一種である。両方とも，トリコテセンと呼ばれるカビ毒に分類され，化学的な構造がよく似ている。

DONの汚染例は，日本を含む世界の温帯各地で，主に麦やトウモロコシでみられる。一方，NIVの汚染例については，世界的にはDONほどは問題とはなっていないが，日本においては麦類で報告されている。

DONとNIVに汚染された食品を一度に大量に食べた場合，いわゆる急性毒性として，嘔吐や食欲不振などがみられる。一方，急性毒性を示さない程度の量を長期間にわたって摂取する場合，慢性毒性として，免疫系に影響があることがわかっている。一般的な日本人における食品からのDONおよびNIV摂取が健康に悪影響をおよぼす可能性は低いと考えられている。

(3) パツリン

リンゴ果汁を汚染するカビ毒として国際的にも規制の対象とされている。台風などでリンゴが地上に落果して傷が付き，土壌中にいるペニシリウム属またはアスペルギルス属の一部のカビが，損傷部から侵入し，果実の中で増殖してパツリンを産生する。

動物試験では，短期毒性として消化管の充血，出血，潰瘍等の症状が認められ，また，長期毒性として体重増加抑制等の症状が認められている。

日本では，リンゴジュースおよび原料用リンゴ果汁について，パツリンの基準値（0.050ppm以下）が定められている。

(4) オクラトキシンA

アスペルギルス属およびペニシリウム属（アオカビ）の一部のカビが産生するカビ毒である。穀類，豆類，乾燥果実，飲料等いろいろな食品から検出されている。

動物試験などで，肝臓や腎臓への毒性が確認されている。

日本では食品の基準値は設定されていないが，コーデックス委員会では，小麦，大麦およびライ麦について基準値（5μg/kg以下）を設定している。

4.5.2 化学物質

(1) 農薬

農薬とは，病害虫や雑草の**防除**[*1]に使われる殺菌剤，殺虫剤や除草剤，農作物の成長調整剤など，農林業に使用される薬剤のことである。化学薬剤の他に，病害虫の天敵となる生物や細菌を人工的に増殖させて作った生物農薬などもある。

農薬による中毒の原因としては，誤飲や意図的による飲用，農業作業者の農薬使用による**暴露**[*2]，農産物の**残留農薬**[*3] などがある。

農薬は，農薬取締法によって登録制度が設けられ，製造，販売，使用などについて規制されている。また，食品衛生法によって残留基準値が設定され，規制されている（4.8.4 参照）。

(2) ダイオキシン

塩素の数や結合する位置によって異なる有機化合物の総称である。ポリ塩化ビニルなど廃棄物の焼却時に発生すると考えられている。熱，酸やアルカリに安定で分解されにくく，脂溶性であるため，環境や食物などを通して体内に入り，肝臓や脂肪組織に蓄積する。ヒトに取り込まれる9割以上が食品由来とされており，そのうちの大部分が魚介類による（食物連鎖による**生物濃縮**[*4]による）とされる。

体重減少，肝臓障害，免疫力低下，生殖器の奇形，発がん性など毒性は多岐にわたる。

食品中のダイオキシン類による健康への影響については，食品からのダイオキシン類の1日の摂取量を把握し，**耐容一日摂取量**[*5]（tolerable daily intake, TDI）と比較することにより評価されている。これまでの食品からのダイオキシン類の1日の摂取量調査結果では，「ダイオキシン類」の耐容一日摂取量である 4pgTEQ を下回っている。

(3) ビスフェノールA

プラスチックのポリカーボネートや食品缶詰の腐食を防ぐために使われる塗装剤のエポキシ樹脂の原料として用いられている。これらの樹脂にはビスフェノールAが微量に残留していることから，食品衛生法では，ポリカーボネート製容器等に 2.5ppm 以下の**溶出試験**[*6] 規格を設定している。

しかし，近年，動物の胎児や子供に対し，極めて低用量の暴露による神経や性周期などへの影響（内分泌かく乱作用）を示唆する知見が報告されており，現在，欧米諸国で再評価が行われている。

[*1] **防除** 農薬等の使用により，病害虫や雑草等による農作物への被害を抑えること

[*2] **暴露** 有害物質に曝されること。

[*3] **残留農薬** 農作物等の栽培や保存時に使用された農薬が，農作物や環境中に残留したものを「残留農薬」という。

[*4] **生物濃縮** ある物質が食物連鎖を通じて，生物体や器官・臓器に蓄積され，環境中にあったときよりも高濃度に濃縮される現象。

[*5] **耐容一日摂取量（TDI）** 環境汚染物質等の非意図的に混入する物質について，人が生涯にわたって毎日摂取し続けたとしても，健康への悪影響がないと推定される1日当たりの摂取量のことである。通常，1日当たり体重1kg当たりの物質量（mg/kg体重/日）で表される。

[*6] **溶出試験** 食品に使用する器具，容器，包装材などは，直接食品と接触して使用されることから，重金属や化学物質等の溶出により食品が汚染される可能性がある。器具・容器包装がどのような食品に使用するか，どのような材質であるかで決められた溶媒・条件で重金属や化学物質が溶け出す量が基準を満たしていることを確認するために行う試験。

4.5.3 放射性物質

「放射線」を出す能力を「放射能」といい，放射能をもつ物質を放射性物質という。

(1) 放射性物質と暫定規制値

1986年のチェルノブイリ原発事故により，日本では食品全般に対し370Bq/kg以下（セシウム134およびセシウム137の合計）と暫定規制値が設けられていた。

2011年3月11日に発生した東京電力株式会社福島第一原子力発電所事故により，周辺環境から通常より高い放射線が検出された。このため，厚生労働省は，原子力安全委員会より示された「飲食物摂取制限に関する指標」を食品衛生上の暫定規制値とした（表4.14）。厚生労働省が食品中の放射性物質に関して定めた暫定規制値の対象とした放射性物質は，「放射性ヨウ素」「放射性セシウム」「ウラン」「プルトニウム及び超ウラン元素のアルファ核種」の4つである。

また，暫定規制値の諸外国との比較を表4.15に示した。

(2) 放射線照射食品

農作物の発芽抑制，熟度調整，食品の殺虫・殺菌などを目的として，放射

表4.14 放射性物質の暫定規制値

放射性物質	食品衛生法（昭和22年法律第233号）の規定に基づく食品中の放射性物質に関する暫定規制値（Bq/kg）	
放射性ヨウ素* （混合核種の代表核種：131 I）	飲料水 牛乳・乳製品（注）	300
	野菜類（根菜，芋類を除く） 魚介類	2,000
放射性セシウム	飲料水 牛乳・乳製品	200
	野菜類 穀類 肉・卵・魚・その他	500
ウラン	乳幼児用食品 飲料水 牛乳・乳製品	20
	野菜類 穀類 肉・卵・魚・その他	100
プルトニウム及び超ウラン元素のアルファ核種 (^{238}Pu，^{239}Pu，^{240}Pu，^{242}Pu，^{241}Am，^{242}Cm，^{243}Cm，^{244}Cm 放射能濃度の合計）	乳幼児用食品 飲料水 牛乳・乳製品	1
	野菜類 穀類 肉・卵・魚・その他	10

*放射性ヨウ素 肉や卵については，現在，放射性ヨウ素の暫定規制値は定められていない。これは，放射性ヨウ素が半減するまでの期間が8日間と短いのに対し，肉や卵の生産から人が消費するまでには，それ以上の期間がかかり，放射性ヨウ素の肉・卵への蓄積や，人への移行の程度が小さいと考えられるためである。

注）100Bq/kgを超えるものは，乳児用調製粉乳及び直接飲用に供する乳に使用しないよう指導すること。
出所）消費者庁：食品と放射能 Q&A (2011)

表4.15 放射性核種に係る日本，各国およびコーデックスの指標値

(単位 Bq/kg)

	放射性ヨウ素 ^{131}I				放射性セシウム ^{134}Cs + ^{137}Cs				
	飲料水	牛乳・乳製品	野菜類(除根菜・芋類)	その他	飲料水	牛乳・乳製品	野菜類	穀類	肉・卵・魚・その他
日本	300	300	2000	魚介類2,000	200	200	500	500	500
コーデックス	100	100	100	100	1000	1000	1000	1000	1000
シンガポール	100	100	100	100	1000	1000	1000	1000	1000
タイ	100	100	100	100	500	500	500	500	500
韓国	300	150	300	300	370	370	370	370	370
中国	—	33	160	食肉・水産物470 穀類190 芋類89	—	330	210	260	肉・魚・甲殻類800 芋類90
香港	100	100	100	100	1000	1000	1000	1000	1000
台湾	300	55	300	300	370	370	370	370	370
フィリピン	1000	1000	1000	1000	1000	1000	1000	1000	1000
ベトナム	100	100	100	100	1000	1000	1000	1000	1000
マレーシア	100	100	100	100	1000	1000	1000	1000	1000
米国	170	170	170	170	1200	1200	1200	1200	1200
EU	300	300	2000	2000	200	200	500	500	500

注1) コーデックスにおいては，放射性ヨウ素の欄に記載した数値(100)は，Sr90，Ru106，I129，I131，U235の合計。
　　 放射性セシウムの欄に記載した数値(1,000)は，S35，Co60，Sr89，Ru103，Cs134，Cs137，Ce144，Ir192の合計。
注2) EUについては，日本の食品にのみ適用する規制値を掲載
出所) 消費者庁：食品と放射能Q&A (2011)

コラム10　食品と放射能

2011年3月11日に発生した東京電力株式会社福島第一原子力発電所事故により，周辺環境から通常より高い放射線が検出された。その後，近隣地方や関東地方でとれた農産物や水産物からも暫定規制値を超える放射性物質が検出された。検出された品目はホウレンソウ，コマツナ，カブ，キャベツ，ブロッコリー，パセリ，セリ，ウメ，原木シイタケ(露地栽培)，タケノコ，クサソテツ，生茶，荒茶，製茶，イカナゴ稚魚，シラス，アイナメ，エゾイソアイナメ，ホッキガイ，ムラサキイガイ，キタムラサキウニ，ワカメ，アラメ，ヒジキ，ワカサギ，ヤマメ，アユ，ウグイ，牛乳，牛肉などであった。

中でも牛肉に関しては，放射性物質に汚染された稲わらを与えられた可能性のある牛が出荷されていたことがわかり，2011年8月24日現在で15県，4,675頭に上り，大きな問題となった。このうち1,259頭の牛の肉が検査され，92頭の牛の肉(検査された牛のうち約7.3%)から暫定規制値を超える放射性セシウムが検出された。放射性物質に汚染した稲わらを与えられた可能性のある牛は，出荷が自粛され，原子力災害対策本部長(総理大臣)から出荷制限の指示が福島県，宮城県，岩手県，栃木県に出された(2011年8月25日現在4県とも一部解除済み)。

食品の放射能汚染の問題については，私たち日本人は長く付き合っていかざるをえない問題であり，今後も注意深く見守っていく必要がある。なお，放射性物質の検査結果は厚生労働省や農林水産省などのホームページで随時公開されており，消費者庁や食品安全委員会のホームページでも，放射能に関するQ&Aが公表されている。

線を食品に照射することを「食品照射」といい，照射された食品を放射線照射食品または照射食品という。

使用される放射線はガンマ線（コバルト60およびセシウム137），10MeV（メブ，メガ電子ボルト）以下の電子線又は5MeV以下のX線である。

日本では，食品衛生法によりジャガイモの発芽防止を目的としたガンマ線照射のみが認められている。

4.5.4 混入異物

(1) 異物とは

食品中の異物とは，本来その食品に含まれないものをいう。異物は**食品衛生法第6条4号***により規制されている。

(2) 異物の種類

異物は，その由来および性状等から動物性，植物性および鉱物性異物の3種類に大別される（表4.16）。

表4.16 異物の種類

種類	具体的な事例
動物性異物	毛髪，爪，歯，骨，害虫（ハエ，カ，ゴキブリなど），害虫片（羽，足など），羽，毛など
植物性異物	植物片，種子，木片，紙片，糸くず，布など
鉱物性異物	ガラス片，土砂，セメント片，釘，針金，金属片，ビニール片，プラスチック片，ゴムなど

*食品衛生法第6条4号　不潔，異物の混入，又は添加その他の事由により，人の健康を損なうおそれがある食品又は添加物は，これを販売し（不特定又は多数の者に授与する販売以外の場合を含む。以下同じ。），又は販売うの用に供するために，採取し，製造し，輸入し，加工し，使用し，調理し，貯蔵し，若しくは陳列してはならない。

4.6 食品添加物

食品添加物は，豆腐の「にがり」などをはじめ古くから使用されており，その歴史は長い。もし食品添加物が使用されなければ，現在スーパーやコンビニなどで売られている，ほとんどの食品が姿を消すといえるだろう。食品添加物は生鮮食品を除き，それほど多くの食品に使用されているということであり，便利で簡便な現代の食生活において，なくてはならないものとなっている。

それゆえ，食品添加物を使用する側，消費者として口にする側ともに，なぜそれが使用され，どのようなルールがあるのかなど，正しい知識をもつことが大切となってくる。

4.6.1 食品添加物とは

食品添加物とは，食品衛生法第4条第2項に「食品の製造の過程においてまたは食品の加工若しくは保存の目的で，食品に添加，混和，浸潤その他の方法によって使用する物」と定義されている。

4.6.2 食品添加物のメリットとデメリット

メリット　①食品の腐敗や変質を防止し，保存性を高めることができる。保存性が高くなると，長く売り場におけるため廃棄量が減る。また，遠くにも運ぶことができる。大量生産が可能になり，安価で安定した供給ができる。

②食品の嗜好性（色，香り，食感など）が拡大し，魅力が増す。

デメリット ①複数の添加物を摂取した場合（複毒性），生体にどのような影響があるか明らかでない。②保存料などの使用により，かえって衛生管理が疎かになる。③誤用や違法に使用される場合がある。

4.6.3 食品添加物の分類

指定添加物（421 品目） 天然，合成など製造方法にかかわらず安全性と有効性が確認されて厚生労働大臣により指定されている添加物である。

既存添加物（365 品目） 食品衛生法が改正された 1995 年以前から使用されていた**天然添加物**[*1]で，その後も長い食経験から厚生労働大臣が認め，既存添加物名簿に収載されている添加物である。

天然香料（612 品目） 動植物から得られるもので，食品の着香の目的で使用される添加物である。

一般飲食物添加物（72 品目） 一般に食品として飲食されている物で添加物として使用されるものである。

（ ）内の品目数は 2011（平成 23）年 8 月 31 日現在のものである。

4.6.4 食品添加物種類と用途

それぞれの用途に使用される食品添加物の代表例を表 4.17 に示した。

4.6.5 食品添加物の指定と削除

(1) 食品添加物の指定

食品添加物は，安全性と有効性が確認されたものだけが使用できるよう，厚生労働大臣がその諮問機関である**薬事・食品衛生審議会**[*2]の答申を受け指定することが，食品衛生法で定められている。また，薬事・食品衛生審議会は，JECFA[*3]やコーデックス（Codex）委員会（4.1.6 (3) 参照）と意見交換を行って厚生労働大臣に答申することになっている。

このように，わが国では指定された物質だけが使用できる方法（ポジティブリスト方式）を採用している。指定基準は次のとおりである。①安全性が実証または確認されている，②消費者に何らかの利益を与える，③十分な使用効果が期待できる，④化学分析により添加の確認ができる。

(2) 食品添加物の再評価と削除

一度指定された食品添加物についても，安全性の再評価が実施される。その結果や他の知見から安全性に疑いがある品目や，使用実態がなくなった品目については指定が削除される。既存添加物についても，安全性についての確認作業が厚生労働省で行われている[*4]。

4.6.6 食品添加物公定書

食品衛生法第 21 条の規定により，食品添加物に関する製造基準，成分規格，保存基準，検査方法，表示基準などが食品添加物公定書に記載され公開

[*1] **天然添加物** 食品衛生法が改正された 1995 年以前は，天然のものであれば，自由に使用することができた。

[*2] **薬事・食品衛生審議会** 薬事法，独立行政法人医薬品医療機器総合機構法，毒物及び劇物取締法，有害物質を含有する家庭用品の規制に関する法律及び食品衛生法の規定により，その権限に属せられた事項を処理する。平成 13 年 1 月に設置され，薬事分科会，食品衛生分科会があり，委員の定数は 30 人である。

[*3] JECFA（Joint FAO/WHO Expert Committee on Food Additives：FAO/WHO 合同食品添加物専門家委員会） 1955 年に FAO（国連食糧農業機関）と WHO（世界保健機関）が協力して設けた委員会。食品添加物の安全性を科学的および技術的観点から評価し，一日摂取許容量や成分規格を作成している。各国が食品添加物の規格基準を設定する時には，この評価結果を参考にしている。

[*4] 発がん性が認められたアカネ色素（着色料）は 2004 年 10 月に名簿から削除された。

表 4.17 食品添加物の種類と用途例

種類	目的と効果	食品添加物例
甘味料[*1]	食品に甘味を与える	サッカリン,キシリトール,ソルビトール,アスパルテーム,ステビア,甘草など
着色料[*2]	食品を着色し,色調を調節する	食用黄色4号,銅クロロフィル,β-カロテン クチナシ黄色素,ウコン色素,コチニール色素など
保存料	カビや細菌などの発育を抑制し,食品の保存性をよくし,食中毒を予防する（殺菌効果はほとんどない（静菌作用））	ソルビン酸,ソルビン酸カリウム,安息香酸,安息香酸ナトリウム,デヒドロ酢酸ナトリウム ヒノキチオール,しらこたん白抽出物など
増粘剤 安定剤 ゲル化剤 糊剤	食品に滑らかな感じや,粘り気を与え,分離を防止し,安定性を向上させる	カルボキシメチルセルロースナトリウム（CMC）,メチルセルロース,カラギーナン,アルギン酸,ペクチンなど グァーガム,キサンタンガムなど
酸化防止剤	油脂などの酸化を防ぎ保存性をよくする	ジブチルヒドロキシトルエン（BHT）,カテキン エリソルビン酸,トコフェロール（ビタミンE）など
発色剤	ハム・ソーセージなどの色調・風味を改善する	亜硝酸ナトリウム 硝酸ナトリウム,硝酸カリウム
漂白剤	食品を漂白し,白く,きれいにする 殺菌作用,酸化防止作用もある	亜硫酸ナトリウム 次亜硫酸ナトリウム
防カビ剤（防ばい剤）	輸入柑橘類等のカビの発生を防止する（**ポストハーベスト**[*3]）	オルトフェニルフェノール（OPP）ジフェニル（DP）,イマザリル,チアベンダゾール
イーストフード	パンのイーストの発酵をよくする	リン酸三カルシウム 炭酸アンモニウム
ガムベース	チューインガムの基材に用いる	エステルガム,酢酸ビニル樹脂,ポリブテン チクルなど
香料	食品に香りをつけ,おいしさを増す	オレンジ香料 バニリンバニラ,レモンなど
酸味料	食品に酸味を与える	クエン酸,乳酸,酒石酸など
調味料	食品にうま味などを与え,味をととのえる	5'-イノシン酸二ナトリウム,5'-グアニル酸ナトリウム L-グルタミン酸ナトリウム,コハク酸二ナトリウムなど
豆腐用凝固剤	豆腐を作る時に豆乳を固める（製造に不可欠）	塩化マグネシウム グルコノデルタラクトンなど
乳化剤	水と油を均一に混ぜ合わせる	グリセリン脂肪酸エステル,ショ糖脂肪酸エステル 植物レシチン,サポニンなど
pH調整剤	食品のpHを調節し品質をよくする 食品の保存性を高める	DL-リンゴ酸,クエン酸,乳酸ナトリウム 重曹,炭酸ナトリウム
かんすい	中華めんの食感,風味を出す（製造に不可欠）	炭酸ナトリウム,炭酸カリウム,リン酸水素二ナトリウム ポリリン酸ナトリウムなど
膨脹剤	ケーキなどをふっくらさせ,ソフトにする	重曹（炭酸水素ナトリウム）,グルコノデルタラクトン 硫酸アルミニウムカリウム（ミョウバン）など
栄養強化剤	栄養素を強化する	ビタミンC,乳酸カルシウムなど ビタミン類30種,アミノ21種,ミネラル30種
その他の食品添加物	その他,食品の製造や加工に役立つ	水酸化ナトリウム 活性炭,プロテアーゼなど

[*1] 近年は,低カロリーの甘味料や虫歯予防の甘味料が使われることも多い。
[*2] 近年では,安全性の問題から天然色素が多く用いられている。
[*3] ポストハーベストは収穫後の農作物に直接農薬を噴霧する方法で,輸入かんきつ類やバナナなどの輸送中のカビ発生防止のために使用されている。日本ではポストハーベストは禁止されているため,食品添加物として規制している。

出所）日本食品添加物協会：もっと知ってほしい食品添加物のあれこれ（2010）一部追記

されている。

4.6.7　食品添加物の表示方法

容器包装に入れられた加工食品では，原則として，使用したすべての添加物名を表示しなければならない*1。表示方法については，必要なことを，できるだけわかりやすく表示するために，さまざまな工夫がなされている。

(1)　物質名で表示する

食品添加物は，原則として物質名を表示することが原則である。しかし，添加物の化学名では馴染みがなく，私たち消費者には逆にわかりにくくなる場合もあるため，下表のように添加物の品名（名称），**簡略名***2 および**類別名***3 を定め，これらのいずれかを表示することがある。

名　　称	簡略名または類別名
L-アスコルビン酸ナトリウム	ビタミンC，V．C
炭酸水素ナトリウム	重曹
硫酸アルミニウムカリウム	ミョウバン

(2)　用途名と物質名を併記するもの

次の8種類は，消費者の選択に役立つ情報として，物質名だけでなく，その用途名（目的）も併せて表示しなければならない。

　　甘味料，着色料，保存料，増粘剤・安定剤・ゲル化剤，酸化防止剤，発色剤，漂白剤，防カビ（防ばい）剤

　　（例）甘味料（アスパルテーム），保存料（ソルビン酸）

(3)　一括名で表示できるもの

次の14種類は，物質としてではなく，使用の目的を表す「一括名」で表示することが認められている。

　　イーストフード，ガムベース，かんすい，苦味料，酵素，香料，酸味料，軟化剤，調味料，豆腐凝固剤，乳化剤，pH調整剤，膨脹剤，光沢剤

(4)　表示が免除される場合

食品添加物の表示が免除されるのは，表4.18に示した場合に限られる。

(5)　アレルギー物質を含む表示

食物アレルギーに関して食品衛生法で規制されている。アレルギー特定原材料（4.7.2参照）が入っているものは，わかりやすく表示する。

　　（例）「カゼインNa」は「カゼインNa（乳由来）」

4.6.8　食品添加物の安全性の評価

(1)　毒性試験

食品添加物は，ヒトが毎日食べる食品に含まれているため，少量であっても多種類を一生涯にわたって摂取することになる。したがって日本では，動

---

*1　原材料欄に原材料（JAS法），次に食品添加物（食品衛生法）を区分し，各々，重量の割合の多い順に使用したすべての原材料を記載することになっている。

*2 簡略名　表示のために品名を簡単にした名称。

*3 類別名　本質が共通するいくつかの品目をグループとしてまとめた表示のための名称。類別名は，着色料に多く認められている。

表4.18 食品添加物の表示が免除される場合

表示の免除	免除される理由	食品添加物例
加工助剤	加工工程で使用されるが，除去されたり，中和されたり，ほとんど残らないもの	活性炭，ヘキサン，水酸化ナトリウム
キャリーオーバー	原料中には含まれるが，使用した食品には微量で効果がでないもの	せんべいに使用されるしょうゆに含まれる保存料
栄養強化剤	食品の常在成分であり，諸外国では食品添加物とみなしていない国も多く，FAO/WHOでも食品添加物として扱っていないもの	ビタミンD_3，L-メチオニンなど
小包装食品	表示面積が狭く（30cm^{2}以下），表示が困難なため	
バラ売り食品	包装されていないので，表示が困難なため	

出所）表4.17と同じ

表4.19 安全性を確認するための主な試験

一般毒性試験	28日間反復投与毒性試験	実験動物に28日間繰り返し与えて生じる毒性を調べる
	90日間反復投与毒性試験	実験動物に90日間以上繰り返し与えて生じる毒性を調べる
	1年間反復投与毒性試験	実験動物に一年以上の長期間にわたって与えて生じる毒性を調べる
特殊毒性試験	繁殖試験	実験動物に二世代にわたって与え，生殖機能や新生児の生育におよぼす影響を調べる
	催奇形性試験	実験動物の妊娠中の母体に与え，胎児の発生，生育におよぼす影響を調べる
	発がん性試験	実験動物にほぼ一生涯にわたって与え，発がん性の有無を調べる
	抗原性試験	実験動物でアレルギーの有無を調べる
	変異原性試験（発がん性試験の予備試験）	細胞の遺伝子や染色体への影響を調べる

物や動物細胞，微生物を使用してさまざまな毒性試験を行い安全性を確認している。特に長期毒性や発がん性について慎重に確認されなければならない。食品添加物の安全性を確認する方法として，主な毒性試験の種類と内容を表4.19に示した。

(2) 無毒性量（no observed adverse effect level: NOAEL）

無毒性量とは，実験動物に食品添加物を一生涯毎日食べさせても，有害な影響が見られない最大量（体重1kg当たりのmgで表す）のことである。

(3) 一日摂取許容量（acceptable daily intake: ADI）＊

一日摂取許容量（ADI）とは，ヒトが食品添加物を一生涯毎日食べ続けても健康に悪影響を及ぼさない1日当たりの量（体重1kg当たりのmgで表す）のことである。

一日摂取許容量は，実験動物から得られた無毒性量に，安全率として1/100を掛けて求められる。実験動物で得られた値をそのままヒトにあてはめることはできないため，安全率は実験動物とヒトとの種の違いとして1/10，ヒトの個人差（年齢，性別，健康状態など）として1/10，これらを掛けて1/100とするのが一般的である。ADIは，JECFAが定めた量が国際的に採用されている。

＊一日摂取許容量（ADI）　無毒性量（最大無作用量）× 1/100（単位：mg/kg）

毒性試験での無毒性量
一日摂取許容量（ADI）　使用基準に定められる量
出所）表 4.17 と同じ

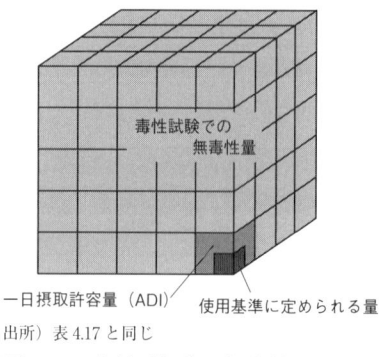

図 4.10　食品添加物の無毒性量，一日摂取許容量，使用基準の関係

＊マーケットバスケット方式　スーパー等で売られている食品の中に含まれている食品添加物量を分析して測り，その結果に，国民健康・栄養調査に基づく食品の喫食量を乗じて，摂取量を求める方法である。

4.6.9　食品添加物の使用基準

　ADI が定められ，食品に添加する量が守られていても，偏食など食習慣によって，同一添加物の摂取量が ADI を上回る可能性がある。そこで，**マーケットバスケット方式**＊を用いた食品添加物一日摂取量調査が実施されている。この調査により，1 日にとる食品添加物の量を推定し，実際の食品添加物の合計摂取量が ADI を超えないように使用基準が定められている。2002 年，2003 年に行われた調査結果では摂取量の安全性に問題がないことが確認されている。図 4.10 に食品添加物の無毒性量，一日摂取許容量，使用基準の関係を示した。

4.7　その他の食品の安全性問題

4.7.1　遺伝子組換え食品

(1)　遺伝子組換え食品とは

　生物の細胞から有用な性質をもつ遺伝子を取り出し，植物などの細胞の遺伝子に組み込み，新しい性質をもたせることを遺伝子組換えといい，遺伝子組換えによって品種改良が行われた作物（食品）のことを遺伝子組換え食品という。

　遺伝子組換えでは，生産者や消費者の求める性質を効率よくもたせることができる点，組み込む有用な遺伝子が種を超えていろいろな生物から得られる点が従来の品種改良と異なる点である。これまでは害虫や農薬に強いものなどが中心であったが，最近では，特定の成分の含有量を高めた作物や乾燥・塩害に強い作物などが研究・開発されている。

(2)　遺伝子組換え食品の安全性審査

　2001 年 4 月から遺伝子組換え食品の安全性審査が義務付けられており，安全性審査を受けていない遺伝子組換え食品は，輸入，販売等が法的に禁止されている。日本で安全性が確認され，販売・流通しているのは次の 7 作物である（表 4.20）。2011 年現在，日本国内では遺伝子組換え作物は商業的には栽培されていない。

(3)　遺伝子組換え食品の表示

　遺伝子組換え農産物やこれを原料とした加工食品については，原則として表示が義務付けられている。表示義務の対象となるのは，表 4.20 に示した 7 種類の農産物と，これらを原材料とした加工食品 32 品目群（豆腐，納豆など）である（5.1.1 参照）。

表 4.20

名　称	性　質
大　豆	特定の除草剤で枯れない 特定の成分（オレイン酸など）を多く含む
ばれいしょ	害虫に強い，ウィルス病に強い
なたね	特定の除草剤で枯れない
とうもろこし	害虫に強い，特定の除草剤で枯れない
綿　実	害虫に強い，特定の除草剤で枯れない
てん菜	特定の除草剤で枯れない
アルファファ	特定の除草剤で枯れない

4.7.2 食物アレルギー*

食物アレルギーは微量でも時には命に関わる場合があるので、健康危害の発生防止の観点から、食品衛生法で規制されている。表示対象品目は25種類あり、特に重篤または症例数の多い特定原材料7品目と、それらに準ずるもの18品目に分けられている（表4.21）。特定原材料は2002年4月より表示が義務付けられ、それ以外のものは表示が推奨されている（5.1.2参照）。

表4.21 食物アレルギー表示対象品目

特定原材料（表示義務）
卵、乳、小麦、 えび、かに、そば、落花生
特定原材料に準ずるもの（表示推奨）
あわび、イカ、いくら、オレンジ、キウイフルーツ、 牛肉、くるみ、さけ、さば、大豆、鶏肉、豚肉、 まつたけ、もも、やまいも、りんご、ゼラチン、バナナ

*食物アレルギー 食物を摂取した際、身体が食物（に含まれるたんぱく質）を異物として認識し自分の身体を防御するために過敏な反応を起こすこと。軽い症状として、かゆみ、じんましん、唇や瞼の腫れ、嘔吐、喘鳴、重篤な症状として、意識障害、血圧低下、呼吸障害などのアナフィラキシーショックなどがある。

4.8 食品衛生管理

4.8.1 HACCPの概念

HACCP（hazard analysis and critical control points）とは、危害分析重要管理点と訳される国際的な衛生管理の手法である。「ハセップ」「ハサップ」「エイチエーシーシーピー」などと呼ばれている。

HACCPは1960年代にアメリカの宇宙開発計画の中で、安全な食品を製造するために考え出された手法である。従来のように最終製品の一部を抜き取り検査によって安全性を保証するのではなく、食品製造工程において発生し得るすべての危害を分析し（HA）、重点的に衛生管理を行わなければならない点を設定して（CCP）これを確実に実行し連続的に管理することによって、すべての製品の安全性が確保できるという考え方に基づいた管理手法である（図4.11）。さらにこの管理手法に記録を重視する考え方が加わり、HACCPシステムの概念が出来上がった。

1993（平成5）年にコーデックス（Codex）委員会がHACCPについてのガイドラインを公表したことに伴い、今日ではHACCPシステムは国際的に推奨され普及している。

(1) 日本における導入

1995年に食品衛生法が改正され、初めてHACCPの概念が取り入れられ、一部の食品製造業種（表4.22）に対して「総合衛生管理製造過程の承認制度」として発足した。その後、食品の安全性確保のためにHACCPシステムはさらに重要視されてお

図4.11 衛生管理の従来方式とHACCP方式の比較

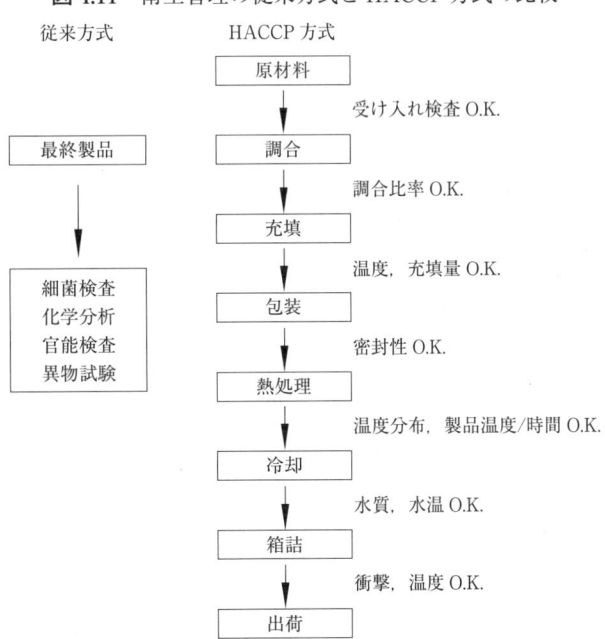

従来方式
- 最終製品 → 細菌検査、化学分析、官能検査、異物試験

HACCP方式
- 原材料 → 受け入れ検査 O.K.
- 調合 → 調合比率 O.K.
- 充填 → 温度、充填量 O.K.
- 包装 → 密封性 O.K.
- 熱処理 → 温度分布、製品温度/時間 O.K.
- 冷却 → 水質、水温 O.K.
- 箱詰 → 衝撃、温度 O.K.
- 出荷

出所）日本食品衛生協会：Haccpシステムによる衛生管理とは何だろう

表4.22 総合衛生管理製造過程の対象と承認状況
(2010年6月末現在)

① 乳	157施設（228件）
② 乳製品	162施設（235件）
③ 食肉加工品	68施設（120件）
④ 魚肉練り製品	24施設（32件）
⑤ 容器包装加圧加熱食品 （缶詰，瓶詰，レトルト食品）	24施設（26件）
⑥ 清涼飲料水	122施設（172件）

出所）厚生労働省医薬食品局食品安全部：食品の安全確保に関する取組

り，導入・普及が進んでいる。安全確保のため2004年より，更新制（3年）が導入された。

(2) HACCPシステムの7原則と12手順

HACCPシステムを実施するためには，あらかじめ衛生管理のためのマニュアルを作成する必要がある。これにはコーデックス委員会が定めた7つの原則「HACCPシステムの7原則」を必ず盛り込まなければならない。また，第1原則の危害分析を行うために必要な準備手順として1～5の手順を加えたものを「HACCPシステムの12手順」という。

HACCPシステムの12手順

手順1	HACCPチームの編成
手順2	製品や原材料についての記述
手順3	意図する用途と対象消費者の確認
手順4	製造工程一覧図，施設の図面，標準作業書の作成
手順5	製造工程一覧図，施設の図面，標準作業書について現場での確認
手順6	危害の分析と危害リストの作成（第1原則）
手順7	重要管理点（CCP）の設定（第2原則）
手順8	管理基準の設定（第3原則）
手順9	各CCPの管理基準について測定方法の設定（第4原則）
手順10	各CCPにおける改善措置の設定（第5原則）
手順11	HACCP方式の有効性を確認するための検証方法の設定（第6原則）
手順12	HACCPシステム実施に関わるすべての記録の維持管理規定の設定（第7原則）

4.8.2 食品工場における一般衛生管理事項

一般的衛生管理事項とは，HACCPシステム導入の前提となる，作業環境を衛生的に確保するための基本的な管理事項のことで，10項目からなる（表4.23）。

一般的衛生管理事項は，HACCPシステムを導入していない工場でも，基本となる重要な衛生管理事項であり，従来から行われてきたはずである。HACCPシステム導入において，一般的衛生管理事項がいかに確実に実行されているかということはとても重要である。

4.8.3 家庭における衛生管理

HACCPシステムは大企業に対しての衛生管理手法と誤解されているかもしれないが，その考え方は小規模な食品製造業，学校などの調理施設，飲食店や家庭においても適用されるべきものである。それぞれにあったチェックリストを作成し，毎日実行することが大切なのである。

「家庭で行うHACCP～家庭でできる食中毒予防6つのポイント～」として，厚生労働省から次のように公表されている（表

表4.23 一般衛生管理プログラム

① 施設・設備の衛生管理
② 施設・設備，機械・器具の保守点検
③ ネズミ・昆虫の防除
④ 使用水の衛生管理
⑤ 排水および廃棄物の衛生管理
⑥ 従事者の衛生管理
⑦ 従事者の衛生教育
⑧ 食品などの衛生的取扱い
⑨ 製品の回収プログラム
⑩ 試験・検査に用いる設備等の保守管理

4.24)。食中毒予防の三原則は，食中毒菌を「付けない，増やさない，殺す」である。「6つのポイント」はこの三原則から成っている。

4.8.4　残留農薬のポジティブリスト制度

2003年に改正された食品衛生法では，「食品は，農薬，飼料添加物及び動物用医薬品（以下「農薬等」）が厚生労働大臣の定める量（一律基準（0.01ppm）を超えて残留するものであってはならない。ただし，別に食品の規格（残留基準）が定められている場合は，この限りでない（第11条第3項　概要）」と定められている。これに基づいて残留農薬に関するポジティブリスト制度が導入され，2006年5月29日から施行された。本制度の施行前は，食品衛生法で残留基準が設定されている農薬等は283品目で，国内外で使用される多くの農薬等に残留基準が設定されていなかった。このため，たとえ残留基準のない無登録農薬が食品から検出されたとしても，その食品の販売などを禁止することができなかった。

ポジティブリスト制度導入にあたり，国際的に広く使われている農薬等に新しく残留基準が設定（総計918品目，2010年5月末現在）され，残留基準のない無登録農薬等についても**一律基準**[*1]（0.01ppm）が設定された。これにより，原則，すべての農薬等に対して，基準を超えて食品中に残留する場合には，その食品の販売などを禁止することができるようになった。

[*1] **一律基準**　食品衛生法において，厚生労働大臣が薬事・食品衛生審議会の意見を聴いて定める「人の健康を損なうおそれのない量」のことで，0.01ppmと設定されている。

4.8.5　国際標準化機構 (international organization for standardization; ISO)

(1) ISOとは

ISOはリスクマネジメントシステムとして普及されている，国際的な民間規格で，1947年設立された[*2]。加盟国は157ヵ国（2007年12月時点），事務局はジュネーブ（スイス）である。

ISOでの食品関連規格はISO22000（食品安全マネジメントシステム）が代表される。ISOには基本的にP（plan）-D（do）-C（check）-A（action）が規格事項で求められ，企業（組織）の自主的な取り組みを助けるものであり，その適合性を利害関係者（取引企業や消費者など）に対して自己宣言することが認められている。

[*2] **ISO**　ISOは最初に，品質に関する規格・ISO9001（品質マネジメントシステム：QMS）が制定され，次に環境に関する規格・ISO14001（環境マネジメントシステム：EMS）が制定された。
現在は情報セキュリティーに関する規格・ISO27001（情報セキュリティーマネジメントシステム）はじめ各種の規格が制定され，食品安全に関する規格・ISO22000（食品安全マネジメントシステム：FSMS）が2005.9.1に制定された。（食品産業センター「HACCP関連情報データベース」より）

(2) HACCPとの共通点・相違点

HACCPは前述で示したようにコーデックス（Codex）委員会で作成した政府系の規格であるが，ISO22000もコーデックスのHACCPガイドラインに沿って構成されている。

また，ISO22000は**システム認証**[*3]であるため，製品にマークを表示することができない。一方，HACCPでは**製品認証**[*4]であるため，製品にマークを表示することができる点が異なる。

[*3] **システム認証**　製品の食品安全性を高めるための手段が定められ，その通りに行われているかを評価するもの。

[*4] **製品認証**　認証された安全な製品であるかを評するもの。

表 4.24　家庭で行う HACCP〜家庭でできる食中毒予防 6 つのポイント

ポイント 1　食品の購入

- 肉，魚，野菜などの生鮮食品は新鮮な物を購入しましょう。
- 表示のある食品は，消費期限などを確認し，購入しましょう。
- 購入した食品は，肉汁や魚などの水分がもれないようにビニール袋などにそれぞれ分けて包み，持ち帰りましょう。
- 特に，生鮮食品などのように冷蔵や冷凍などの温度管理の必要な食品の購入は，買い物の最後にし，購入したら寄り道せず，まっすぐ持ち帰るようにしましょう。

ポイント 2　家庭での保存

- 冷蔵や冷凍の必要な食品は，持ち帰ったら，すぐに冷蔵庫や冷凍庫に入れましょう。
- 冷蔵庫や冷凍庫の詰めすぎに注意しましょう。めやすは，7 割程度です。
- 冷蔵庫は 10 度 C 以下，冷凍庫は，－15 度 C 以下に維持することがめやすです。温度計を使って温度を計ると，より庫内温度の管理が正確になります。細菌の多くは，10 度 C では増殖がゆっくりとなり，－15 度 C では増殖が停止しています。しかし，細菌が死ぬわけではありません。早めに使いきるようにしましょう。
- 肉や魚などは，ビニール袋や容器に入れ，冷蔵庫の中の他の食品に肉汁などがかからないようにしましょう。
- 肉，魚，卵などを取り扱う時は，取り扱う前と後に必ず手指を洗いましょう。せっけんを使い洗った後，流水で十分に洗い流すことが大切です。簡単なことですが，細菌汚染を防ぐ良い方法です。
- 食品を流し台の下に保存する場合は，水漏れなどに注意しましょう。また，直接床に置いたりしてはいけません。

ポイント 3　下準備

- 台所を見渡してみましょう。ゴミは捨ててありますか？　タオルやふきんは清潔なものと交換してありますか？　せっけんは用意してありますか？　調理台の上は かたづけて広く使えるようになっていますか？　もう一度，チェックをしましょう。
- 井戸水を使用している家庭では，水質に十分注意してください。
- 手を洗いましょう。
- 生の肉，魚，卵を取り扱った後には，また，手を洗いましょう。途中で動物 に触ったり，トイレに行ったり，おむつを交換したり，鼻をかんだりした後の手洗いも大切です。
- 肉や魚などの汁が，果物やサラダなど生で食べる物や調理の済んだ食品にかからないようにしましょう。
- 生の肉や魚を切った後，洗わずにその包丁やまな板で，果物や野菜など生で食べる食品や調理の終わった食品を切ることはやめましょう。洗ってから熱湯をかけたのち使うことが大切です。包丁やまな板は，肉用，魚用，野菜用と別々にそろえて，使い分けるとさらに安全です。
- ラップしてある野菜やカット野菜もよく洗いましょう。
- 冷凍食品など凍結している食品を調理台に放置したまま解凍するのはやめましょう。室温で解凍すると，食中毒菌が増える場合があります。解凍は冷蔵庫の中や電子レンジで行いましょう。また，水を使って解凍する場合には，気密性の容器に入れ，流水を使います。
- 料理に使う分だけ解凍し，解凍が終わったらすぐ調理しましょう。解凍した食品をやっぱり使わないからといって，冷凍や解凍を繰り返すのは危険です。冷凍や解凍を繰り返すと食中毒菌が増殖したりする場合もあります。
- 包丁，食器，まな板，ふきん，たわし，スポンジなどは，使った後すぐに，洗剤と流水で良く洗いましょう。ふきんのよごれがひどい時には，清潔なものと交換しましょう。漂白剤に 1 晩つけ込むと消毒効果があります。包丁，食器，まな板などは，洗った後，熱湯をかけたりすると消毒効果があります。たわしやスポンジは，煮沸すればなお確かです。

ポイント 4　調理

- 調理を始める前にもう一度，台所を見渡してみましょう。下準備で台所がよごれていませんか？　タオルやふきんは乾いて清潔なものと交換しましょう。そして，手を洗いましょう。
- 加熱して調理する食品は十分に加熱しましょう。加熱を十分に行うことで，もし，食中毒菌がいたとしても殺すことができます。めやすは，中心部の温度が 75 度 C で 1 分間以上加熱することです。
- 料理を途中でやめてそのまま室温に放置すると，細菌が食品に付いたり，増えたりします。途中でやめるような時は，冷蔵庫に入れましょう。再び調理をするときは，十分に加熱しましょう。
- 電子レンジを使う場合は，電子レンジ用の容器，ふたを使い，調理時間に気を付け，熱の伝わりにくい物は，時々かき混ぜることも必要です。

ポイント 5　食事

- 食卓に付く前に手を洗いましょう。
- 清潔な手で，清潔な器具を使い，清潔な食器に盛りつけましょう。
- 温かく食べる料理は常に温かく，冷やして食べる料理は常に冷たくしておきましょう。めやすは，温かい料理は 65 度 C 以上，冷やして食べる料理は 10 度 C 以下です。
- 調理前の食品や調理後の食品は，室温に長く放置してはいけません。例えば，O157 は室温でも 15〜20 分で 2 倍に増えます。

ポイント 6　残った食品

- 残った食品を扱う前にも手を洗いましょう。残った食品はきれいな器具，皿を使って保存しましょう。
- 残った食品は早く冷えるように浅い容器に小分けして保存しましょう。
- 時間が経ち過ぎたら，思い切って捨てましょう。
- 残った食品を温め直す時も十分に加熱しましょう。めやすは 75 度 C 以上です。味噌汁やスープなどは沸騰するまで加熱しましょう。
- ちょっとでも怪しいと思ったら，食べずに捨てましょう。口に入れるのは，やめましょう。

出所）厚生労働省ホームページ

【演習問題】

問1 食品の安全性に関する記述である。正しいのはどれか。(2011年国家試験)
(1) わが国では，食品添加物として取り扱っているポストハーベスト農薬がある。
(2) 輸出国で安全性審査を受けた遺伝子組換え食品は，日本での販売等が許可されている
(3) 魚介類や海藻に含まれる有機ヒ素化合物は，無機ヒ素化合物に比べ，毒性が高い。
(4) 農薬に関するポジティブリスト制は，対象を生鮮食品に限定している。
(5) ジャガイモの放射線照射は，殺菌の目的で利用される。

解答 (1)

問2 食品汚染物質に関する記述である。正しいものの組合せはどれか。
(2010年国家試験)
a 日本人におけるダイオキシン類の曝露は，魚介類によるものが多い。
b 米ぬか油に起因した油症は，製造工程で混入したPCBが原因であった。
c アクリルアミドは，肉や魚の焼けこげ中に存在する。
d アフラトキシンは，加熱調理することで分解される。
(1) aとb (2) aとc (3) aとd (4) bとc (5) cとb

解答 (1)

問3 食品添加物ならびにその表示についての記述である。正しいものの組合せはどれか。(2009年国家試験)
a 添加物を使用した場合は，物質名による表示が原則である。
b 保存料は，食品中の微生物に対する静菌作用を有する。
c 天然物を使用した場合，強調して表示しなければならない。
d 製造工程で使用された添加物は，食品に残存していなくても表示義務がある。
(1) aとb (2) aとc (3) aとd (4) bとc (5) cとd

解答 (1)

問4 食中毒に関する記述である。正しいのはどれか。(2011年国家試験)
(1) 黄色ブドウ球菌は，7.5％食塩水中では増殖しない。
(2) ボツリヌス菌の毒素は，100℃，15分の加熱では失活しない。
(3) 腸炎ビブリオ菌は，海水中では増殖しない。
(4) ウェルシュ菌は，真空包装すれば増殖しない。
(5) セレウス菌の嘔吐毒（セレウリド）は，100℃，30分の加熱では失活しない。

解答 (5)

【参考文献】
石渡肇ら編著：食品衛生学，学文社（2011）
厚生労働省医薬食品局食品安全部：食品の安全確保に関する取組（2010），http://www.mhlw.go.jp/topics/bukyoku/iyaku/syoku-anzen/dl/pamph01.pdf
食品安全委員会：食品の安全に関する用語集，http://www.fsc.go.jp/yougoshu/yougoshu.html
食品安全委員会：パンフレット2010（2011），http://www.fsc.go.jp/sonota/

pamphlet/2010/pamphlet2010_japall.pdf
東京都福祉保健局：食品衛生の窓，http://www.fukushihoken.metro.tokyo.jp/shokuhin/index.html
吉田勉監修：わかりやすい食物と健康④食品の安全性，三共出版（2008）
食品安全委員会ホームページ，http://www.fsc.go.jp/
厚生労働省医薬食品局食品安全部：食品の安全確保に関する取組（2010.8）
WHOホームページ，http://www.who.int/
FAOホームページ，http://www.fao.org/
厚生労働省医薬食品局食品安全部：「食品に含まれるカドミウム」に関するQ&A
ISOホームページ http://www.iso.ch/
食品産業センター：HACCP関連情報データベース（2009.12.8）

5 食品の表示と規格基準

5.1 表示の種類
5.1.1 品質表示基準
(1) 生鮮食品・加工食品

JAS法（農林物資の規格化及び品質表示の適正化に関する法律）により，食品の品質表示，有機栽培，JASマークや原産地などの表示の基準が定められている。**品質表示基準**は，一括表示事項（品名・原材料・賞味期限など表示すべき項目），表示方法（原材料を表記する場合の表記の仕方や順序など具体的な表示の仕方），表示禁止事項（内容物を誤認させるような文字や絵などの禁止事項）が品目ごとに規定されている。

1999年の改正で消費者に販売されるすべての食品を生鮮食品と加工食品に分けて，それぞれに一定の表示を義務づけることになった。**生鮮食品**とは，野菜や果物などの農産物，肉や卵などの畜産物，魚や貝などの水産物で，加工していないものであり，「名称」と「原産地」の表示が義務づけられている。**加工食品**とは，生鮮の農産物などの原料を加工して製造された食品で，「名称」「原材料名」「賞味期限」「内容量」「保存方法」「製造業者等の氏名又は名称及び住所」などの表示が義務付けられている。

また，一般的に適用される規則に加えて，個別の品目毎の規則として，たとえば，加工食品であるウナギの蒲焼きには，一般の加工食品において表示すべき事項に加え，ウナギの原産地を表示する必要があり，生鮮食品である米は，「名称」「原料玄米」などの表示に加えて，原料玄米の「産地」「品種」「産年」を表示することが定められている。

(2) 期限表示

すべての加工食品には，賞味期限または消費期限のどちらかの期限表示が表示されることになっている。期限表示は，開封する前の製品の期限が表示されているので，開封した食品は，表示されている期限にかかわらず，早めに食べた方が良い。

賞味期限とは，「定められた方法により保存した場合において，期待されるすべての品質の保持が十分に可能であると認められる期限を示す年月日をいう。ただし，当該期限を超えた場合であっても，これらの品質が保持されていることがあるものとする」と定義されている。よって，おいしく食べることができる期限であって，スナック菓子，カップめん，缶詰等が対象であ

り，この期限を過ぎても，すぐ食べられないということではない。

一方，**消費期限**とは，「定められた方法により保存した場合において，腐敗，変敗その他の品質の劣化に伴い安全性を欠くこととなるおそれがないと認められる期限を示す年月日をいう」と定義されており，弁当，サンドイッチ，生めん等が対象となり，期限を過ぎたものは食べない方が良いと考えられる。

それぞれの食品の期限の設定は，食品等の特性，品質変化の要因や原材料の衛生状態，製造・加工時の衛生管理の状態，保存状態等を考慮して，食品の製造，販売などを行う「食品等事業者」が，責任をもって表示することとなっている。

(3) 遺伝子組換え食品

食品の原料として用いられている植物，微生物，動物などの性質や機能を向上させるために，他の生物から有用な性質をもつ遺伝子を取り出し，目的の植物，微生物，動物などに組み込むことが可能となっている。従来の交配による品種改良に比較して，異なる種（species）を含め遺伝子から有用遺伝子のみを導入することができ，短期間での改良を実施することが可能となる。この方法により，食品の生産を量的，質的に向上させるだけでなく，害虫や病気に強い農作物の改良や，保存性や加工特性，さらには栄養成分の含有量の増加などの品質向上に利用され，食糧生産の効率化，安定供給，高品質化に貢献し，天然資源の節約にも役立つことが期待される。

遺伝子組換え食品の安全性審査は，厚生労働省が2001年に食品衛生法の規格基準を改正して，法的に義務づけたことにより，安全性審査を受けていない遺伝子組換え食品は，輸入，販売等が法的に禁止されている。さらに，2003年に食品安全基本法が施行されたことにより，遺伝子組換え食品の安全性審査は**食品安全委員会**が実施することになっている。

2001年から，食品衛生法に基づき「遺伝子組換え食品」の安全性審査が義務付けられたことに伴い，**遺伝子組換え農産物**およびこれを原材料とする加工食品についての表示が，品質表示基準に義務付けられた。さらに，非遺伝子組換え作物であっても遺伝子組換え作物と分別して生産流通管理をしていない場合は，収穫，運搬，保管などの段階で遺伝子組換え作物が混入してくる可能性があるので，「**遺伝子組換え不分別**」の表示をすることが義務付けられる。また，非遺伝子組換え食品であることを，生産者が表示をしたいと考えれば，「非遺伝子組換え食品」の表示をすることは任意とされている（表5.1）。

表示義務の対象となるのは，大豆，トウモロコシ，バレイショ，ナタネ，綿実，アルファルファおよびテンサイの7種類の農産物と，これらを原材料

とし，加工工程後も組み換えられたDNAまたはこれによって生じたたん白質が検出できる加工食品32食品群，および高オレイン酸遺伝子組換え大豆およびこれを原材料として使用した加工食品（大豆油等）である。組み換えられた

表5.1 遺伝子組換え食品の分別管理と表示

表示	遺伝子組換え食品の有無と分別管理等	表示の義務
「遺伝子組換え食品」	分別生産流通管理が行われた遺伝子組換え食品の場合	義務表示
「遺伝子組換え不分別」	遺伝子組換え食品と非遺伝子組換え食品が分別生産流通管理されていない場合	義務表示
「非遺伝子組換え食品」	分別生産流通管理が行われた非遺伝子組換え食品の場合	任意表示

DNAおよびこれによって生じたたんぱく質が残らない加工食品としては，醬油，コーン油，コーンフレークなどが挙げられており，これらの食品は，遺伝子組換え作物を原料としても，遺伝子組換え食品の表示は省略できることになっている。

32群の加工食品としては，豆腐・油揚げ類，納豆，味噌，きな粉などの大豆加工食品，コーンスナック菓子，コーンスターチ，ポップコーン，冷凍トウモロコシなどのトウモロコシ加工食品，冷凍バレイショ，乾燥バレイショ，バレイショ，でんぷん粉などのばれいしょ加工食品が挙げられている。

ただし，表示義務の対象となっている作物または加工食品を主な原材料とする食品であっても，その主な原材料（重量に占める割合が上位3品目以内で，かつ，食品中に占める重量の5%以上を占める）でない場合は，表示義務はないことになっている。

5.1.2 成分表示（栄養成分表示，アレルギー表示，添加物表示）

(1) 栄養成分表示

1) 背景と制度制定の経緯

食品に含まれる物質に関する表示としては，原材料表示と栄養成分表示の2つがある。原材料の表示については，1999年に改正された「農林物資の規格化及び品質表示の適正化に関する法律（JAS法）」において，品質表示基準が定められている。栄養成分の表示については，1996年に栄養改善法（2002年健康増進法に引継）の規定に基づき，「**栄養表示基準**」が定められている。栄養成分基準には，栄養成分量と熱量の量的表示と栄養成分の強化や低減などの強調表示が定められている。

2) 栄養成分の種類

現在，栄養改善法に規定されている栄養成分は，1996年に改正された栄養改善施行規則により，次のとおり定められている。

① マクロ栄養成分：たんぱく質，脂質，炭水化物
② ミネラル：亜鉛，カリウム，カルシウム，クロム，セレン，鉄，銅，ナトリウム，マグネシウム，マンガン，ヨウ素，リン
③ ビタミン：ナイアシン，パントテン酸，ビオチン，ビタミンA，B_1，

B₂，B₆，B₁₂，C，D，E，K，葉酸

3) 表示の内容

含有物の表示 栄養成分の熱量の表示は，100gもしくは100ml，または1食分，1個分当たりのいずれかの量で表すことになっている。表示する栄養成分は，熱量，たんぱく質，脂質，炭水化物，ナトリウム，その他表示する栄養成分の順に表示することになっている。

分析値の範囲 記載した栄養成分表示は，分析値は次に示す誤差の許容範囲内であることが求められており，下限値および上限値を用いて記載した場合には，分析値がその範囲内であることが定められている。

① 熱量，たんぱく質，脂質，飽和脂肪酸，コレステロール，炭水化物（または糖質），糖類，食物繊維およびナトリウム：$-20\%～+20\%$

② 亜鉛，カルシウム，鉄，銅，マグネシウム，ビタミンA，ビタミンDおよびビタミンE：$-20\%～+50\%$

③ ナイアシン，パントテン酸，ビオチン，ビタミンB₁，B₂，B₆，ビタミンB₁₂，ビタミンC，葉酸：$-20\%～+80\%$

4) 主な栄養成分と熱量の測定方法

たんぱく質 食品中のたんぱく質の分析は，全窒素を分析（一般には**ケルダール分解法**）して，それに食品毎に定められた係数（一般には6.25）を乗じてたんぱく質質量とする。

脂質 エーテル類またはクロロホルム・メタノール混液などの有機溶剤に可溶な成分総量を脂質質量とする。

食物繊維 一連の消化酵素の処理によって分解されない物質を，約80％エタノール中で沈殿物として測定する**プロスキー法**（酵素一重量法）により分析する。この方法では沈殿を生じない水溶性食物繊維については液体クロマトグラフィーを用いて，分析する。

炭水化物，糖質 糖質は，食品100g中のたんぱく質，脂質，食物繊維，灰分，水分の合計量を，100gから差し引いて求める。炭水化物は糖質に食物繊維を加えた合計値である。

熱量 分析したたんぱく質，脂質，糖類にそれぞれ4，9，4kcal/gを乗じた数値の合計値を用いる。アルコールは7kcal/g，有機酸は3kcal/gを用いる。糖アルコール，オリゴ糖については，個別に熱量換算値が設定してある。

食物繊維の熱量に関しては，大腸に到達して完全に発酵されるものは2kcal/gとし，発酵分解を受けないものは，原則として0kcal/gとするとされており，発酵分解率の明らかな食物繊維は，個々に熱量が定められている。

5) 強調表示

栄養成分を補給できることを強調する表示 一般的日本人の食生活において

欠乏を起こす懸念があり，そのことにより健康に悪影響を及ぼす栄養成分を補給できることを強調する表示であり，表示の用語として下記の2つに区別されている。

①「高」「多」「豊富」などとこれらに類する表示：これらの表示をするためには，分析された栄養成分量が表5.2の第1欄の基準値以上であることが必要である。

②「源」「供給」「含有」「入り」「使用」「添加」などとこれらに類する表示：これらの表示をするためには，分析された栄養成分量が表5.2の第2欄の基準値以上であることが必要である。

栄養成分が少ないことを強調する表示 一般的日本人の食生活において**過剰摂取**の懸念があり，それにより健康に悪影響を及ぼす栄養成分を低減していることを強調する表示で，表示の用語として下記の2つに区別されている。

①「無」「ゼロ」「ノン」などとこれに類する表示：これらの表示をするためには，分析された栄養成分量が表5.3の第1欄の基準値未満であることが必要である。

②「低」「ひかえめ」「ダイエット」「少」「ライト」などとこれに類する表示：これらの表示をするためには，分析された栄養成分量が表5.3の第2欄の基準値未満であることが必要である。

6）相対表示

他の食品と比較して，栄養成分や熱量が強化されているあるいは低減されていることを強調する表示であり，比較対照とする食品名および比較値を記載することが必要である。

強化表示 他の食品に対して，食物繊維，たんぱく質，カルシウム，鉄，ビタミンA，

表5.2 補給ができる旨の表示について遵守すべき基準値一覧表

栄養成分	〔第1欄〕高い旨の表示をする場合は，次のいずれかの基準値以上であること			〔第2欄〕含む旨の表示をする場合は，次のいずれかの基準値以上であること		
	食品100g当たり（　）内は，一般に飲用に供する液状での食品100ml当たりの場合		100kcal当たり	食品100g当たり（　）内は，一般に飲用に供する液状での食品100ml当たりの場合		100kcal当たり
食物繊維	6g	(3g)	3g	3g	(1.5g)	1.5g
たんぱく質	15g	(7.5g)	7.5g	7.5g	(3.8g)	3.8g
亜鉛	2.10mg	(1.05mg)	0.70mg	1.05mg	(0.53mg)	0.35mg
カルシウム	210mg	(105mg)	70mg	105mg	(53mg)	35mg
鉄	2.25mg	(1.13mg)	0.75mg	1.13mg	(0.56mg)	0.38mg
銅	0.18mg	(0.09mg)	0.06mg	0.09mg	(0.05mg)	0.03mg
マグネシウム	75mg	(38mg)	25mg	38mg	(19mg)	13mg
ナイアシン	3.3mg	(1.7mg)	1.1mg	1.7mg	(0.8mg)	0.6mg
パントテン酸	1.65mg	(0.83mg)	0.55mg	0.83mg	(0.41mg)	0.28mg
ビオチン	14μg	(6.8μg)	4.5μg	6.8μg	(3.4μg)	2.3μg
ビタミンA	135μg	(68μg)	45μg	68μg	(34μg)	23μg
ビタミンB_1	0.30mg	(0.15mg)	0.10mg	0.15mg	(0.08mg)	0.05mg
ビタミンB_2	0.33mg	(0.17mg)	0.11mg	0.17mg	(0.08mg)	0.06mg
ビタミンB_6	0.3mg	(0.15mg)	0.10mg	0.15mg	(0.08mg)	0.05mg
ビタミンB_{12}	0.60μg	(0.30μg)	0.20μg	0.30μg	(0.15μg)	0.10μg
ビタミンC	24mg	(12mg)	8mg	12mg	(6mg)	4mg
ビタミンD	1.50μg	(0.75μg)	0.50μg	0.75μg	(0.38μg)	0.25μg
ビタミンE	2.4mg	(1.2mg)	0.8mg	1.2mg	(0.6mg)	0.4mg
葉酸	60μg	(30μg)	20μg	30μg	(15μg)	10μg

出所）栄養表示基準別表第2および別表第3を改編

ビタミン B_1, B_2, C, D, ナイアシンなどを増量していることを強調する表示である。この表示をするためには，分析された栄養成分量が，対照食品に比較して，算出された増加量または増加割合が表5.2の第2欄の基準値以上であることが必要である。

低減表示 他の食品に対して，熱量，脂質，飽和脂肪酸，コレステロール，糖類，ナトリウムなどを低減していることを強調する表示である。これらの表示をするためには，分析された栄養成分量が対照食品に比較して低減量または低減割合が表5.3の第2欄の基準値以上であることが必要である。

7) 栄養成分表示制度の見直し

コーデックス委員会において「栄養表示に関するガイドライン」の拡充作業が進められる中で，米国やカナダに引き続き，南米諸国や中国，インド，韓国，オーストラリア，ニュージーランド等で栄養表示の義務化が進められ，欧州連合（EU）においても義務化に向けた議論が行われている。日本では，消費者庁に栄養成分表示検討会が2010年に設置され，栄養表示の義務化に向けて整理すべき課題について検討し，栄養表示制度の意義や仕組みのあり方を議論している。特に，エネルギー，ナトリウム，脂質に関しては，健康・栄養政策上の重要性も高いことから，新たな栄養成分表示における優先度は高いとされている（2011年9月現在）。

エネルギーは，食事の内容を評価する最も基本的な指標であることや，エ

表5.3 適切な摂取ができる旨の表示について遵守すべき基準値一覧表

栄養成分	〔第1欄〕含まない旨の表示は次の基準値に満たないこと 食品100g当たり（ ）内は，一般に飲用に供する液状での食品100ml当たりの場合	〔第2欄〕低い旨の表示は次の基準値以下であること 食品100g当たり（ ）内は，一般に飲用に供する液状での食品100ml当たりの場合
熱量	5kcal（5kcal）	40kcal（20kcal）
脂質	0.5g（0.5g）	3g（1.5g）
飽和脂肪酸	0.1g（0.1g）	1.5g（0.75g）かつ飽和脂肪酸由来のエネルギーが全エネルギーの10%
コレステロール	5mg（5mg）かつ飽和脂肪酸の含有量[1] 1.5g（0.75g）かつ飽和脂肪酸のエネルギー量が10%[2]	20mg（10mg）かつ飽和脂肪酸の含有量[1] 1.5g（0.75g）かつ飽和脂肪酸のエネルギー量が10%[2]
糖類	0.5g（0.5g）	5g（2.5g）
ナトリウム	5mg（5mg）	120mg（120mg）

注1) ドレッシングタイプ調味料（いわゆるノンオイルドレッシング）について，脂質の含まない旨の表示については「0.5g」を，当分の間「3g」とする。
2) は，1食分の量を15g以下と表示するものであって当該食品中の脂質の量のうち飽和脂肪酸の含有割合が15%以下で構成されているものを除く
出所) 栄養表示基準別表第4および第5を改編

ネルギー源として位置付けられる他の栄養成分との関係を考えると，新たな栄養成分表示においても，最も重要な要素と位置付けられる。

ナトリウムの摂取量と高血圧症の発症は関連することから，予防の観点から食塩摂取量を減らすことが必要であるが，多くの人が食事摂取基準の目標量を上回っており，新たな栄養成分表示における優先度は高い。コーデックス規格では，科学的に適切な用語である「ナトリウム」を必須栄養成分とし，各国においてその相当量を「食塩」として表示することも可能であるとする改定案が採択されている。

脂質のうち，飽和脂肪酸は，過剰摂取により心疾患のリスクが増加することから，コーデックス規格では，飽和脂肪酸を表示が必須の栄養成分として追加する改定案が採択され，北・南米諸国や韓国，オーストラリア等では表示が義務付けられている。トランス脂肪酸を過剰に摂取すると，動脈硬化等による心疾患のリスクが増加することから，WHOは，一日当たりのトランス脂肪酸の平均摂取量を総エネルギー摂取量の1％未満とすることを求めている。日本での平均的摂取量は1％未満であると報告されているが，脂肪の多い菓子類や食品の食べ過ぎにより，これを上回る摂取量となる可能性があり，食事摂取基準報告書では，すべての年齢層で少なく摂取することが望まれるものとしている。コーデックス規格では，トランス脂肪酸の摂取量の水準が公衆衛生上の懸念となっている国は，その表示を考慮する必要があるとする採択が決まっており，北・南米諸国や韓国等では表示が義務付けられている。日本では，「トランス脂肪酸の情報開示に関する指針」を消費者庁が取りまとめ，食品事業者による自主的な情報開示の取組を促進している。

(2) アレルギー表示

アレルギーを生じる食品は数多くあるが，アレルギーを起こしやすい食品は偏っている。卵，牛乳に対するアレルギーが最も多く，その他には小麦，そば，えび，かに，落花生，豚肉などがある。これら食品のアレルギーの原因となる物質は主にたんぱく質であることが確認されている。

厚生労働省は，食物アレルギーの実態および誘発物質の解明に関する研究，過去の健康危害などの程度，頻度を考慮して，重篤なアレルギー症状を惹起する実績のあった食品について，その原材料を表示させる「**特定原材料**等の名称による表示」方式をアレルギーの表示として制度化することとした。

「アレルギー物質を含む食品の原材料表示」（以下「アレルギー表示」という）は，実際のアレルギー発症数，重篤度等に差異があるため，省令で法令上表示を義務付けるものと，通知で表示を奨励するものとに分けることとなった。

食品衛生法施行規則で，小麦，そば，卵，乳，落花生，えび，かにの7品

目(以下「特定原材料」という)が義務表示として指定されている。通知で表示を奨励する品目に,それ以外の18品目(以下「特定原材料に準ずるもの」という)が挙げられている(表5.4)。

(3) 添加物表示

加工食品では,原則として,使用したすべての添加物名を,その物質の名称を用いて,容器包装の見やすい場所に表示することになっている。表示方法としては,JAS法では,一括表示の原材料欄に,食品添加物以外の原材料と食品添加物に区分し,重量の割合の多い順に使用したすべての原材料を記載することになっている。

食品添加物のうち,保存料,甘味料,増粘剤,安定剤,ゲル化剤,糊料,酸化防止剤,発色剤,漂白剤の用途に使われるものは,その用途名を併せて表示することになっている。たとえば「保存料(ソルビン酸K)」「甘味料(ステビア)」のように,用途名と物質名を表示する。

添加物表示は個々の物質名を表示するのが原則であるが,pHを調整するために用いられるアジピン酸,クエン酸,クエン酸三ナトリウムなどは「pH調整剤」として表示することになっている。また,5'-イノシン酸二ナトリウム,5'-ウリジル酸二ナトリウムなどを「調味料(核酸)」として表示することも含まれている。このように定められた用途で添加物を使用する場合には,使用の目的を表す「一括名」で表示することが認められている。

栄養強化の目的で使用されるもの,加工助剤およびキャリーオーバーについては,原材料および食品添加物の表示が免除されている。栄養強化の目的で使用されるものとしては,ビタミン類,ミネラル類,アミノ酸類がある。よって,同じ添加物でも,栄養強化の目的以外で使用する場合は,表示する必要があり,たとえばL-アスコルビン酸は,ビタミンCとして栄養強化の目的で使用する場合は,表示が免除されるが,酸化防止剤として使用する場合は,「酸化防止剤(ビタミンC)」と表示する必要がある。

表示が免除される**加工助剤**とは次のようなものが挙げられる。

①食品の完成前に除去されるもの(例:油脂製造時の抽出溶剤であるヘキサン),②最終的に食品に通常含まれる成分と同じになり,かつ,その成分量を増加させるものではないもの(例:ビールの原料水の水質を調整するための炭酸マグネシウム),③最終的に食品中にごくわずかな量しか存在せず,その食品に影響を及ぼさないもの(例:

表5.4 アレルギー表示

表示	用語	名称
義務づけ	特定原材料(7品目)	えび,かに,小麦,そば,卵,乳,落花生
推奨	特定原材料に準ずるもの(18品目)	あわび,いか,いくら,オレンジ,キウイフルーツ,牛肉,くるみ,さけ,さば,大豆,鶏肉,バナナ,豚肉,まつたけ,もも,やまいも,りんご,ゼラチン

豆腐の製造工程中，消泡の目的で添加するシリコーン樹脂）

　表示が免除される**キャリーオーバー**とは，原材料の製造または加工の過程で使用され，その原材料を用いた食品の製造過程では使用されないもので，最終食品に効果を発揮することができる量より明らかに少ない場合である。例として，保存料の安息香酸を含むしょうゆを原材料として，せんべいの味付けをした場合，この安息香酸は含有量が微量であり，せんべいには保存料としての効果をもたないため，せんべいでの表示が免除される。

5.1.3　原産地・原産国表示

　原産地・原産国表示はJAS法に定められている。**原産国表示**は，輸入加工食品について，食品が最終的に加工された国名が表示名として記載される。農畜水産物を海外から輸入して，小分けや袋詰めをした場合は，このものを生産した国が原産国として表示されるが，日本国内で味付けをした場合，最終的に加工されたのは日本となるので，原産国の表示をする必要はない。

　原産地表示は野菜，果物，肉，魚などの生鮮食品に記載する必要がある。また，干しシイタケ，カット野菜，塩蔵ワカメ，カツオのたたき，合挽肉，ゆでた食肉，シラス干し，衣をつけたエビなど原材料が品質を左右する加工度の低い20食品群については，製品の重量割合が50％以上となるものについて，原料の原産地表示が必要である。さらに個別の品目で，品質表示基準で規定されている冷凍食品，うなぎ加工品，かつお削りぶしなどは原料の原産地表示が必要である。

5.2　栄養・健康に関する表示の制度

5.2.1　特定保健用食品

(1)　制度の成立ち

　薬事法において，身体の構造・機能に影響を与えることに関する表示，病気の予防，治療，診断に関する表示をすることは医薬品と見なされ，たとえ食品の形態であっても未承認無許可医療品として規制されている。食品の三次機能の研究開発により，多くの食品に体調調節機能があることが明らかになり，その研究成果を国民の健康維持増進に役立てるために，厚生省（当時）が栄養改善法第12条で規定されている**特別用途食品**のひとつとして，**特定保健用食品**を1991年に制度化した。食品の有効性と安全性を評価し，その科学的根拠を基に保健の用途の表示を許可する制度である。その定義は栄養改善法施行規則第8条第1項において，「特別用途食品のうち，食生活において特定の保健の用途の目的で摂取するものに対し，その摂取により当該保健の目的が期待できる旨の表示を許可されたもの」とされた。特定保健用食品の保健の効果は，申請者が提出した製品ごとの組成，成分，形態などを，

医学的，栄養学的に個別に評価し，総合的に判断した上で許可される。

特定保健用食品を定めていた栄養改善法が2002年に廃止され，健康増進法に引継がれた。また，2003年には，食品の安全を確保するために施行された食品安全基本法に基づき，内閣府の担当大臣の下に食品安全委員会が設置され，特定保健用食品の安全性評価は，厚生労働省から食品安全委員会に移管された。

2005年の改定では，従来の特定保健用食品に加えて，下記の3つの制度が創設された。

1) **条件付き特定保健用食品**：有効性の科学的根拠が従来の特定保健用食品のレベルには届かないが，下記の条件の一定の有効性が確認される食品を「○○を含んでおり，根拠は必ずしも確立されていませんが，△△に適している可能性がある食品です。」の条件付きの表示を許可する。

① 無作為化比較試験で，従来は危険率5％以下の有意差が求められていたものについて，10％まで認める。

② 非無作為化比較試験で，危険率5％以下の有意差でも認める。

③ 作用機序に関する試験を適切に実施した後に，作用機序が明確にならなかった場合も認める。

2) **規格基準型特定保健用食品**：許可実績が十分にあり，科学的根拠が蓄積されていて，事務局審査が可能な食品について下記の判断基準を定め，審議会の個別審査なく許可する。

① 保健の用途ごとに分類したグループにおける許可件数が100件を超えている。当該関与成分の最初の許可から6年を経過している。

② 複数の企業が当該保健の用途をもつ当該関与成分について許可を取得している。

現時点でこれらすべてを満たしているものは，保健の用途として「おなかの調子を整える」旨の表示に関する下記の食物繊維とオリゴ糖，「血糖値の気になる方に」の表示に関する難消化デキストリンである。

- 食物繊維：難消化性デキストリン・ポリデキストロース・グァーガム分解物
- オリゴ糖：大豆オリゴ糖・フラクトオリゴ糖・乳果オリゴ糖・ガラクトオリゴ糖・キシロオリゴ糖・イソマルトオリゴ糖

3) **疾病のリスク低減特定保健用食品**：関与成分の疾病リスク低減効果が確立されている場合に表示が許可される。

現時点において許可対象として認める候補としては，「カルシウムと骨粗鬆症」「葉酸と神経管閉鎖障害」に関する下記の2つの表示である。

- **カルシウム**「この食品はカルシウムを豊富に含みます。日頃の運動と，

適切な量のカルシウムを含む健康的な食事は，若い女性が健全な骨の健康を維持し，歳をとってからの**骨粗鬆症**になるリスクを低減するかもしれません。」
- **葉酸**：「この食品は葉酸を豊富に含みます。適切な量の葉酸を含む健康的な食事は，女性にとって，**二分脊椎**などの**神経管閉鎖障害**を持つ子どもが生まれるリスクを低減するかもしれません。」

これら2つ以外で，疾病のリスク低減表示として許可されるには原則として，複数の研究論文からなるメタアナリシスの論文があり，日本人の疾病の罹患状況に照らして必要性があることが求められ，十分な科学的根拠を揃えた申請があった場合に，専門家による検討を行うことになる。

2009年9月に消費者庁が設立されたことにより，特定保健用食品の申請受付および許可は，厚生労働省から消費者庁に移管された。消費者庁と並列で設置された消費者委員会に属している新開発食品評価調査会と新開発食品調査部会において，有効性を中心に総合的な審査が実施され，安全性の審査は，従来同様，食品安全委員会で実施されている。

(2) 申請と許可

特定保健用食品の制度発足当時は栄養改善法により定められたが，現在では栄養改善法を引き継いだ健康増進法により規定され，衛生上の観点からは食品衛生法によっても規制を受け，食品安全基本法により安全性評価が行われることになっている。許可されるためには，以下の8項目の申請書類が必要となる。

① 食生活の改善が図られ健康の維持増進に寄与することが期待できるものであり，食品または関与する成分について，② 保健の用途が医学的，栄養学的に根拠が明らかにされ，③ 適切な摂取量が設定でき，④ 食経験等からみて安全なものであること。⑤ 関与する成分は物理化学的性状および試験方法と定性および定量試験方法が明らかにされていること。⑥ 同種の食品が一般に含有している栄養成分の組成を著しく損なったものでないこと。⑦ まれに食べられるものでなく，日常的に食べられている食品であること。⑧ 食品または関与する成分は，「その成分本質が医薬品として使用されるもの」に該当するものでないこと。

これらを大きく分類すると3つに分けることができる。第一に，ヒト試験を実施して機能に関して有効性の科学的根拠を明らかにしていること，第二に，食経験も踏まえてヒトでの安全性が確認されていること，第三に，機能成分の定量的な把握ができていることである。それぞれの科学的実証に関する考え方とその方法について，記述する。

1) 有効性の科学的実証

有効性の科学的実証のためには，*in vitro**および動物試験において関与成分の有効性，作用メカニズム，体内動態を実証した後，ヒト試験において有効性の実証と摂取量を確認する必要がある。特定保健用食品の有効性評価は，申請する食品の形態でのヒトでの**介入試験**が求められる。介入試験は，被験者に被験物質を直接摂取させることにより，有効性を確認する方法である。被験者の食事内容に積極的に介入することからこの名前が用いられる。ヒト試験には**観察試験**もあるが，これは食事内容への介入を行わずに，対象者の食事内容を観察または調査することで実証を行うものである。観察試験では，間接的に食品の有効性を調査することはできるが，特定の食品またはその成分の有効性を実証することには限界があるため，特定保健用食品の科学的実証には，介入試験が求められる。

ヒト試験は，原則として，健常者，疾病の境界域のヒト，軽症のヒトを対象として一日摂取目安量による3ヵ月の摂取試験を実施する。特定保健用食品は，ヒト介入試験での有効性の実証がされており，申請資料に添付する有効性の主要報告書は，査読者のいる学術誌に掲載されたものであることが求められている。また，介入試験を実施するに当っては，被験者の健康上の問題が発生することを考慮して，被験者の保護を配慮する必要がある。そのために，医師を含む専門家を中心とする**倫理委員会**において，ヒト試験を実施する際に，被験者の人権保護に配慮することを臨床研究に携わる医師が遵守するように求めている**ヘルシンキ宣言**（コラム11参照）を参考に実施する。有効性および摂取量の確認のための試験結果の判定には，必ず統計学的処理による有意差検定を行うことが必要である。

動物試験において有効性が確認された成分であっても，ヒトと動物では消化，吸収，代謝に異なる部分があり，最終的にはヒトでの効果を確認する必要がある。

2) 安全性の科学的実証

特定保健用食品として要求される安全性試験は，食経験を踏まえて，安全性を確認することが求められている。食経験は，摂取量，摂取期間，摂取した人口，摂取頻度などの項目を考慮して，食品としての使用実績に対する安全性の程度を定量的に評価する必要がある。

十分な食経験がない場合には，遺伝毒性（変異原性試験と染色体異常試験，小核試験），急性毒性（単回投与試験，1週間投与試験），亜急性毒性，最大無作用量（動物試験により求めた体重当たりの無作用量）などの試験を行うことが必要とされている。

ヒト試験は実際に申請する特定保健用食品の形態で，有効摂取量において

---

* *in vitro* と *in vivo*
in vitro とは「試験管内で（の）」という意味で，酵素や細胞を取り出して，試験管内で行う試験。*in vivo* とは「生体内で（の）」という意味で，一般には実験動物を使って実施する試験。

3ヵ月の試験を実施するとともに，摂取目安量の3～5倍の過剰量での1ヵ月の安全性試験を実施して，安全を確認する。

3) 関与成分の定性・定量の実証他

厚生労働省からの通知には，分析に関して，次のような資料の提出が求められている。

① 関与成分の定性および定量試験の方法と成績書，② 製造日が異なる製品または別ロットの製品を3検体以上，無作為に抽出したもので実施した関与成分の試験結果例，③ 栄養成分および熱量の試験検査の成績書，④ 栄養成分および熱量の試験検査は定められた分析方法で，製造日が異なる製品または別ロットの製品を3検体以上，無作為に抽出したもので行う。

保存試験においては，通常，食品が保管される環境下において，実際の賞味期限または品質保持期間の安定性試験を実施する必要がある。

(3) 表示の範囲と許可の現状

特定保健用食品の許可される保健の用途の対象範囲は，薬事法に規定されている疾病の診断・治療・予防に言及しない範囲で，下記の通り定められている。

① 測定可能な体調の指標の維持および改善に関するもので，健康診断で測定する項目も含める。たとえば，「血糖値を正常に保つ」や「体脂肪の分解を促進する」など。② 身体の生理機能・組織機能を良好に維持または改善するもの。たとえば，「便通を良好にする」や「カルシウムの吸収を高める」など。③ 本人が自覚できる体調の変化で，慢性でない一時的な体調の変化に関するもので，たとえば「肉体疲労を感じる方に適する」など。

特定保健用食品の許可は，制度が施行されてから数年間は，保健の用途はほとんどが「お腹の調子を整える」であり，関与成分を乳酸菌とするヨーグルトが中心であった。1990年後半に「血糖値の気になる方に」「体に脂肪がつきにくい」などの新規の保健の用途が許可され，2000年以降許可件数が

コラム11　ヘルシンキ宣言

1964年，フィンランドの首都ヘルシンキにおいて開かれた世界医師会第18回総会で採択された，被験者の人権尊重のための倫理規範。ヒットラーの人体実験を実施した医師の行為を反省し，今後このような人権を無視したヒト試験が行われないように医師が自ら定めた「ヒトを対象とする医学研究の倫理的原則」である。ヒトを対象とした試験において被験者の人権を尊重し，被験者の負担を軽減するために，遵守すべきであり，重要な基本原則は下記の通りである。
① 被験者の人権尊重。
② インフォームド・コンセント（関連情報を与えて，同意を得る）。
③ 被験者の自発的・自由意思による参加。
④ これらの倫理的原則が遵守されていることを監視する倫理審査委員会の設置。

増加し，2011年8月末には，950件を超える特定保健用食品が許可されている。

　今まで許可・承認された特定保健用食品を表示内容と関与成分で分類すると，10の保健の用途ごとに表5.5のような関与成分が許可されている。特定保健用食品の許可を得た食品の形態としては，「お腹の調子を整える」には飲料やヨーグルト，「コレステロールの気になる方に」や「中性脂肪の気になる方に」では食用油，虫歯関連ではチューインガムが多く，「血圧が高めの方に」「体脂肪の気になる方に」の乳酸飲料，茶飲料など，最近では「機能性飲料」と錠剤・カプセルなどの市場が拡大している。

5.2.2　栄養機能食品

　栄養素の機能に関する表示制度が検討され，2001年に栄養機能食品を制度化し，特定保健用食品と合わせて**保健機能食品**として制度が創設された。

　栄養機能食品は栄養素の機能について，一定の規格基準を満たせば個々に許可を得ずに定められた表示ができる食品である。個別の製品ごとに評価する特定保健用食品は健康増進法に基づいて制度化されたが，栄養機能食品は食品衛生法に定められている。栄養機能表示と注意喚起表示をまとめると，表5.6のとおりである。栄養素の含有量の下限値は栄養所要量の3分の1と設定され，上限値は医薬部外品の最大分量を越えないものとして定められた（表5.7）。

5.2.3　特別用途食品

　特別用途食品とは，乳児，幼児，妊産婦，病者などを対象に発育，健康の保持・回復などに適するという特別の用途について表示するものであり，2009年に一部改正が行なわれた。図5.1で示す通り，**病者用食品，妊産婦・**

表5.5　特定保健用食品の表示内容と関与成分

表示内容	保健機能成分（関与成分）
お腹の調子を整える食品	ビフィズス菌，オリゴ糖（フラクトオリゴ糖，キシロオリゴ糖，乳菓オリゴ糖など），食物繊維（ポリデキストロース，難消化性デキストリン，グアーガムなど）等
血圧が高めの方に適する食品	ペプチド（ラクトトリペプチド，カゼインデカペプチド，サーディンペプチド，サーディンペプチドなど），杜仲葉配糖体，GABA（γ-アミノ酪酸）等
コレステロールが高めの方に適する食品	大豆たんぱく質，キトサン，低分子化アルギン酸ナトリウム，植物ステロール等
血糖値が気になる方に適する食品	難消化性デキストリン，グアバ葉ポリフェノール，小麦アルブミン，Lアラビノース等
ミネラルの吸収を助ける食品	CCM（クエン酸リンゴ酸カルシウム），CPP（カゼインホスホペプチド），ヘム鉄，フラクトオリゴ糖等
食後の血中の中性脂肪を抑える食品	グロビンタンパク分解物，サイリウム，植物ステロール等
虫歯の原因になりにくい食品	糖アルコール（パラチノース，マルチトール，キシリトール，エリスリトール），茶ポリフェノール等
歯の健康維持に役立つ食品	糖アルコール（キシリトール，エリスリトール，還元パラチノース，マルチトール），第2リン酸カルシウム，フクロノリ抽出物，リン酸化オリゴ糖カルシウム等
体脂肪がつきにくい食品	茶カテキン，中鎖脂肪酸，クロロゲン酸
骨の健康が気になる方に適する食品	ビタミンK2，大豆イソフラボン

授乳婦用粉乳，乳児用調製粉乳およびえん下困難者用食品があり，法律上は特定保健用食品もこれに含まれるが，前述のように別途の制度として運用されている。特別用途食品として食品を販売するには，その表示について国の許可を受ける必要がある。許可基準があるものについては許可基準の適合性を審査して許可を受け，許可基準のない病者用食品については個別の製品ごとに評価されて，許可を得る必要がある。

規格基準型の病者用食品には，アレルギー患者のための**アレルゲン除去食品**，たんぱく質の摂取制限を必要とする腎臓病患者のための**低たんぱく食品**，

表5.6 栄養機能食品の機能表示

栄養素	栄養機能表示	注意喚起表示（共通表示は欄外の注）を参照
ビタミンE	「抗酸化作用により，体内の脂質を酸化から守り細胞の健康維持を助ける栄養素です」	
ビタミンC	「皮膚や粘膜の健康維持を助けるとともに，抗酸化作用を持つ栄養素です」	
ビタミンA	「夜間の視力の維持を助けます」「皮膚や粘膜の健康維持を助ける栄養素です」	妊娠3ヶ月以内または妊娠を希望する女性は過剰摂取にならないよう注意してください。
ビタミンD	「腸管でのカルシウムの吸収を促進し，骨の形成を助ける栄養素です」	
ビタミンB$_1$	「炭水化物からのエネルギーの産出と皮膚や粘膜の健康維持を助ける栄養素です」	
ビタミンB$_2$，ナイアシン，ビオチン，パントテン酸	「皮膚や粘膜の健康維持を助ける栄養素です」	
ビタミンB$_6$	「たんぱく質からのエネルギーの産出と皮膚や粘膜の健康維持を助ける栄養素です」	
葉酸	「赤血球の形成を助けるとともに，胎児の正常な発育に寄与する栄養素です」	
ビタミンB$_{12}$	「赤血球の形成を助ける栄養素です」	
カルシウム	「骨や歯の形成に必要な栄養素です」	
鉄	「赤血球を作るのに必要な栄養素です」	
マグネシウム	「骨や歯の形成に必要であり，多くの体内酵素の正常な働きとエネルギー産生を助けるとともに，血液循環を正常に保つのに必要な栄養素です」	多量に摂取すると軟便（下痢）になることがあります。1日の摂取目安量を守って下さい。乳幼児・小児は本品の摂取を避けてください。
銅	「赤血球の形成を助けるとともに，多くの体内酵素の正常な働きと骨の形成を助ける栄養素です」	乳幼児・小児は本品の摂取を避けてください。
亜鉛	「味覚を正常に保つのに必要であり，皮膚や粘膜の健康維持を助けるとともに，たんぱく質・核酸の代謝に関与して，健康の維持に役立つ栄養素です」	亜鉛の摂りすぎは銅の吸収を阻害する恐れがありますので，過剰摂取にならないよう注意してください。1日の摂取目安量を守ってください。乳幼児・小児は本品の摂取を避けてください。

注）共通の注意喚起表示：「本品は，多量摂取により疾病が治癒したり，より健康が増進するものではありません。1日の摂取目安量を守ってください。」

表5.7 栄養機能食品の上限値,下限値

(ビタミン)

	ビタミンA（レチノール）	ビタミンD	ビタミンE	ビタミンB₁₁	ビタミンB₂	ナイアシン
上限値	2000IU	200IU	150mg	25mg	12mg	15mg
下限値	600IU	35IU	3mg	0.3mg	0.4mg	5mg

(ビタミン)

	ビタミンB₆	葉酸	ビタミンB₁₂	ビオチン	パントテン酸	ビタミンC
上限値	10mg	200μg	60μg	500μg	30mg	1000mg
下限値	0.5mg	70μg	0.8μg	10μg	2mg	35mg

(ミネラル)

	カルシウム	鉄	亜鉛	マグネシウム	銅
上限値	600mg	10mg	15mg	300mg	5mg
下限値	250mg	4mg	3mg	80mg	0.5mg

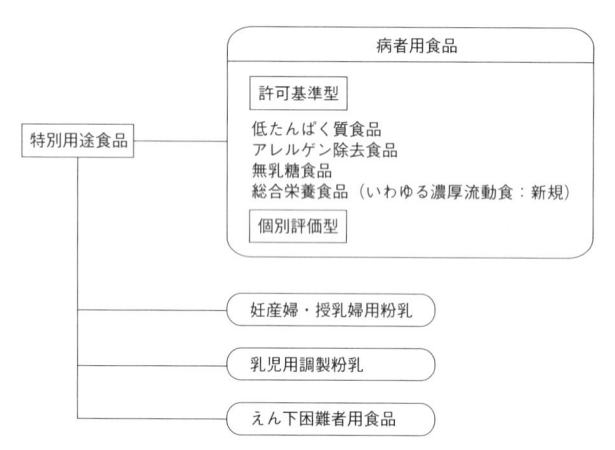

図5.1 特別用途食品の分類

乳糖不耐症・ガラクトース血症患者のための**無乳糖食品**，通常の食事で十分な栄養を摂ることが困難な患者のために栄養素をバランスよく配合した**総合栄養食品**がある。個別評価型の病者用食品には，麦芽由来の食物繊維から調製した**潰瘍性大腸炎患者用食品**，低リン食を指示されている**慢性腎不全患者用食品**，水・電解質を補給・維持するのに適した**脱水状態の病者用食品**がある（2011年9月末現在）。

5.2.4 いわゆる健康食品

特定保健用食品，栄養機能食品，特別用途食品以外の法律に定義がされていない「いわゆる**健康食品**」は，健康表示に関して制度上の基準がなく，薬事法，健康増進法などの規定により，原則として，身体の構造・機能への影響や，病気の治療・予防に関する効果を表す健康機能を商品に表示することはできない。そのため，消費者は，口コミや販売促進を目的とするテレビ・新聞などの広告やインターネットなどの情報に基づいて，商品を選択していることが多い。これらの情報は，試験方法や統計解析が科学的に不十分な試験結果であったり，細胞レベルまたは動物試験での効果だけの結果であったりで，科学的にヒトへの効果が十分検証されたものとはいえないものが多いのが現状である。

また，「いわゆる健康食品」の多くは天然物を原料とするため，複数の成分の混合物であることが多く，効果を有する成分と，副作用を有する成分が含まれていることがあり，それらの同定・定量，その副作用に関する定量的な把握も困難である。こうした「いわゆる健康食品」の安全性と有効性につ

いて，網羅的調査・解析・整理した情報は公表されておらず，**科学的根拠**に基づいて，最新の情報を入手することは困難である。さらに，病人や病人と健常人の境界領域に属しているヒトは，薬や他のいわゆる健康食品とを併用することも考えられるが，いわゆる健康食品同士の相互作用や医薬品との相互作用について，総合的にまとめられた情報はないため，助言を求められた医療従事者でさえも適切な情報を与えることは難しいのが現状である。

消費者は健康に関する情報を求めており，保健機能食品と「いわゆる健康食品」を合わせた健康に関連する食品の市場は増加する傾向にある。このように製品の数が多く，製品中の成分が多種多様である食品の有効性と安全性について，科学的根拠に基づいた情報を収集することは難しく，自分の身体に合った商品を選択するのは至難のことである。行政が許可した**特定保健用食品**であれば，原則として有効性と安全性を評価した後に健康表示が許可されており，**栄養機能食品**も同様に科学的に実証されている栄養素とその摂取量の範囲が定められているため，表示の科学的根拠は一定の実証がなされていると考えてよい。しかし，それら以外の「いわゆる健康食品」を利用する場合には，有効性と安全性の確認がその都度必要である。（独立法人）**国立健康栄養研究所**および（一般財団法人）医療経済研究・社会保険福祉協会の健康食品に関するデータベースに，保健機能食品を加えた健康食品についてヒトでの科学的実証が行われた情報が記載されている。

5.2.5 関連法規

栄養・健康に関する制度の基礎となる法規について概説する。

(1) 食品衛生法

食品衛生法は「食品の安全性の確保のために公衆衛生の見地から必要な規制その他の措置を講ずることにより，飲食に起因する衛生上の危害の発生を防止」することを目的として1947年に定められた。食品添加物，器具，容器包装，輸入などについて定められている。2003年に改正が行なわれ，従来の目的に加えて，「国民の健康の保護を図ること」を目的に含むことになった。これに基づき，特殊な方法により摂取する食品等として，いわゆる**健康食品**に関する規制の見直しが行われた。

法7条において，「一般に飲食に供されることが無かった物で，人の健康を損なうおそれがない旨の確証がないもの又はこれを含む物が新たに食品として販売され，又は販売されることとなった場合において，食品衛生上の危害の発生を防止するため必要があると認めるときは，薬事・食品衛生審議会の意見を聴いて，それらの物を食品として販売することを禁止することができる」と定められている。

ここで，「一般に飲食に供されることが無かった物」とは，特殊な方法に

より摂取する食品等を主に指し，特殊な方法とは製品中の成分を濃縮するなどの方法であって，主に健康食品を対象としている。「人の健康を損なうおそれがない旨の確証がないもの」とは，当該食品を原因とした健康被害発生の疑いを払拭できない特定の成分について，研究機関における試験研究結果，諸外国からの情報提供，保健所等からの報告等を通じ健康上の懸念が強く指摘（示唆）された場合を指す。なお，国が安全性および効果を審査して許可した特定保健用食品等十分な科学的評価を受けているものは，基本的に「確証がある」ものと考える。

「人の健康を損なうおそれがない旨の確証がないもの」または「一般に飲食に供されることがなかったものを含む可能性がある食品で，健康被害が生じているもの」について，危害の発生を防止する必要があると認める時は，薬事・食品衛生審議会の意見を聞いて，流通禁止とすることができる。よって，いわゆる健康食品については，健康被害の原因となる成分が特定されなくとも，安全性に問題がないことの確証がなければ，流通禁止にできる。

この流通禁止の措置が最初に適用された例としては，息切れや呼吸困難などの症状を呈し，閉塞性細気管支炎発症の原因が強く疑われたアマメシバがある。厚生労働省はアマメシバによるものと疑われる健康被害事例の報告を受けて，被害の拡大を防ぐため，食品安全委員会と薬事・食品衛生審議会の意見を聴取したうえ，台湾において同様の被害事例が多数認められたことも踏まえて，食品衛生法に基づき2003年9月にアマメシバの販売を禁止した（コラム12参照）。

(2) 健康増進法

健康増進法は，特別用途表示制度および栄養表示制度などを含む栄養改善法の内容を引き継いだ法律として2002年に制度化された。この法律の目的は「国民の健康の増進の総合的な推進に関し基本的な事項を定めるとともに，国民の健康の増進を図るための措置を講じ，国民保健の向上を図る」ことであり，生活習慣病（がん，脳卒中，心臓病など）の予防を推進することも含まれている。

さらに，栄養改善法に定められた国民栄養調査を拡充して「国民健康・栄養調査」を実施し，国および地方公共団体が生活習慣病の発生状況の把握に努めることとなっている。その他，生活習慣の改善に関する相談・保健指導を行う市町村，特に専門的な知識・技術を必要とする栄養指導等の保健指導を行う都道府県の役割が定められている。また，特定給食施設（現行の集団給食施設）における栄養管理を行う学校，官公庁施設等の管理者の受動喫煙を防止するための努力事項が定められている。

2003年5月に食品安全基本法の制定と時期を同じくして，健康増進法の

改正が行われ，いわゆる**健康食品**に関する「健康保持増進効果」について，虚偽または誇大な広告等の表示の禁止を明確にしており，下記の運用指針と留意事項を発表し，法改正のガイドラインとした。

1）「健康の保持増進の効果」とは

下記の4つの項目であり，原則として保健機能食品を除いた一般の食品にはこれらの効果に関する表示は禁止されている。

① 疾病の治療または予防を目的とする効果

　（例）「糖尿病，高血圧，動脈硬化の人に」

② 身体の組織機能の増強，増進を目的とする効果

　（例）「疲労回復」，「強精（強性）強壮」，「体力増強」，「食欲増進」，「老化防止」，「免疫機能の向上」

③ 特定の保健の用途に適する効果（特定保健用食品は除く）

　（例）「おなかの調子を整えます」，「血圧が高めの方に」

④ 栄養成分の機能（栄養機能食品は除く）

　（例）「カルシウムは，骨や歯の形成に必要な栄養素です」

2）「虚偽・誇大な広告の禁止」とは

健康の保持増進の効果等に関する広告その他の表示について，著しく事実に相違する表示をし，または著しく人を誤認させるような表示をしてはならないことを規定している。

①「事実に相違する」とは，十分な実験結果等の根拠が存在しないにもかかわらず表示する場合や，体験談を捏造した資料を表示した場合。

②「人を誤認させる」とは，「印象」や「期待感」と健康の保持増進の実際の効果等に相違があることを指す。

③ 広告の範囲は下記の3項目に該当すれば広告と判断される。

　a 顧客を誘引する（顧客の購入意欲を昂進させる）意図が明確にあること

　b 特定食品の商品名等が明らかにされていること

　c 一般人が認知できる状態であること

コラム12　アマメシバ

トウダイクサ科で，東南アジア原産の植物。2003年，アマメシバを粉末状にした健康食品を摂取した女性が気管支炎の症状を呈したことを発端に，厚生労働省が調査した結果，1990年代後半に，台湾において生鮮アマメシバのジュースほかの健康食品をダイエット目的で摂取した女性200〜300名に肺障害が発生していたことが明らかになった。但し，マレーシアやボルネオでは，アマメシバの主に葉の部分を野菜として，現在でも摂食しており，特に健康障害は報告されておらず，台湾においてもアマメシバを摂取した人が必ず肺障害に陥るわけではないと報告されている。このような調査結果を基に，因果関係は十分明らかにされてはいないが，食品衛生法の改正の適用第1号として販売禁止となった。

広告の具体的な例は次の通りである。
- ア．商品，容器または包装による広告等およびこれらに添付した物による広告等
- イ．見本，チラシ，パンフレット，説明書面，ダイレクトメール，ファクシミリ
- ウ．ポスター，看板，プラカードおよび建物または電車，自動車等の記載，ネオンサイン，アドバルーン
- エ．新聞紙，雑誌その他の出版物，放送（有線放送を含む），映写または電光広告
- オ．インターネット，パソコン通信

その他，特定の商品名が記載されていない書籍や冊子，ホームページでも，容易にアクセスが可能な場合や，販売業者の連絡先が掲載されている場合も含まれる。

(3) 食品安全基本法

狂牛病（BSE）の国内での発症，原産地・賞味期限の偽装表示，中国産のダイエット食品による健康被害など食品に関するさまざまな問題が生じたことから，2003年に食品の安全を確保するために食品安全基本法が施行され，内閣府の担当大臣の下に設置された**食品安全委員会**が食品の安全性を確保する役割を担うことが規定された。その結果，従来，厚生労働省と農林水産省で実施していた食品のリスク評価を食品安全委員会が行い，両省に食品のリスク管理に関して必要な措置を勧告することになった。

1) 食品安全委員会

食品安全基本法に基づき，**リスク評価**を実施するために内閣府に設置された食品安全委員会の主な役割は，①食品健康影響評価の実施，②評価の結果に基づく関係大臣への勧告，③評価の結果に基づく施策の実施状況の監視と関係大臣への勧告，④食品の安全性の確保に関する重要事項についての調査審議と関係大臣への勧告をすることである。食品安全委員会は，内閣総理大臣が有識者を任命した7名の委員から構成され，その下に専門事項の調査審議を実施する専門委員会および事務処理を行う事務局が設置された。

2) 新開発食品専門調査会

専門委員会のひとつである新開発食品専門調査会が特定保健用食品を中心に，いわゆる健康食品も含む新開発食品に関する安全性評価を消費者庁からの要請を中心に，実施している。

特定保健用食品の安全性評価の透明性を高めるために，新開発食品専門調査会において審議が行われ，2004年に「特定保健用食品の安全性評価に関する基本的考え方」として発表された。その基本的な考えは下記のとおりで

ある。
① 個別食品ごとに当該食品の構成成分，当該食品または関与成分の食経験，食品形態を十分考慮し，原則として，当該食品中の関与成分について安全性の評価を行う。
② 錠剤，カプセル剤，エキス，粉末などの形態は，過剰摂取される可能性の観点から，剤形・摂取量等を考慮した上で十分な評価を行う。

(4) 薬事法

薬事法は，医薬品，医薬部外品，化粧品などの品質，有効性および安全性の確保のために必要な規制を行うとともに，医薬品などの研究開発の促進のために必要な措置を講ずることにより，保健衛生の向上を図ることを目的として定められた法律である。薬事法第2条第1項に，「医薬品とは①日本薬局法に収められている物，②人又は動物の疾病の診断，治療又は予防に使用されることが目的とされている物，③人又は動物の身体の構造又は機能に影響を及ぼすことが目的とされている物」，と定められている。

一方，食品衛生法第2条第1項では「食品とは，すべての飲食物をいう。但し，薬事法に規定する医薬品及び医薬部外品は，これを含まない」とされ，口から摂取される飲食物のうち，医薬品等に該当しないものが食品とされることになる。そのため，食品の形態であっても「疾病の診断，治療又は予防に使用されることが目的とされている物」や「身体の構造又は機能に影響を及ぼすことが目的とされている物」は薬事法の規制を受けることとなる。

2001年に厚生労働省から「医薬品の範囲に関する基準の改正について」の通知が発表された。その内容は下記のとおりである。

1) 成分の食薬区分（医薬品成分と非医薬品成分との区別）

医薬品と食品との区分に関して，「専ら医薬品として使用される成分（原材料）」と「医薬品的な効果効能を標榜しないかぎり医薬品とは判断しない成分（原材料）」（非医薬品）との2つに分類された。

「専ら医薬品として使用される成分（原材料）」の考え方としては，下記の2項目がある。

① **専ら医薬品**としての使用実態のある物で，たとえば，解熱鎮痛消炎剤，ホルモン，抗生物質，消化酵素など専ら医薬品として使用される物
② 動植物由来物（抽出物を含む），科学的合成品等であって，次のいずれかに該当する物。ただし，一般に食品として飲食に供されている物を除く。
　a 毒性の強いアルカロイド，毒性たんぱく等，その他毒劇薬指定成分（別途参照）に相当する成分を含む物
　b 麻薬，向精神薬および覚せい剤様作用がある物（当該成分およびそ

の構造類似物の同様の作用が合理的に予測される物に限る）並びにこれらの原料植物

　c　指定医薬品または要指示医薬品に相当する成分を含む物であって，保健衛生上の観点から医薬品として規制する必要がある物

また，「医薬品」と「非医薬品」の区分について，厚生労働省に照会があり，その区分の判断を行った成分について，厚生労働省がリストを作成して，随時公表している。

2）医薬品的な効果効能

容器，包装，添付文書並びにチラシ，パンフレット，刊行物等の広告宣伝物，また名称，含有成分，製法，起源等の記載説明において次のような効能効果が表示，説明，暗示されている場合は，**「医薬品的な効能効果を標ぼう」**に当たるとされる。

① 基本的に医薬品的な効能効果と判断される事例

　a　疾病の治療または予防を目的とする効能効果（例）糖尿病，高血圧，動脈硬化の人に，胃・十二指腸潰瘍の予防，便秘がなおる等

　b　身体の組織機能の一般的増強，増進を主たる目的とする効能効果（例）疲労回復，強精強壮，体力増強，食欲増進，病中・病後に，成長促進等

ただし，栄養補給，健康維持等に関する表現はこの限りではない。

② 個別の表現で判断される効果効能

　a　栄養成分に関する表現について

栄養成分の体内作用を表現しなければ，健康維持の表現または生体の構成成分であることの表現は医薬品的な効能効果に該当しない。

　b　「健康維持」「美容」の表現は，医薬品的な効能効果に該当しない。

　c　「健康増進」の表現は，「食品」の文字を明示され，食品であることが明らかなときには，該当しない。

③ 医薬品的な効能効果の暗示

　a　名称またはキャッチフレーズ（例）「延命○○，不老長寿，漢方秘法，和漢伝方」

　b　含有成分の表示および説明（例）「体質改善，健胃整腸で知られる○○○○を原料」

　c　製法の説明（例）「深山の自生植物○○を主剤に，××等の薬草を独特の製造法で」

　d　起源，由来等の説明（例）「○○という古い書物によると胃を開き，消化を助け」

　e　新聞，雑誌等の記事，医師，学者等の談話，学説，経験談などを引用

または掲載（例）「医学博士○○○○の談：昔から○○○を食べると癌にかからぬといわれ」

3) **医薬品的な形状**

「食品」である旨が明示されている場合，**錠剤・カプセル**などの一般的な医薬的形状だけで，医薬品に該当するとの判断は行わないことになった。ただし，アンプルなどの通常の食品としては流通しない形状を用いる場合は，医薬品と判断される。

4) 医薬品的な**用法用量**

「食前，食後に1～2個ずつ」など服用時期，服用間隔，服用量等の用法用量の記載がある場合には，原則として医薬品的な用法用量と見なす。ただし，食品でも，過剰摂取や連用による健康被害が起きる危険性，その他合理的な理由があるものについては，摂取の時期，間隔，量等の摂取の際の目安を表示すべき場合がある。「食前」「食後」「食間」など，通常の食品の摂取時期等とは考えられない表現を用いなければ，医薬品的用法用量には該当しない。

(5) **景品表示法**

景品表示法は独占禁止法の具体的な問題に迅速に対応するため，**独占禁止法**の規制手続きの特別法として制定されている。独占禁止法の目的は「公正かつ自由な競争を促進し，事業者の創意を発揮させ事業活動を盛んにし，雇用及び国民実所得の水準を高め，以って，一般消費者の利益を確保するとともに，国民経済の民主的で健全な発達を促進すること」とされている。

2003年の食品安全基本法の施行に伴い，**公正取引委員会**は公正な競争の確保による一般消費者の利益を保護するため，合理的な根拠なく著しい優良性を示す不当表示の効果的な規制，都道府県知事による執行力の強化等を内容とする「不当景品類及び不当表示防止法の一部を改正する法律」を公布した。改正前は，**不当表示**として規制するためには，「実際のものよりも優良と一般消費者に誤認される」ことを公正取引委員会が立証する必要があったが，この法改正により，公正取引委員会は，商品の内容（効果，性能等）につき著しく優良であると示す表示について，15日以内に事業者に表示の裏付けとなる合理的な根拠の提出を求めることができることになった。事業者が合理的な根拠を提出しない場合には，不当表示として規制することができる。

(6) **JAS法**（農林物資の規格化及び品質表示の適正化に関する法律）

JAS法により，食品の品質表示，有機栽培，JASマークや原産地などの表示の基準が定められている。1950年にJAS法が制定された当時は，主にJAS規格（日本農林規格）が定められている格付検査に合格した製品にJASマークを認める**JAS規格**制度であったが，1970年の改正により，品質表示基準についても定めるようになった。品質表示基準は，一括表示事項（品

名・原材料・賞味期限など表示すべき項目)，表示方法(原材料を表記する場合の表記の仕方や順序など具体的な表示の仕方)，表示禁止事項(内容物を誤認させるような文字や絵などの禁止事項)が品目ごとに規定されている。さらに，1999年の改正で消費者に販売されるすべての食品を生鮮食品と加工食品に分けて，それぞれに一定の表示を義務づけることになった。さらに，これらの一般的に適用される規則のほかに，個別の品目毎の規則もあり，たとえば，加工食品であるうなぎの蒲焼きや生鮮食品である米には，個別に表示の基準が定められている(5.1.1参照)。

5.2.6 国際的整合性

(1) コーデックス委員会

食品の国際基準は，消費者の健康の保護と食品の公正な貿易の保護の確保を主な目的として，1962年に**国際連合食糧農業機関(FAO)**と**世界保健機関(WHO)**により設置されたコーデックス(Codex)合同食品規格委員会で設定される。1995年に**世界貿易機関(WTO)**が設立され，WTO加盟国の国内規格は，特段の理由がない限り，コーデック委員会で策定された規格を基礎とすることになっている。

栄養表示に関しては，1997年にコーデックス委員会の「栄養表示ガイドライン」において，栄養成分表示，栄養素の強調表示に加えて栄養機能表示が定められ，栄養表示は「食品が特別な栄養上の特性を有することを記載または示唆する表示である」と定義された。ここで栄養素とは，現状では三大栄養素(たんぱく質，脂質，炭水化物)，ビタミン，ミネラル，エネルギーであり，コーデックス委員会のガイドラインに**栄養基準量(NRV)**が記載されたものに限定されている。

栄養機能表示とは，食品，あるいはその食品中の栄養成分と健康との係わりを示すすべての表現を意味する。許可される機能表示内容は，身体の成長，発達，および正常な機能における栄養素の生理的役割に関する下記のような表現である。「カルシウムは強い骨と歯の発達を助ける」「鉄は赤血球形成の要素である」「葉酸は胎児の正常な発育に寄与する」。

日本で2001年4月に設定された栄養機能食品は，ビタミン・ミネラルを中心とする栄養素を対象とした点で，コーデックス委員会における栄養素機能表示を制度化したものである。栄養機能食品の表示はコーデックス委員会の栄養素機能表示の例など，国際的に定着しているもの，広く学会等で認められているものであって，国民が容易に理解できるものを機能表示とすることとなった。

健康表示に関しては，食品表示規格部会が提案した健康表示のガイドラインが2004年の総会において，国際規格として採択された。ここで健康表示

表5.8 コーデックス委員会の健康表示

健康表示の種類	表示の内容
栄養素機能表示	身体の成長，発達，正常な機能における栄養素の生理学的な役割を表す表示
その他の機能強調表示	栄養素以外の機能表示を表し，「身体の正常な機能または生物活性に関連し，その食品成分を摂取することによる特定の有用な効果に関与する」表示
疾病のリスク低減表示	食生活において，食品あるいはその成分の摂取と，疾病及び健康に関する状態の進行（発症）に関するリスクの低減との関係を示す表示

とは表5.8の通り，「**栄養素機能表示**」（上記の栄養機能表示が取り込まれたもの）「**その他の機能強調表示**」「**疾病のリスク低減表示**」の3つよりなる。

　コーデックス委員会の栄養・特殊用途食品規格部会会議において，「健康強調表示の科学的根拠」に関する討議を進めることになり，議論が行われた結果，下記の健康表示の科学的根拠に関するガイドラインが，2009年にコーデックス総会で国際規格として採択された。

① 健康表示は，まずwell-designされたヒト介入試験により得られた科学的根拠を基にされるべきである。
② 網羅的な科学的根拠の検証を実施すべきである。

5.3　その他の食品基準

　食品衛生法11条には，飲食によって生ずる危害の発生を防止するため，食品・添加物の製造・加工・調理，保存等の基準，食品または添加物の成分についての規格を定めることができるとされており，それらの定められた基準または規格に適合しない食品および添加物の製造・販売は禁止されている。具体的な基準・規格としては，牛乳やその他の乳，乳製品などについての成分規格や製造基準，容器包装の規格，表示方法などが定められている「乳及び乳製品の成分規格に関する省令」（厚生省令，略して，以後「**乳等省令**」と呼ぶ）と，乳製品以外の食品について定められている「食品，添加物等の規格基準」（厚生省告示第370号）がある。

5.3.1　製造・加工・調理基準

　「**食品，添加物等の規格基準**」には，製造・加工・調理に関する規格基準は下記のとおり定められている。

　① 食品を製造し，又は加工する場合は，食品に**放射線**を照射してはならない。但し，その製造工程又は加工工程の管理のために照射する場合，各条の項において特別の定めをする場合はその限りではない。

　ここで，製造工程又は加工工程の管理のために照射する場合の例としては，a. 異物混入の検査，b. 食品の厚みの確認があり，各条の項において特別の定めをする場合とは，発芽防止を目的としたバレイショを対象品目とする

ものである。

② **生乳**又は生山羊乳を使用して食品を製造する場合は，生乳又は生山羊乳を保持式により 63℃ で 30 分間加熱殺菌するか，又はこれと同等以上の殺菌効果を有する方法で加熱殺菌しなければならない。

③ **血液**，血球又は血漿を使用して食品を製造，加工又は調理する場合は，血液，血球若しくは血漿を 63℃ で 30 分間加熱するか，又はこれと同等以上の殺菌効果を有する方法で加熱殺菌しなければならない。

④ 食品の製造，加工又は調理に使用する鶏の殻付き卵は，食用不適卵（腐敗，異物混入，液漏れなど）であってはならない。**鶏卵**を使用して，食品を製造，加工又は調理する場合は，70℃ で 1 分間以上加熱するか，又はこれと同等以上の殺菌効果を有する方法で加熱殺菌しなければならない。ただし，賞味期限を経過していない生食用の正常卵を使用する場合にあっては，この限りでない。

⑤ 魚介類を生食用に調理する場合は，飲用適の水で十分に洗浄し，製品を汚染するおそれのあるものを除去しなければならない。

⑥ **組換え DNA 技術**によって得られた微生物を利用して食品を製造する場合は，厚生労働大臣が定める基準に適合する旨の確認を得た方法で行わなければならない（詳細は 5.1.1（3）を参照）。

⑦ 食品を製造し，又は加工する場合は，製造基準に適合しない方法で製造された添加物を使用してはならない。

⑧ **牛海綿状脳症**（BSE）の発生国又は発生地域において飼養された牛（以下「特定牛」という。）の肉を直接一般消費者に販売する場合は，せき柱を除去しなければならない。食品を製造し，加工し，又は調理する場合は，特定牛のせき柱を原材料として使用してはならない。ただし，特定牛のせき柱に由来する油脂を，高温かつ高圧の条件の下で，加水分解，けん化又はエステル交換したものを，原材料として使用する場合については，この限りでない。

5.3.2 成分基準

食品と食品添加物の**成分基準**は，一定の品質を確保する必要がある場合や，腐敗しやすくその安全性の確保が困難と思われる場合に，食品衛生法に基づいて「食品，添加物等の規格基準」の中で設定されている。たとえば，乳製品，食肉製品，魚肉ねり製品，生食用かきおよび生食用冷凍魚介類などの食品がその対象となっている。乳・乳製品には 1950 年に乳等省令，食肉製品には 1954 年に，生食用冷凍かきおよび魚肉ねり製品には 1962 年に，生食用冷凍魚介類には 1971 年に規格基準が設定された。また，食品製造技術の進歩により新しいタイプの食品が流通するようになり，1977 年には容器包装詰加圧加熱殺菌食品（レトルト食品）に規格基準が設定された。

さらに，健康被害の発生や新たな社会情勢に応じ，規格基準の改正が下記の表の通り行われている。

1982 年	非加熱食肉製品（生ハム等）の新たな規格が設定
1986 年	ミネラルウォーターに関し，従来の規格に新規格を追加
1993 年	加熱食肉製品に規格基準が整備
1998 年	鶏卵・液卵に対し，サルモネラ菌食中毒に対する予防措置規格基準が設定
2001 年	生食用鮮魚介類に対し，腸炎ビブリオ食中毒に対する予防措置規格基準が設定
2002 年	脱脂粉乳に対し，黄色ブドウ球菌食中毒に対する予防措置規格基準が設定
2006 年	食品の成分規格に関し，残留農薬等のポジティブリスト制度が施行。

(1) 食品一般の成分基準

「食品，添加物等の規格基準」に，食品一般の成分についての下記の基準が定められている。

① 食品には，抗生物質を含有してはならない。ただし，食品・添加物等規格基準及び乳等省令等に定める成分規格に適合するものは，この限りではない。

② 食肉，食鳥卵，魚介類には，化学的合成品たる抗菌性物質を含有してはならない。ただし，定められた添加物を含有するものはこの限りではない。

③ 食品が組換え DNA 技術によって得られた生物の全部もしくは一部，または DNA 技術によって得られた微生物を利用して製造された物を含む場合，定められた安全性審査の手続きを経た旨の公表がなされたものでなければならない（詳細は 5.1.1 (3) を参照）。

④ 特定保健用食品は，定められた安全性および効果の審査手続きを経たものでなければならない（詳細は 5.2.1 (2) を参照）。

⑤ 農薬等の成分である物質は，定められた物質の定める量（ポジティブリストに定められた量）を超えて，食品に含有されてはならない。

　　食品衛生法により，従来残留基準が設定されていなかった農薬も含めて，残留基準を設定する農薬のポジティブリストを作成し，このリストに記載されている農薬がその基準を超えて残留している食品，およびポジティブリストに記載のない農薬が含まれる食品の流通を禁止することができることになった。

上記の成分基準に加えて，個別の食品ごとに成分基準が定められているのは，清涼飲料水，粉末清涼飲料，氷雪，氷菓，食肉および鯨肉，食鳥卵，血

表5.9 主な食品別成分規格

清涼飲料水	混濁：認めない（原材料または使用される添加物に起因する混濁を除く） 沈殿物：認めない（同上）または固形の異物（原材料の植物性固形物で，その容量百分率が30％以下であるものを除く） ヒ素，鉛，カドミウム：陰性，スズ：150.0ppm以下 大腸菌群：陰性
氷 雪	大腸菌群：陰性，細菌数：100以下/1ml
氷 菓	大腸菌群：陰性，細菌数10,000以下/ml
食肉製品	(1) 一般規格 　亜硝酸根：0.070g/kg以下 (2) 個別規格 〔乾燥食肉製品〕 　E.coli：陰性，水分活性：0.87未満 〔非加熱食肉製品〕 　E.coli最確数：100/g以下，黄色ブドウ球菌：1,000/g以下 　サルモネラ属菌：陰性 〔特定加熱食肉製品〕 　E.coli最確数：100/g以下，黄色ブドウ球菌：1,000/g以下 　クロストリジウム属菌：1,000/g以下，サルモネラ属菌：陰性 〔加熱食肉製品〕 　①容器包装に入れた後，殺菌したもの 　　大腸菌群：陰性，クロストリジウム属菌：1,000/g以下 　②加熱殺菌した後，容器包装に入れたもの 　　E.coli：陰性，黄色ブドウ球菌：1,000/g以下 　　サルモネラ属菌：陰性
魚肉ねり製品	大腸菌群：陰性 亜硝酸根 0.05以下 g/kg
冷凍ゆでだこ	腸炎ビブリオ：陰性 細菌数：100,000以下/g 大腸菌群：陰性
生食用魚介類	腸炎ビブリオ最確数：100以下/g
食鳥卵	〔殺菌液卵（鶏卵）〕 　サルモネラ：陰性（25g中） 〔未殺菌液卵（鶏卵）〕 　細菌数 1,000,000/g以下

液，血球および血漿，食肉製品，鯨肉製品，魚肉ねり製品，いくら，すじこおよびたらこ，ゆでだこ，ゆでがに，生食用鮮魚介類，生食用かき，寒天，穀類，豆類および野菜，生あん，豆腐，即席めん類，冷凍食品，容器包装詰加圧加熱殺菌食品である（表5.9）。

水産食品，主として生食用魚介類を対象に，2001年に規格基準が新たに設定された。これは，日本は水産食品の生食を好み，またその摂取量も多い上，1996年以降腸炎ビブリオによる食中毒が著しく増加したため，腸炎ビブリオ対策として，生食用鮮魚介類加工品，ゆでかに，ゆでだこ，生食用かき，生食用冷凍鮮魚介類に対して，新たに基準が設定されたものである。

乳および乳製品に関しては，一般食品とは別に設けられた乳等省令の規制を受けている。この省令は乳幼児および病弱者が多く摂食することから，その特殊性に基づいて，特に乳・乳製品のみを対象として，それらの衛生を保持し公衆衛生の向上増進を図るために定められた。

(2) 食品添加物の成分規格

食品添加物の成分規格は，品質を保証するために，具備すべき条件を定めたものであり，その成分や構造，含量を定め，それらを確認する試験，不純物等の限度量を定めた純度試験と試験法が定められている。法的には，「食品，添加物等の規格基準」で規定されている。

多くの指定添加物には，「食品，添加物等の規格基準」で定められた成分規格があり，厚生労働省によって，含量や成分に関する規格が定められてい

る。既存添加物や一般飲食物添加物にも，約130品目に成分規格がある。食品添加物の成分規格や基準類は「食品添加物公定書」としてまとめられている。

既存添加物のうち，まだ，成分規格が決められておらず，成分規格のない食品添加物は，製造する者が責任をもって品質を管理することになっている。なお，国際的にはFAO/WHOの定める食品添加物の規格があり，日本もできるだけ整合性がとれるように規格改正を進めている。

5.3.3 保存基準

食品一般の**保存基準**として，下記の項目が定められている。

① 食品を保存する場合は抗生物質を使用しないこと
② 食品保存の目的で，食品に放射線を照射しないこと。
③ 飲食用以外の氷雪で，直接接触させることにより食品を保存する場合の氷雪は大腸菌群（融解水中）陰性であること。

個別の食品ごとには，清涼飲料水，氷菓，食肉，食肉製品，魚肉ねり製品，生食用鮮魚介類，即席めん類，冷凍食品などに保存基準が定められている（表5.10）。

5.3.4 器具・容器包装の安全性基準

食品衛生法では，食品や食品添加物以外にでも，飲食によって生ずる危害の発生を防止するため，乳製品，レトルト食品および清涼飲料水を対象に，

表5.10 個別の食品の保存基準

食品の種類	保存基準
清涼飲料水	・紙栓をつけたガラス瓶に収められたもの：10℃以下。冷凍果実飲料，冷凍した原料用果汁：−15℃以下。原料用果汁：清潔で衛生的な容器包装で保存 ・ミネラルウォーター類，冷凍果実飲料，原料用果汁以外の清涼飲料のうちpH4.6以上で，かつ，水分活性が0.94を超えるものであって，原材料等に由来して当該食品中に存在し，かつ，発育し得る微生物を死滅させるのに十分な効力を有する方法で殺菌していないもの：10℃以下
氷菓	・保存する場合に使用する容器は適当な方法で殺菌したものであること ・原料および製品は，有蓋の容器に貯蔵し，取扱中手指を直接原料および製品に接触させないこと
食肉	・10℃以下保存。ただし，容器包装に入れられた，細切りした食肉，鯨肉の凍結品は−15℃以下 ・清潔で衛生的な有蓋の容器に収めるか，清潔で衛生的な合成樹脂フィルム，合成樹脂加工紙，パラフィン紙，硫酸紙，布で包装，運搬のこと
食肉製品	(1) 一般基準 ・冷凍食肉製品：−15℃以下 ・製品は清潔で衛生的な容器に収めて密封するか，ケーシングするか，または清潔で衛生的な合成樹脂フイルム，合成樹脂加工紙，硫酸紙もしくはパラフィン紙で包装して運搬しなければならない (2) 個別基準 〔非加熱食肉製品〕 ・水分活性0.95以上のもの：4℃以下（肉塊のみを原料肉とする場合に限る） ・その他のもの：10℃以下 ただし，肉塊のみを原料食肉とする場合以外の場合で，pHが4.6未満又はpHが5.1未満かつ水分活性0.93未満のものを除く 〔特定加熱食肉製品〕 ・水分活性0.95以上のもの：4℃以下 ・水分活性0.95未満のもの：10℃以下 〔加熱食肉製品〕 ・10℃以下 ただし，気密性の容器包装に充てんした後，製品の中心部の温度を120℃で4分間加熱する方法またはこれと同等以上の効力を有する方法により殺菌したものを除く
魚肉ねり製品	・10℃以下保存（魚肉ソーセージ，魚肉ハム，特殊包装かまぼこ）。ただし，気密性の容器包装に充てん後，120℃，4分殺菌（同等以上の方法を含む）した製品およびpH4.6以下または水分活性0.94以下のものを除く。冷凍製品は−15℃以下保存
生食用鮮魚介類	・清潔で衛生的な容器包装に入れ，10℃以下で保存
即席めん類	・直射日光を避けて保存
冷凍食品	・−15℃以下保存 ・清潔で衛生的な合成樹脂，アルミニウム箔または耐水性の加工紙で包装し保存

容器の規格を設定している。また，それら以外の食品では，使用する容器の各素材の材質試験や溶出試験などの試験について，規格が定められている。

（1） 乳製品に使用可能なプラスチック

乳及び乳製品は病人や子供が口にする機会が多い食品であるため，各容器についても原材料の規格が定められている。

① 牛乳，特別牛乳，殺菌山羊乳，部分脱脂乳，脱脂乳，加工乳，クリーム
　　LDPE[*1]（直接接触可能），LLDPE[*2]（直接接触不可），PP[*3]（直接接触不可），NY[*4]（直接接触不可）

② はっ酵乳，乳酸菌飲料，乳飲料
　　LDPE（直接接触可能），LLDPE（直接接触可能），PP（直接接触可能），PET（直接接触可能），PS[*5]（直接接触可能）

③ 調製粉乳
　　LDPE（直接接触可能），LLDPE（直接接触可能），PET[*6]（直接接触可能）

（2） 容器包装袋詰加圧加熱殺菌食品（レトルト食品）

容器包装袋詰加圧加熱殺菌食品とは，気密性のある容器包装に入れ，密封した後，加圧加熱殺菌したものをいい，その容器包装にあっては，次に掲げる条件のすべてを満たすものでなければならないとされている。

① 遮光性を有し，かつ，気体透過性のないものであること。ただし，内容物が油脂の変敗による品質の低下のおそれのない場合にあっては，除く。
② 水を満たし密封し，製造における加圧加熱と同一の加圧加熱を行ったとき，破損，変形，着色，変色などを生じないもの。
③ 耐圧縮試験を行うとき，内容物または水の漏れがないこと。
④ 熱封かん強度試験を行うとき，測定された値が23N以上であること。
⑤ 落下試験を行うとき，内容物または水の漏れがないこと。

【演習問題】（2010年国家試験）

問1 「アレルギー物質を含む食品の原材料表示」（以下アレルギー表示）についての記述である。正しいものの組合せはどれか。
　a アレルギー表示が義務づけているものは5品目である。
　b 小麦は可能な限りアレルギー表示をするように求められている。
　c チーズは「乳」として，アレルギー表示を義務付けられている。
　d ゼラチンは，特定原材料に指定されている。
　(1) aとb　(2) aとc　(3) aとd　(4) bとc　(5) cとd

　解答 (5)

問2 特別用途食品についての記述である。正しいものの組合せはどれか。
　a 許可基準型の病者用食品には，「成人肥満症調整用組み合わせ食品」がある。
　b 個別許可型の病者用食品には，許可基準が設定されている。

[*1] LDPE (low density polyethylene)：低密度ポリエチレン　耐水性，防湿性，透明度が高く，裂けにくい長所があるため，食品包装やごみ袋に使用される。耐熱性，耐薬品性に劣る。

[*2] LLDPE (linear low-density polyethylene)：直鎖状低密度ポリエチレン　エチレンとα-オレフィン（プロピレン，ブテンなど）との共重合反応により得られ，耐熱性，引張破断強さ，柔軟性がLDPEより優れている。食品包装に用いられ，包装フィルムの厚さはLDPEより薄くすることができる。

[*3] PP (polypropylene)：ポリプロピレン　ポリエチレンに比べ，耐熱性が高い。食品用途は，フィルム，シート，射出成形品などとして用いられる。

[*4] NY (nylon)：ナイロン　水蒸気透過は大きく，ガス遮断性はPETと同等で，耐寒性（-70℃），耐熱性，耐衝撃性，耐ピンホール性が優れている。食品用途では，冷凍食品，ボイル・レトルトパウチ，液体小袋などに用いられる。

[*5] PS (polystyrene)：ポリスチレン　軽くて硬く，透明性，成型加工性，寸法安定性が良いが，耐熱性や耐油性食品は劣る。食品用途としては，フィルム，トレー，コップなどに使用される。

[*6] PET (poly ethylene terephthalate)：ポリエチレンテレフタレート　テレフタル酸とエチレングリコールの共重合ポリマーで，耐熱性，透明性，耐薬品性，ガス遮断性が優れている。食品用途は，フィルム，ボトル，シートとして使用されている。

c　特定保健用食品は，特別用途食品の1つに位置付けられている。
　d　栄養機能食品は，特別用途食品の1つに位置づけられている。
　(1) aとb　(2) aとc　(3) aとd　(4) bとc　(5) cとd
　解答　(2)

問3　特定保健用食品に関する記述である。正しいものの組み合わせはどれか。
　a　製品ごとに個別に評価して，保健の用途の表示が許可された食品である。
　b　病気を予防することに関する表示が許可されている。
　c　錠剤・カプセルの食品形状も許可されている。
　d　内閣府食品安全委員会で有効性の評価が行われる。
　(1) aとb　(2) aとc　(3) aとd　(4) bとc　(5) cとd
　解答　(2)

問4　栄養機能食品の栄養成分の機能の表示である。正しいものの組み合わせはどれか。
　a　「パントテン酸は，皮膚や粘膜の健康維持を助ける栄養素です」
　b　「ビタミンCは，抗酸化作用により，体内の脂質を酸化から守り細胞の健康維持を助ける栄養素です」
　c　「マグネシウムは，赤血球を作るのに必要な栄養素です」
　d　「葉酸は，赤血球の形成を助けるとともに，胎児の正常な発育に寄与する栄養素です」
　(1) aとb　(2) aとc　(3) aとd　(4) bとc　(5) cとd
　解答　(3)

【参考資料】
Guideline for Use of Nutrition Claims, Codex Alimentarius, CAC/GL23-1997
（一般財団法人）医療経済研究・社会保険福祉協会，健康食品素材の科学的実証データベース，http://www.hfs-data.jp/
厚生労働省HP
　「食品，添加物等の規格基準」http://www.mhlw.go.jp/topics/bukyoku/iyaku/syoku-anzen/zanryu2/591228-1.html
厚生労働省：栄養表示基準，厚生省告示第146号，1999（平成11）年4月26日
厚生労働省：保健機能食品制度の創設等に伴う特定保健用食品の取扱い等について（食発第111号）(2001)
厚生労働省：「健康食品」に係る制度の見直しについて（薬食発第0201001号）(2005)
（独立法人）国立健康・栄養研究所HP
　「健康食品」の素材情報データベース，http://hfnet.nih.go.jp/contents/indiv.php
消費者庁HP
　遺伝子組換え食品，http://www.caa.go.jp/foods/pdf/syokuhin244.pdf
　アレルギー表示，http://www.caa.go.jp/foods/pdf/syokuhin295.pdf
　特別用途食品，http://www.caa.go.jp/foods/pdf/syokuhin88.pdf
　栄養成分表示検討会報告書（案）2011年7月，http://www.caa.go.jp/foods/pdf/syokuhin672.pdf
東京都の食品安全情報サイト，http://www.fukushihoken.metro.tokyo.jp/shokuhin/shokuten/shokuten6.html
農林水産省：食品表示とJAS規格，http://www.maff.go.jp/j/jas/hyoji/kigen.html

6 食品の生産・加工・保存・流通と栄養

　食塩などをのぞくほとんどの食品は動植物など生物を原材料とするが，生物そのものではなく人間の口に入るまでにさまざまな変化を受けている。原材料から食品にする過程が，食品製造であり食品加工になる。原材料の生物から不要な部位を取り除く，他の原料を添加する，混合する，加熱する，発酵させる等さまざまな加工操作を施す。また，農産物でも畜産物でも収穫もしくは捕獲した後直ちに食する場合は少なく，貯蔵過程を経ることが多い。原材料ばかりでなく製造された食品も貯蔵，流通の過程を経る。このように食品の原材料と食品はその性状において少なからず性質を異にしているため，栄養成分も変化を受けている。

6.1 食品加工の意義・目的
6.1.1 意義・目的ならびに成分変化

　食品を加工する目的や意義を表 6.1 にまとめた。まず，食べられる部分のみを収穫する，取り出す，切り出すなどの操作がある。非可食部は栄養にならないばかりか多くの場合食べるのに不都合である。次に，消化性の向上が挙げられる。玄米を**搗精**（とうせい）する，小麦を**製粉**するといった操作は，ぬかやふすまといった食物繊維の多い部分を除くことで消化性の向上につながる。また多くの食品は加熱により消化性が向上する。米を炊飯し，パンを焼くのはでんぷんを**糊化**するためで，糊化によりでんぷんがアミラーゼの作用を受けや

表6.1 食品加工の意義，目的

意義，目的	例
可食化	
非可食部分の除去	刺身（骨の除去），脱ぷ（もみから玄米にする）
消化性の向上（食べやすくする，食べられるようにする）	搗精（玄米からぬかを除き精白米にする），炊飯（でんぷんの糊化），煮豆や豆腐などの大豆食品（加熱による消化酵素阻害物質の失活）
栄養素や生理機能成分の強化	強化米（チアミンを添加した精白米），栄養機能食品，特定保健用食品
貯蔵性の向上	乾燥食品，塩蔵，加熱殺菌，包装
嗜好性の向上，多様化	調味料の添加，焼肉（加熱香気の形成）
便利性の付与	
料理時間の短縮	レトルト食品（調理の手間をはぶく）
取り扱いやすくする	包装（流通，輸送）
食品情報を与える	包装

すくなり消化性や栄養価が向上する。また大豆食品をみると，完熟大豆は腐りにくく貯蔵性の高い食品素材であり，またアミノ酸組成も良好である。しかし，完熟大豆それ自体はよい食物とはいえない。なぜならこのまま食べられないからである。加熱して煮豆にして初めて，栄養価の高い食品，食物となる。完熟大豆はまず硬くてそのままでは食べられない。

また，仮に粉砕して食べられるようにしても，その中には**トリプシンインヒビター**[*1]という消化酵素阻害物質が存在するために消化性は極めて低い。このような意味から，完熟大豆は良好な栄養素を含んでいて貯蔵性の高い食材であるが，食物としてみた場合栄養価の低い食品である。伝統的に大豆を食べる民族は，このことを経験的に知っていて，必ず加熱操作を施して食べている。加熱することによりたんぱく質であるトリプシンインヒビターが**変性**失活し，また大豆たんぱく質自体も変成し，消化性が向上する。これは，加熱という加工操作がその食品の栄養価を発揮させるのに必須であるという例である。

*トリプシンインヒビター→p.191 参照。

現在では，栄養成分が判明しているため栄養素を積極的に加え栄養素を強化した食品もある。古くはチアミンを添加した**強化米**がある。現在の栄養機能食品は，この範疇に入る。栄養素の強化ということだけでなく，生理機能の調節まで含めれば，特定機能食品もこの範囲になる。表 6.2 に食品の加工と成分変化についてまとめた。減る成分，増える成分，性質が変わる成分，新たに形成される成分がある。

また，嗜好性の向上も栄養に重要な意味をもつ。私たちはまずいものは食べない。栄養素が多く含まれていてもまずくて食べられなければ，栄養学的意味もない。米を搗精するという操作には，食物繊維を除き消化性を向上するという意味もあるが，多くの人にとっては搗精した精米を炊いたご飯のほうが玄米のご飯よりおいしく感じることの意味が大きい。**糊化**[*2]した米はアミラーゼの作用を受け，糖の甘みが生じ，おいしくなる。おいしさが消化性，栄養性と直接リンクしている例である。ただ搗精によりぬかが取り除かれることで，チアミン含量が著しく減少することを忘れてはならない。現在の畜産物を比較的多く取る食生活では問題ないが，戦前の日本のように白米に偏った食生活では脚気などの重大問題を生じる。

*糊化→p.189，図 6.2 参照。

表 6.2 食品加工による栄養成分の変化

効　果	加工の例
成分の減少	搗精や製粉によるビタミンや食物繊維の減少。加熱によるビタミンの分解。メイラード反応によるリシンの減少。不飽和脂肪酸や抗酸化ビタミンの酸化。
成分の増加，濃縮	豆乳から豆腐。牛乳からバター。でんぷんの製造。油脂の製造。成分添加。
成分の性質変化	炊飯によるでんぷんの糊化。大豆たんぱく質の加熱変性。
新たな成分の形成	パン焼きやコーヒーの焙煎による着色成分や香気成分の形成（メイラード反応）。各種発酵食品。熟成。

豆腐は栄養価の高いすぐれた食物であるが，私たちは多くの場合豆腐をそのまま食べることはなく，鰹節や醤油をかけて食べる。この意味を食品学的にとらえると，それ自体あまり味の強くない豆腐に，旨み成分を含む醤油や鰹節をかけることで豆腐を一層おいしくすることになり，結果として豆腐の摂食をうながす，つまり豆腐からの栄養素の摂取を増すことになる，すぐれた調味技術であるといえる。このように調味料を工夫することで，多くの食品素材がすぐれた食物に変身しうる。

肉を焼き，焼肉にすると独特の香ばしい香りを呈し，おいしさが増す。これは焼くという加熱操作により肉中のアミノ酸と糖質がメイラード（アミノカルボニル）反応を起こし，加熱香気成分を生じるためである。この香気により食欲を増す人は多い。さまざまな食品はそれぞれに特有の風味を持っている。さまざまな食品をとることで偏りのない食生活が築ける。たとえば牛乳を乳酸発酵させたものがヨーグルトである。両者の栄養価は似ているが，味，食感が異なる違う食品である。貯蔵性もヨーグルトのほうが優れている。牛乳しかない食生活よりもヨーグルトもあるほうが，多様で優れた食生活になろう。

貯蔵性の向上は食生活にとって必須である。365日いつでもどこでも食べるためには食物の貯蔵は欠かすことができない。人類は常に飢餓と戦ってきた。生きるために必要な食物をとるために貯蔵技術は発達してきたと考えられる。肉や野菜などは水分含量が高く腐りやすい。そのため乾燥する，食塩などを添加するなどの加工操作を施すことで貯蔵性を上げてきた。牛乳は栄養価の高い食品であるが極めて腐りやすい。チーズは，牛乳を酵素で固めさらに食塩を添加する，カビをつけるといった操作により貯蔵性をあげたものである。チーズのおいしさが牛乳と異なるのはいうまでもない。穀類が主となった大きな理由は水分含量が他の食材より低く貯蔵性が高いためだと考えられる。腐ってしまっては食べることができない。

6.1.2 加工による利便性の向上

現代社会ではさまざまな利便性が求められる。人間の長い歴史の中で，食品の生産者と消費者はかなりの割合で共通であり，また密接な関係をもっていた。日本の場合を見ても，戦前までは多くが農民であり，食品の生産現場をよく知っていた。社会の高度化近代化は，あらゆる分野に効率化，分業をもたらした。食品の生産地と消費地もしくは生産者と消費は分離してきた。日本の一次産業従事者はわずか5％である。食品も他の物品同様，消費者にとって便利なもの，現代の消費者が必要とするものが製品化され，流通するようになった。

レディートゥーイート食品*などにより消費者が何も調理しなくても簡単に

***レディートゥーイート食品**
Ready-To-Eat食品のこと。購入後加熱操作をしなくても食べることが可能な食品。非加熱食品，加熱調理済み食品の両者がある。

手ごろにおいしく食事ができることになる。**レトルト食品**[*1]は温めるだけで食べられる。また、外食産業にたいして中間的な加工を施したものも多数作られ、供給されている。大量調理、大量輸送、多様な製品の管理、多品種少量生産等が推し進められてきた。包装技術、加工技術、調味技術等が開発されてきた。包装技術の進歩により、食品や食材を長距離輸送し、流通することが可能になった。これらは食生活を豊かにし、また便利にしたが、一方ではブラックボックスを作ってしまい、食品の中身が見えにくくなった。そのため表示制度の充実が求められるようになった。JAS法[*2]も1999年に改正され、品質表示基準が定められた。包装の上に、消費期限、原材料名、栄養成分等さまざまな食品に関する情報を書き込むことが可能になっている。中身を判断する材料として表示は今後一層重要となるであろう。

先に示した加工の目的意義は、ある操作や食品加工にとりひとつだけあるわけでなく、いくつもの役割をもつ場合が多い。たとえば、包装により貯蔵性が向上するが、また同時に流通輸送がやりやすくなり、製品情報を与えることも可能になる。米を搗精炊飯するのは消化性を向上するためであるが、同時においしさも著しく向上している。

食品の原材料と食物がイコールでない以上、食品加工と栄養の関係は不可分の関係にある。加工法により栄養素の割合や利用率が大きく変わることは今まで述べてきた。伝統的加工法については、加工法と成分の変化、消化性の向上など対応関係がよく調べられている。その特徴を理解することは、基盤知識として必要である。また、栄養機能食品、特定保健用食品なども含めて、最近市場に現れてきた製品の中には、従来の食品と微量成分の含量などで大きく異なる場合がある。これらの製品では表示を確かめ注意を払う必要があろう。

6.2 農産物の加工貯蔵による成分変化と栄養

6.2.1 穀類

イネ、小麦、トウモロコシなどの穀物は主にイネ科の種子で貯蔵性が高く、でんぷんを主体とするエネルギー源になる。種子(玄穀)は果皮、種皮でおおわれていて、一般的には胚乳内部の**でんぷん貯蔵組織**を取り出して食べる。その過程が搗精または製粉になる。

収穫されたコメは世界的にはモミ米のまま貯蔵する場合が多いが、わが国では、**脱ぷ**[*3]して、玄米で貯蔵される。これは貯蔵時の体積を減少させる(脱ぷにより重量は2~3割減少するが、体積は約半分に減少する)ためである。**玄米**は、必要に応じて**搗精(精米)**されて、精白米(白米)とする。搗精では玄米の外側を削り取り、粒のままでんぷん貯蔵組織を取り出す(図6.1)。

[*1] レトルト食品 レトルトパウチ食品のこと。「プラスチックフィルム若しくは金属はく又はこれらを多層に合わせたものを袋状その他の形に成形した容器(機密性及び遮光性を有するものに限る。)に調製した食品を詰め、熱溶融により密封し、加圧加熱殺菌したもの」と定義されている。レトルトとは加圧殺菌釜のこと。

[*2] JAS法 「農林物質の規格化及び品質表示の適正化に関する法律」のこと。飲食料品等が一定の品質や特別な生産方法で作られていることを保証する「JAS規格制度(任意の制度)」と、原材料、原産地など品質に関する一定の表示を義務付ける「品質表示基準制度」からなっている。

[*3] 脱ぷ もみ殻を取り除くこと。籾すり。

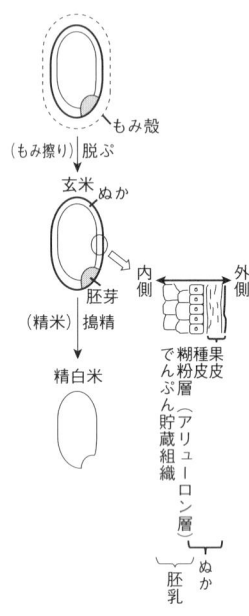

図 6.1 米の構造と搗精

除かれた部分がぬか（糠）になり，果皮，種皮，**糊粉層（アリューロン層）**，**胚芽**を含む。胚芽はたんぱく質，脂質，ビタミンB_1（チアミン）などに富む。糊粉層は，胚乳の最外部に存在し，酵素たんぱく質などに富む。糊粉層の内側がでんぷん貯蔵組織になる。

小麦は米と違いもみ殻は収穫時に自然にはずれる。**製粉**では小麦粒を破砕し，でんぷん貯蔵組織を粉の形で取り出す。この違いは，主に小麦粒と玄米の物理的性質の違いによるものである。小麦粒は，米と比べて種皮，果皮が固く，でんぷん貯蔵組織がもろく柔らかい。そのため米のように外側を削って内側だけを取り出すことはせず，つぶしてもろく柔らかいでんぷん貯蔵組織を小麦粉として取り出す。食物繊維などが多く消化性の悪い果皮，種皮などはふすまとして除いている。また，小麦粒は米とは異なり構造的に中央に縦溝があり，外側から削るだけでは完全には果皮，種皮を除くことは困難である。また，小麦粉を水とこねることにより**ドウ**の性質が現れさまざまな小麦製品ができることも粉食とする重要な要因である。粉以外の部分はふすまと胚芽になる。

米は主に搗精で精白米し，小麦は製粉により小麦粉にする。どちらの場合も，でんぷんの割合がやや増え，たんぱく質がやや減る。脂質はかなり減り，灰分，ビタミン，食物繊維の7～8割が取り除かれる（表6.3）。米の場合は，玄米を精白米にすることで，**ビタミンB_1（チアミン）***含量が5分の1程度になり，さらにご飯にする過程でチアミンは検出限界以下にまで下がる。搗精時に胚芽を残した**胚芽米**では，チアミンは玄米の半分以上残っている。搗精や製粉により消化性や嗜好性が向上するが，米を主食とする民族が白米のみに依存すると**チアミン欠乏**になり脚気になりやすい。第二次世界大戦前の日本で多発したことは有名である。小麦粉からパンを作る過程では副原料が添加されるため，脂質や食塩などの含量が増加する。100g当たりの栄養素の

＊脚気とチアミン（ビタミンB_1）
白米主体の食生活を送っていた戦前の日本ではチアミン欠乏症である脚気は国民病であり，脚気により毎年数万人がなくなっていた。まだビタミンが発見されていなかった時代に，食事を変えることで脚気にならないことを示したのが海軍軍医の高木兼寛で，米ぬかから抗かっけ因子（現在のビタミンB_1）を精製したのが農芸化学者の鈴木梅太郎である。

表 6.3 精米および製粉による成分変化

	炭水化物 g/100g	たんぱく質 g/100g	脂質 g/100g	灰分 g/100g	ビタミンB_1 mg/100μg	トコフェロール mg/100g	食物繊維 g/100g
玄米	87.3	8.0	3.2	1.4	0.49	1.7	3.6
胚芽米	89.1	7.7	2.4	0.8	0.27	1.2	1.5
精白米	91.2	7.2	1.1	0.5	0.09	0.1	0.6
飯（精白米）	92.8	6.3	0.8	0.3	0.05	—	0.8
小麦粒（国産，普通）	82.5	12.1	3.5	1.8	0.47	2.1	13.1
小麦粉（薄力粉，1等）	88.3	9.3	2.0	0.5	0.15	0.7	2.9
小麦粉（中力粉，1等）	87.0	10.5	2.1	0.5	0.14	0.6	3.3
小麦粉（強力粉，1等）	83.7	13.7	2.1	0.5	0.12	0.6	3.2
食パン（市販品）	75.3	15.0	7.1	2.6	0.11	2.1	3.7

注）トコフェロール＝α-，β-，γ-，δ-トコフェロールの合計量。
出所）日本食品標準成分表2010より乾物換算。

含量を強力粉と食パンで比べると、強力粉において脂質1.8gが食パンでは4.4gになり、ナトリウムに関しては強力粉で4mgが、食パンでは500mgになる。

穀類は生で食べることはなく、加熱して食べる。米は炊く、小麦粉はパンにして焼く。これはでんぷんを**糊化***するためで、糊化したでんぷんは**アミラーゼ**の作用を受けやすくなり、栄養性が著しく向上する。生でんぷんは、アミロペクチンやアミロースの分子内のグルコース同士が水素結合により安定化しコンパクトに詰まった分子構造をとっているが、加熱することでグルコース間の水素結合が切断され、でんぷんの鎖が空間的に広がり、その中に水分子を取り込んだかたちに変化する。これが糊化である（図6.2）。

* でんぷんの糊化と老化 7.3.1 (1)→p.232参照。

一方、糊化したご飯やパンを室温で放置しておくと固くなり、消化性が下がる。これは、でんぷんの**老化***によるものである。老化は、でんぷんの分子内や分子間のグルコース同士に再び水素結合が生じるために起こる。この時、元のでんぷん分子（生でんぷん）と同じ3次元構造にはならない。アミロースはでんぷんの分子間の結合を増すため、アミロース含量が多いものは老化しやすい。老化すると、消化性が下がり、また一般においしさが減少するため、制御することが求められる。老化を制御するには、糊化した食品を**急速脱水乾燥**する、凍結する、糖類や界面活性剤を添加するなどの方法がある。たとえば、**即席麺**の製造では、麺を糊化させた後急速脱水乾燥している。

一方、でんぷん分子間の結合を強化してある形状を保もたせようと、老化を積極的に利用した食品もある。**ビーフン**（アミロース含量の高いウルチ米を用いて作った麺）、**春雨**（緑豆でんぷんを使用）はその例である。また、老化によりでんぷんの消化性が下がるため、摂食後の血糖値の上昇を抑制するために老化を利用しようという試みもある。

米は主に炊飯して食べられるが、伝統的加工品としては、日本酒、**もち**（アミロースを含まないもち種を用いる）、米菓などがある。**強化米**（精白米にチアミンを添加し、栄養素を強化したもの）、**アルファ化米**（炊飯後乾燥させ貯蔵性をもたせたもの）などが開発され、さらに現在ではより高品質で利便性を高めた各種加工製品（凍結乾燥米、冷凍米飯、レトルト米飯、無菌包装米飯など）がある。

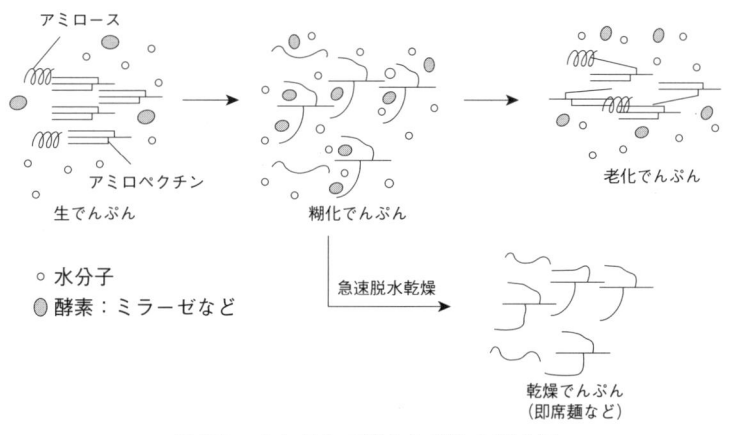

○ 水分子
● 酵素：ミラーゼなど

図6.2 でんぷんの糊化と老化の概念図

小麦製品は，小麦粉から作られる。小麦粉を水とこねることによりドウの性質が現れさまざまな小麦製品ができるが，ドウの性質は，小麦粉のたんぱく質含量の違いやたんぱく質の分子種により大きく異なり，小麦粉の利用法が違ってくる。小麦の主要たんぱく質である**グルテニン**（**グルテリン**[*1]の一種）と**グリアジン**（**プロラミン**[*2]の一種）に水を加えてこねると，両たんぱく質の相互作用により**グルテン**のネットワークができ，粘弾性を示すドウが形成される。強力粉はたんぱく質含量が高く（表6.3），粘弾性の高いしっかりしたグルテンを形成し，製パンに向いている。たんぱく質含量が中程度の中力粉は麺の製造に用いられる。たんぱく質含量の低い薄力粉はグルテン形成能が低く粘弾性が低い。そのため菓子類の製造やてんぷら粉に向いている。小麦の第一**制限アミノ酸**は米同様リシンである。たんぱく質におけるリシンの割合は米よりも低い。パンは，小麦粉に食塩，水，酵母（発酵パン）を加えこねて発酵させた後，焼成して作る（リーンブレッド）が，そのほか油脂，乳製品，砂糖なども加えて作る（リッチブレッド）ことも多い。

トウモロコシは，三大穀類のひとつであるが，米や小麦と違い，直接食糧として用いられる以上に飼料として用いられたり，トウモロコシからでんぷんを取り出して利用したりする場合が多い。これはトウモロコシが米や小麦と異なり，**C4植物**[*3]であり，光合成効率がよく，エネルギー（でんぷん）産生という観点からは安価にできるためである。また，栄養価的にも，トウモロコシのたんぱく質は必須アミノ酸組成が悪く，制限アミノ酸であるリシン含量は米より少ない上，ナイアシンの生合成に必要な**トリプトファン**の含量も極めて低く，主食としては栄養学的に問題がある。トウモロコシの加工品としては，**コーングリッツ**[*4]，**コーンフレーク**[*5]，**コーンパフ**[*6]などがあり，製菓原料などとして用いられる。コーンスターチ（トウモロコシでんぷん）は，発酵原料になるほか，さまざまな糖化製品（グルコース，マルトース，異性化糖，デキストリン，シクロデキストリンなど）の原料となる。

6.2.2 豆類および大豆

2008（平成20）年国民健康・栄養調査では，豆類はたんぱく質摂取の7.2%（内，大豆および加工品が96%），脂質摂取量の7.6%（内，大豆および加工品が100%），ビタミンE摂取量の3.5%（内，大豆および加工品が100%），ビタミンB$_1$摂取量の2.7%（内，大豆および加工品が100%）を占めている。豆類の中でも大豆が主要な栄養素供給源となっている。大豆（完熟した乾燥豆）は，水分12%，たんぱく質35%，脂質19%，炭水化物29%を含む食材で，ビタミンとしてはビタミンEおよびビタミンB$_1$の供給源となる。たんぱく質のアミノ酸組成も良好で，制限アミノ酸は**メチオニン**であり，制限アミノ酸がリシンである米を主食とする日本人にとって，大豆は伝統的に重要

[*1] **グルテリン** 希酸や希アルカリに可溶なたんぱく質。小麦のグルテリン，米のオリゼニンなどがある。

[*2] **プロラミン** 70〜80%のエタノール水溶液に可溶なたんぱく質。小麦のグリアジン，トウモロコシのツェインなどがある。構成アミノ酸としてプロリンを多く含む特徴を有する。

[*3] **C3植物とC4植物** 通常，光合成の還元的ペントースリン酸回路（カルビン・ベンソン回路）において二酸化炭素がリブロース-ビスリン酸カルボキシラーゼ（RuBisCO）により捕捉されると，炭素数が3個の3-ホスホグリセリン酸が生じる。このような最初の光合成産物が炭素数3個の化合物であるタイプの植物をC3植物という。一方，熱帯原産の植物の中には炭素数4個の有機酸の形で二酸化炭素を捕捉した後，通常の還元的ペントースリン酸回路に入る植物がある。このようなタイプの植物をC4植物という。C4植物は高温や高日照下で生育でき，光合成能が高い。多くの作物はC3植物に属するが，トウモロコシ，サトウキビはC4植物に属する。

[*4] **コーングリッツ** トウモロコシ粒の胚乳部をひき割りしたもの。

[*5] **コーンフレーク** コーングリッツに砂糖や塩などの調味液を加えて，蒸煮，圧偏，焙焼，乾燥させたもの。ビタミンB$_1$やB$_2$などを添加，強化することもある。

[*6] **コーンパフ** コーン素材を膨化させたもの。

なたんぱく質供給源となっている。食物繊維を15%含んでいるが，大部分は不溶性食物繊維である。

大豆を生で食べることはない。これは大豆を含む豆類などにはたんぱく性のトリプシンインヒビター*1やレクチン（赤血球凝集素）などの生理活性物質が入っているためで，生の大豆を食べると消化不良になる。大豆を加熱することで，トリプシンインヒビターなどのたんぱく性の生理活性物質が変性失活し，同時に大豆の主要たんぱく質である**グリシニン**（**グロブリン*2**の一種）や**コングリシニン**も加熱変性するため，大豆の消化性は著しく向上する。

図6.3に伝統的大豆食品の製造概略図を示す。大豆を発芽させたものがモヤシで，野菜に含まれる。成熟大豆にはないビタミンCを含む。きな粉は大豆を炒って細かく粉砕したものである。炒ることにより香ばしい香りが生じ，大豆の青臭さを**マスキング*3**している。大豆を熱水抽出したものが豆乳で，豆乳を凝固剤で**ゲル化**させ固めたのが豆腐である。豆乳を加熱し，気液の界面でたんぱく質を変性させ膜状にしたものが湯葉である。豆腐を凍結させ，豆腐のたんぱく質を**凍結変性**させ脱水乾燥したものが**凍り豆腐**（高野豆腐）である。豆腐を油で揚げたものが油揚げで，豆腐をつぶしてからニンジンなどを入れ，よく練り混ぜてから固めて油であげたものががんもどきである。

表6.4に大豆製品の大豆に対する栄養素組成比（乾物換算比）を示した。煮豆と全粒きな粉の成分比は大豆とほとんど変わらず，この程度の加熱では大きな成分変化はない。脱皮きな粉ではビタミンB_1が著減しており，脱皮操作で除かれた部分にビタミンB_1の多くが移行していることがわかる。大豆の熱水抽出物である豆乳でも，ビタミンB_1が3分の1程度に減少している。豆乳には大豆と同程度の脂質が含まれていて，脂質が**エマルション*4**として抽出され，安定に分散していることがわかる。

豆乳を作った残渣がおからであり，おからは豆腐に比べ，食物繊維が2〜3倍になっていて，たんぱく質量は6割程度である。逆に豆乳では，食物繊維が激減していて，大豆の10%程度しかない。豆乳に不溶性食物繊

*1 トリプシンインヒビター　膵臓から分泌されるたんぱく質分解酵素であるトリプシンの酵素活性を阻害する物質。多くのマメ科植物の種子に含まれる。たんぱく質であるため加熱により失活し，阻害活性を失う。

*2 グロブリン　中性の希薄塩類溶液に可溶なたんぱく質。大豆のグリシン，コングリシニン，筋肉のミオシン，血清中の免疫グロブリンなどがある。

*3 マスキング　好ましくない匂いがある場合，別の香りでその匂いを隠す（マスクする）こと。

*4 エマルション　水と油は極性が異なるため混ざり合わない。両者の存在下，両親媒性物質を加えよく混合すると，両親媒性物質が間に入り，分散安定化する。そのような状態のものをエマルション（乳濁液）という。牛乳や豆乳では，水溶液中に脂肪分が分散安定化している。

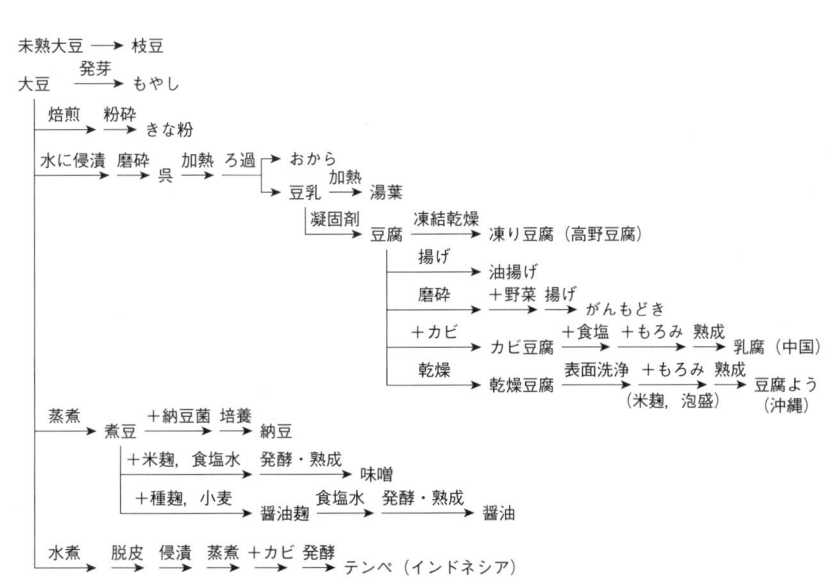

図6.3　伝統的大豆食品の製造法の概略

表 6.4 大豆加工品の大豆に対する成分組成比（％）

	水　分 (g/100g)	たんぱく質	脂　質	炭水化物	α-トコフェロール	ビタミンB₁	食物繊維		
							水溶性	不溶性	総　量
大豆全粒	12.5	100 (35.3g)	100 (19.0g)	100 (28.2g)	100 (1.8mg)	100 (0.83mg)	100 (1.8g)	100 (15.3g)	100 (17.1g)
煮豆（全粒）	63.5	109	114	82.5	107	64	120	96	98
きな粉（全粒）	5	92.6	113	101	51	84	97	90	91
きな粉（脱皮）	5	96.0	112	97.3	77	13.3	97	71	74
豆乳	90.8	97.0	100	105	53	34	106	0	11
おから	81.1	63.0	87.7	159	77	61	77	284	260
湯葉（生）	59.1	132	154	31.1	107	44	24	8.4	10
豆腐（木綿）	86.8	124	147	37.6	74	56	37	13	16
豆腐（絹ごし）	89.4	115	130	58.5	46	99	46	11	14
油揚げ	44	82.3	272	13.9	130	11	43	6.1	10
高野豆腐	8.1	133	166	19.2	100	1.1	32	7.5	10
納豆（糸引き）	59.5	101	114	92.7	60	1.8	280	62	85

維はほとんど含まれない。

湯葉では，ビタミン B₁ は大豆の半分以下になっている。湯葉はたんぱく質の界面変性により形成されるため，水溶性の炭水化物量は大豆の 3 割程度に減り，たんぱく質の割合は増加している。

豆腐は，豆乳を凝固剤で固めたたんぱく質含量が高く消化性も良い食品である。豆乳全量を固めたものが絹ごし豆腐で，固まらなかった液体部（**ホエイ**）を除いたものが木綿豆腐である。**凝固剤**には，**にがり**（塩化マグネシウム），硫酸カルシウム，**グルコノデルタラクトン**＊などがある。豆腐では，たんぱく質含量および脂質含量が大豆より多く，水溶性成分である炭水化物が減少している。食物繊維は原料の豆に比べ著しく減っている。水をよく切って豆腐を揚げた油揚げでは炭水化物含量とビタミン B₁ 含量が非常に低く，脂質は増加している。煮豆に納豆菌を接種して発酵させた納豆では，納豆菌がビタミン K を産生するためビタミン K 含量が 870μg/100g と非常に高い。

大豆油は，大豆中に 20％ほど含まれる油脂を溶媒抽出後，精製したもので，特定成分を増やす加工の例になる。その過程で生じる脱脂大豆は，大豆のたんぱく質成分の大部分を含んでいるため醤油の原料となるほか，分離大豆たんぱく質としてさまざまな食品の素材として用いられている。

6.2.3 いも類

いも類はでんぷんを主体とする食品であり，特にジャガイモは 3 大穀類に次いで生産されている主要作物である。穀類にほとんど含まれない**ビタミン C 含量**を含んでいる。

＊グルコノデルタラクトン　グルコン酸のラクトン。加熱すると加水分解され，グルコン酸になり，pH を低下させる。豆乳のたんぱく質は，pH が下がるとゲル化するため，凝固剤として用いられる。

表6.5 ジャガイモ加工品，サツマイモ加工品の生いもに対する成分組成比（%）

	水分 (g/100g)	エネルギー (kcal/100g)	たんぱく質	脂質	炭水化物	ビタミンC	食物繊維 水溶性	食物繊維 不溶性
ジャガイモ								
生	79.8	76	100 (1.6g)	100 (0.1g)	100 (17.6g)	100 (35mg)	100 (0.6g)	100 (0.7g)
蒸し	78.1	84	86.5	92.2	103	40	92	160
水煮	81.0	73	99.7	106	101	64	89	170
フライドポテト	52.9	237	57.3	3350	58.2	36	53	95
ポテトチップス	2.0	554	60.5	7260	64.1	8.8	38	91
乾燥マッシュポテト	7.5	357	90.1	131	103	3.1	91	130
サツマイモ								
生	66.1	132	100 (1.2g)	100 (0.2g)	100 (31.5g)	100 (29mg)	100 (0.5g)	100 (1.8g)
蒸し	66.4	131	101	101	99.9	70	200	1607
焼き	58.1	163	94.4	80.9	100	64	180	110
蒸し切干	22.2	303	112	131	99.5	14	210	85

注) 水分とエネルギー以外は，生いもの乾物含量を100とした時の各乾物含量の相対値を示している。( ) の値は，生のいも100g（湿重量）当たりの成分含量を示している。
出所) 日本標準食品成分表2010に基づく。

ジャガイモは，水分を80%程度含み，でんぷんを主成分とする食品である。表6.5にジャガイモとさつまいもおよびその加工品の成分組成比を示す。水分以外は乾物換算で生のいもの値を100としたときの相対値を示している。ジャガイモのたんぱく質，脂質，炭水化物の含量は，蒸す，煮るといった加工操作ではほとんど変化しない。しかし，ビタミンC含量は生のジャガイモの半分程度になり，不溶性の食物繊維がやや増加する。ポテトチップスやフライドポテトなどをみると脂質が著しく増加しており，揚げ操作により脂質含量が高まったことがわかる。ビタミンC含量も揚げにより著しく減少し，ポテトチップスのビタミンC含量はもとのいもの10%程度しかない。乾燥マッシュポテトでもビタミンC含量が著しく低く，もとのいもの3%しかない。乾燥やフライ操作によりビタミンCが分解しやすいことがわかる。

サツマイモも水分を66%程度含む，でんぷんを主成分とする食品である。蒸し，焼きといった加熱操作では各成分は生のいもに比べそれほど減少していないが，蒸し切干ではビタミンC含量が生のいもの14%程度に減っている。

ジャガイモにはソラニンなどのグリコアルカロイド*の毒性物質が少量含まれている。そのためソラニン含量の高い芽や皮の部分を取り除いて食される。α-ソラニン，α-チャコニンが主成分である。その含量は品種により大きな差があるが，根や葉で高い。いもでは芽や緑化した部分に多く含まれる。また皮部分は果肉部分より多い（表6.6）。通

*グリコアルカロイド アルカロイド配糖体。アルカロイドとは，天然に存在する窒素を含む二次代謝産物の総称で，ヒトや動物に顕著な生理活性を示すものが多い。

表6.6 ジャガイモの部位別のグリコアルカロイド含量 (mg/kg)

ジャガイモの部位	グリコアルカロイド量
皮を剥いたいも	52
皮	1250
芽	6200
葉	8800

出所) Friedman, M. et al., "Analysis of potato glycoalkaloids by a new ELISA kit", *J. Agric. Food Chem.*, 46, 5097-5102 (1998) より改変

常200mg/kg以下であれば問題はないと考えられている。そのため芽や緑化した部分は取り除く必要がある。化学的に安定で200℃程度でも壊れないため，揚げなどの加熱中にも大きく減少することはない。

6.2.4 野菜および果物

野菜や果実は生食するが，加熱する場合も多い。加工，貯蔵中に起こる栄養成分の変化で注意すべきものは**ビタミンC**の損失である。ビタミンCは加熱により損失しやすいため過度の加熱は避けたほうが良い。

野菜は栄養素としてはビタミンやミネラルとしての供給源としての意味をもち，また食物繊維の摂取源としても重要である。最近ではポリフェノール類など抗酸化成分の供給源としても注目されている。2008（平成20）年国民健康・栄養調査では，ビタミンA摂取の51％（内，緑黄色野菜87％），ビタミンC摂取の31％（内，緑黄色野菜47％），葉酸摂取の37％（内，緑黄色野菜44％），ビタミンE摂取の20％（内，緑黄色野菜82％），カリウム摂取の24％（内，緑黄色野菜43％）ビタミンB_1摂取の6.6％を占めている。また食物繊維摂取（14.7g/日・人）の約4割を占めている。

野菜の利用法としては，収穫後鮮度のよい間に利用する，加工して貯蔵性をもたして利用する，の2つの方法に大別できる。野菜は水分含量が高く，貯蔵性の低い食品である。野菜は収穫後も生きていて，呼吸，蒸散など生物活動を行っている。そのため鮮度を保持して貯蔵するには，生物活動を緩慢にする必要があり，低温にして流通貯蔵する。冷蔵だけでなく，冷蔵と同時に酸素濃度を減らし炭酸ガス濃度を上げて貯蔵する**CA貯蔵**[*1]や，**MA貯蔵**[*2]などの方法により，より長期間貯蔵できる。

野菜およびその調理品，加工品中のビタミンやミネラル含量（乾物換算）を表6.7に示す。**緑黄色野菜**といわれるトマト，ニンジン，コマツナ，ホウレンソウなどは，カロチン含量（表中にはレチノール当量で示してある）が高く，ホウレンソウ，トマト，コマツナ，カボチャなどはビタミンE含量が高い。ビタミンC含量でみるとピーマン，ブロッコリー，コマツナなどで高い。

加熱調理操作の影響をみると，ニンジン，ホウレンソウ，コマツナを茹でてもカロチン含量やビタミンE含量（ここではα-トコフェロール含量を示してある）は，あまり変化しないが，**ビタミンC含量**は，青ピーマンを炒めることで60％に，ブロッコリーを茹でることで56％に，コマツナを茹でることで53％に減少する。トマトの加工品のレチノール当量をみると，生トマトと比べてジュースで59％，ピューレーで53％，ペーストで40％，ケチャップで22％に減少している。**ビタミンE含量**はケチャップで44％に下がっている。缶詰，ジュース，ケチャップではNaClが添加されているためNa含

[*1] **CA貯蔵** CAはcontrolled atmosphereの略。酸素2〜5％，二酸化炭素2〜5％程度になるように環境気中のガス組成をコントロールして貯蔵すること。呼吸を抑えることで果実や野菜の貯蔵性が向上する。通常，冷蔵と同時に行う。

[*2] **MA貯蔵** MAはmodified atmosphereの略。野菜や果物などの青果物を包装すると自身の呼吸作用により自然にCA環境に近い気体組成になる場合がある。これを利用した貯蔵法。

表 6.7 野菜類およびその調理品のビタミン，無機物，食物繊維含量（乾物換算）

	ビタミン (mg/100g)					無機物 (mg/100g)		食物繊維
	レチノール当量	α-トコフェロール	B₁	C	葉酸	K	Na	(g/100g)
カボチャ（日本）								
生	0.45	14	0.5	120	0.60	3.0	0.008	21
茹で	0.43	14	0.4	100	0.47	3.0	0.006	23
キャベツ								
生	0.55	1	0.5	560	1.1	2.7	0.068	25
茹で	0.82	2	0.3	280	0.79	1.5	0.049	33
キュウリ								
生	0.60	7	0.7	300	0.54	4.3	0.022	24
塩漬け	0.23	4	0.3	140	0.35	2.8	13	16
ぬかみそ漬け	0.13	1	1.8	150	0.15	4.2	15	10
コマツナ								
生	4.4	15	1.5	660	1.9	8.5	0.25	32
茹で	4.3	25	0.7	350	1.4	2.3	0.23	40
ダイコン（根）								
生	0	0	0.4	200	0.61	4.3	0.32	24
茹で	0	0	0.4	170	0.64	4.0	0.23	33
切干し	0	0	0.4	4	0.12	3.8	0.32	24
たくあん漬け	0	0	1.0	55	0.24	2.3	4.5	17
トマト								
生	0.75	15	0.8	250	0.37	3.5	0.050	17
缶詰（ホール）	0.71	18	0.9	150	0.31	3.6	4.0	19
ジュース	0.44	12	0.7	100	0.29	4.4	3.9	12
ピューレー	0.40	21	0.7	76	0.22	3.7	0.65	14
ペースト	0.30	22	1.0	52	0.15	3.8	0.66	16
ケチャップ	0.17	6	0.2	26	0.015	1.4	3.8	5
ナス								
生	0.12	4	0.7	59	0.47	3.2	Tr	32
茹で	0.13	5	0.7	17	0.37	3.0	0.017	35
ぬかみそ漬け	0.018	3	0.9	71	0.38	3.8	8.7	24
ニンジン								
生	6.5	5	0.4	38	0.22	2.6	0.24	24
茹で	6.6	5	0.3	18	0.17	2.2	0.19	28
冷凍	8.3	7	0.4	51	0.25	1.7	0.65	30
ピーマン								
生（青）	0.50	12	0.5	1200	0.39	2.9	0.015	35
油炒め（青）	0.32	8	0.3	720	0.25	1.8	0.009	22
生（赤）	0.99	53	0.7	1900	0.76	2.4	Tr	18
油炒め（赤）	0.69	36	0.4	14＋00	0.53	1.6	Tr	12
ブロッコリー								
生	0.61	22	1.3	1100	1.9	3.3	0.18	40
茹で	0.74	20	0.7	620	1.4	2.1	0.16	43
ホウレンソウ								
生	4.6	28	1.4	460	2.8	9.1	0.21	37
茹で	5.3	31	0.6	220	1.3	5.8	0.12	42
冷凍	6.4	35	0.8	270	1.7	3.1	1.5	40

出所）日本食品標準成分表 2010 より乾物換算。

量が高い。

ビタミン B_1 含量の多い野菜は，アスパラガス，コマツナ，ホウレンソウなどであるが，ぬかみそで漬けたキュウリは米ぬかのビタミン B_1 が移行しているためその含量は高い。ビタミン B_1 は加熱操作により損失しやすく，コマツナ，ホウレンソウ，ブロッコリーを茹でるとそれぞれ，47％，43％，54％になり，ほぼ半減する。ホウレンソウの冷凍品は，ビタミンC，ビタミン B_1 とも半減している。冷凍前のブランチング*で，減少したと思われる。

野菜はカリウム含量が高く，ナトリウム含量は低い。ナトリウム含量の高いものは，漬物類である。茹でることにより，10～20％程度のカリウムが失われる。食物繊維は，加熱操作であまり変化しない。

果実は栄養的には**ビタミンC**の供給源として重要な意味をもち，2008（平成20）年国民健康・栄養調査では，ビタミンC摂取の31％（食品からの摂取量の36％）を占めている。また，食物繊維摂取の10％，カリウム摂取の9％を占める。果実の利用法としては，生果で利用するものが多いが，一部ジャムなどに加工したり，果汁飲料として飲まれたりする。ブドウやリンゴの果汁は発酵させて，ワインやシードルとしても利用される。

果実類を貯蔵，加工する場合には**ビタミンC**の損失を抑えることが重要になる。果実およびその加工品中のビタミンC含量，カリウム含量，食物繊維含量を乾物換算で表6.8に示す。ビタミンC含量は，アセロラが圧倒的に高く，乾物の17％にも及ぶ。ミカン，オレンジ，レモンなどの柑橘類やイチゴもその含量が高く，200～600mg/100g乾物のビタミンCを含んでいる。ブドウ，ナシ，リンゴなどの含量は10～20mg/100g乾物と低い。

ビタミンCは不安定な化合物であるため，加熱などで分解しやすい。ミカンジュースではほぼ保持されているが，イチゴジャム，マーマレードをみるとビタミンCは数mg/100g程度しか含まれていない。

*ブランチング　短時間の加熱により内因性の酵素を失活させ，野菜や果物の品質や貯蔵性を向上させる操作。熱湯につける，蒸気で処理する，マイクロ波加熱するなどの方法がある。

表6.8　果実およびその加工品のビタミンC，カリウム，食物繊維含量（乾物換算）

	ビタミンC (mg/100g)	K (mg/100g)	食物繊維 (g/100g)
アセロラ　生	17000	1300	19
イチゴ　生	620	1700	14
イチゴ　ジャム（低糖度）	20	160	2.2
梅　生	63	2500	26
梅　梅干（塩漬け）	0	540	9.7
ウンシュウミカン　生（砂じょう）	260	1200	3.2
ウンシュウミカン　ジュース	250	1100	0.0
オレンジ　生（砂じょう）	350	1200	7.1
オレンジ　ジュース（ストレート）	180	1480	2.5
オレンジ　マーマレード（低糖度）	8	100	2.7
カキ　生（甘）	410	1000	9.5
日本ナシ　生	25	1200	7.5
バナナ　生	65	1500	4.5
ブドウ　生	12	790	3.0
ブドウ　干しブドウ	Tr	870	4.8
ブドウ　ジュース	Tr	200	0.7
ブドウ　ワイン（赤）	0	970	0
ブルーベリー　生	66	510	24
ブルーベリー　ジャム	7	170	9.6
リンゴ　生	26	730	9.9
リンゴ　ジュース	24	630	Tr
リンゴ　ジャム	Tr	62	1.5
レモン　生，果汁	530	1000	Tr

出所）日本食品標準成分表2010より乾物換算。

ビタミンC含量の高い柑橘系の果汁飲料では，貯蔵中のビタミンCの分解により**褐変**が進行し，品質上問題となる。ビタミンCの分解を押さえるため酸素を十分のぞく必要がある。また，リンゴは搾汁時にポリフェノール類が酵素的に酸化し，褐変しやすいため，ビタミンCを添加することが多い。そのため本来リンゴ果肉中のビタミンC含量は低いが，リンゴジュースでの含量が高くなる場合もある。

レチノール含量は，温州ミカン（730μg/100g 乾物），アセロラ（310μg/100g 乾物），カキ（210μg/100g 乾物）などで高い。また，ジュース中の食物繊維含量は低く，搾汁，ろ過の過程で大部分の食物繊維は取り除かれる。柑橘類の機能性成分としてナリンギンやヘスペリジンなどの**フラボノイド**（ポリフェノールの一種）が知られているが，食味上ナリンギンは苦味物質として望ましくないとされている。また，ヘスペリジンは溶解性が低くウンシュウミカンなどの缶詰の白濁の原因となる。ウンシュウミカンはカロチノイドの一種である β-クリプトキサンチン含量（1mg/100g 果実程度）が高い。

6.3 畜産物の加工，貯蔵による成分変化と栄養

6.3.1 食肉製品

家畜がと畜場でと畜，解体され，食肉として流通し食卓に上るまでには多くの過程があり，量的質的変化を受ける（図6.4）。牛，豚などはと畜後，その肉をすぐに食べる場合は少なく，多くの場合と殺後数日低温貯蔵してから出荷される。この貯蔵過程のことを**熟成**と呼ぶ。筋肉は死後直後硬くなる（**死後硬直**）が，熟成中に内因性のたんぱく質分解酵素などが働き，筋肉たんぱく質を一部分解し，軟らかくなる（**解硬**）と同時に，呈味性のペプチドやアミノ酸を生じ，食味や風味が向上する。その後，加熱，調理され食される。牛は約10日，豚は3〜4日の熟成期間を置く。鶏は12時間で熟成が終わる。

加熱すると肉の色がこげ茶色になるが，これは**ミオグロビン**の鉄が3価に酸化されると同時に加熱変性するためである。焼くと香ばしい焼肉の香りが生じるが，これはアミノ酸と糖や脂質の分解物が，**メイラード反応**そして**ストレッカー分解**を起こすために生じる。栄養成分含量に大きな影響を与えないが嗜好性が向上する。

食肉製品の本来の目的は保存食にすることである。そのためハムやソーセージなどの食肉加工品の製造時には必

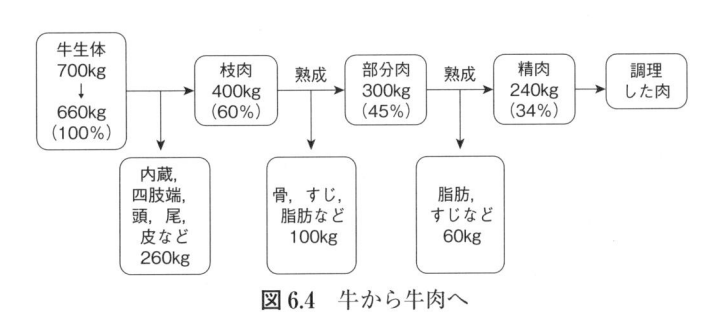

図6.4 牛から牛肉へ

ず塩漬（キュアリング）という過程がある。

食肉を多量の塩に漬け込むと，常温でも肉をかなり貯蔵できることを人類は古くから知っていた。また，塩漬けに用いられた岩塩の中に微量な硝石（硝酸塩）が含まれた場合には，好ましい色が長期に保存され，また独特の風味を示すことを経験的に知っていたと思われる。これを積極的に利用しようというものが，ソーセージやハムの製造で行われる**塩漬（キュアリング）**である。塩漬に使用されるものは，食塩，**発色剤（亜硝酸塩，硝酸塩）**[*1]，**発色助剤**（アスコルビン酸など），**酸化防止剤**，**結着剤**（ポリリン酸塩など），糖類，調味料，香辛料，保存料などであり，総称して塩漬剤と呼んでいる。塩漬の効果は，食塩と発色剤によるところが大きく，保存性の向上，好ましい肉色の発現・固定が主なものである（表6.9）。

塩漬は，食肉製品の**保水性**や**結着性**[*2]の発現にも重要である。**保水性**や**結着性**には，肉中のたんぱく質が重要な役割を果たしている。骨格筋を形成するたんぱく質は，筋原線維を構成するたんぱく質（約60%），細胞質に溶存するたんぱく質（約30%），結合組織を形成するたんぱく質（約5%）からなる。筋原線維を構成するたんぱく質としては，**ミオシン**（約43%）と**アクチン**（約20%）が主要なものである。このうちアクチンは，生理的イオン強度ではフィラメントを形成するが，高塩濃度になるとモノマーとして分散溶解する。このものを加熱するとゲルが形成される。このようなゲルの3次元網目構造の中に水分子が捕捉されるので，保水性が向上する。食肉加工品の製造工程の塩漬中に塩濃度が高まり，ミオシンが解離分散する。加熱工程でこのミオシンがゲル化し，結着性と保水性が発現されると考えられる。

食肉の色は，肉中に存在する色素たんぱく質**ミオグロビン**の量とその誘導体の割合で決まる。ミオグロビンは，グロビン（たんぱく質部分）とプロトヘム（鉄を含む色素部分）が結合したもので，生体内では酸素の運搬と貯蔵に関与している。鉄の酸素結合状態（酸素が結合しているかしていないか），酸化状態（2価か3価か），配位状態（グロビンの立体構造）により色が顕著に

[*1] **亜硝酸塩や硝酸塩の存在量** 発色剤である硝酸塩や亜硝酸塩は食物添加物として，使用が制限されている。たとえば亜硝酸塩の最大残存量は，食肉製品で0.070g/kg。一方，多くの植物性食品は硝酸塩を含んでいる。硝酸性窒素含有量は，たとえば，ホウレンソウ3.56g/kg，結球レタス0.189g/kg，サニーレタス1.23g/kg，サラダ菜5.36g/kg，春菊4.41g/kgである。

[*2] **保水性と結着性** 保水性とは水分を保持する能力のこと。肉のジューシーさなどに影響する。結着性とは，肉の小塊や肉塊同士が接着して，加熱後も一定の外力に抵抗し崩れないこと。弾力性や歯ごたえなどテクスチャーに影響する。

表6.9 塩漬の効果

効　果	効果を示す塩漬剤
保存性の付与	食塩（水分活性の低下），発色剤（亜硝酸塩の微生物生育抑制作用），保存料
ボツリヌス菌の生育抑制	発色剤（亜硝酸塩の微生物生育抑制作用）
脂質の酸化防止	発色剤（亜硝酸塩の抗酸化作用），酸化防止剤
肉食の発現，固定	発色剤（硝酸塩，亜硝酸塩から生じるNO），発色助剤（アスコルビン酸によるNO生成の促進）
風味の付与	食塩，発色剤，糖類，香辛料，調味料
結着性，保水性の付与	食塩（塩溶性たんぱく質の溶解抽出），結着補強材（ポリリン酸塩などによる塩溶性たんぱく質の溶解抽出の促進）

変化する。図 6.5 に食肉および食肉製品の発色，変色におけるミオグロビン誘導体の関係を示した。新鮮な筋肉断片は黒ずんだ紫赤色あるいは灰白色で，酸素を結合していない。還元型ミオグロビンが酸素と結合し，鮮やかな赤色を示すオキシミオグロビンとなる。このものを放置すると鉄が 2 価から 3 価に酸化され，暗赤色を示す**メトミオグロビン**となる。これを加熱するとグロビンが加熱変性し，褐色の変性メトグロビン（変性グロビンヘミクローム）となる。塩漬した場合は，添加した硝酸塩は，微生物などの還元酵素の働きにより亜硝酸塩に還元され，亜硝酸となる。亜硝酸は自動的に，またはアスコルビン酸やエリソルビン酸などの発色助剤の働きにより NO を生じる。NO は，還元型ミオグロビンもしくはメトグロビンに配位（ニトロシル化もしくはニトロソ化という）する。**ニトロシルミオグロビン**は，赤色を示す。生ハムの鮮やかな色はこれによる。加熱されるとグロビンが加熱変性しニトロシルヘモクロームになる。ニトロシルヘモクロームはより鮮やかな桃赤色を示す。これが加熱したハムやソーセージの色である。

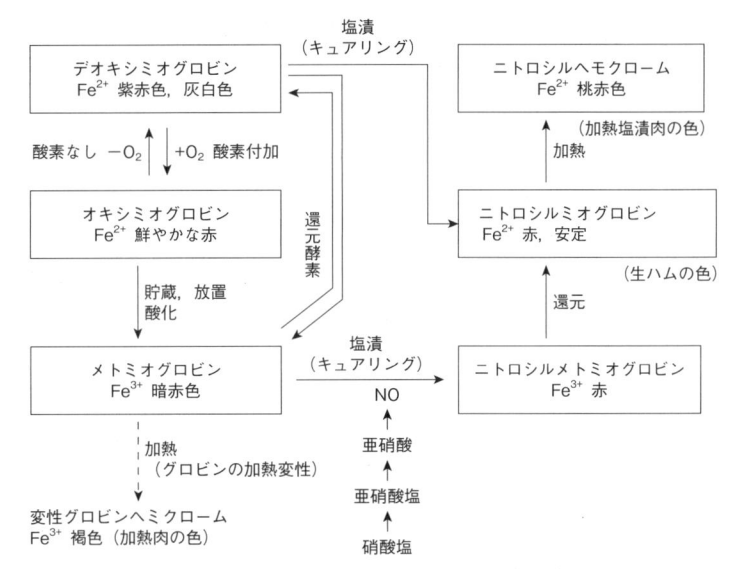

図 6.5　肉および肉製品の発色，変色過程

食肉製品（ハム，ベーコン，ソーセージ）の製造工程の概略を図 6.6 に示す。伝統的食肉製品は各地で独自に発展してきたため，統一した分類や規格はない。イギリスでは豚の枝肉を保存のために塩漬けしたものをベーコンと呼び，そのもも肉の部分をハムと呼ぶ。ハムは，原料肉から塩漬，

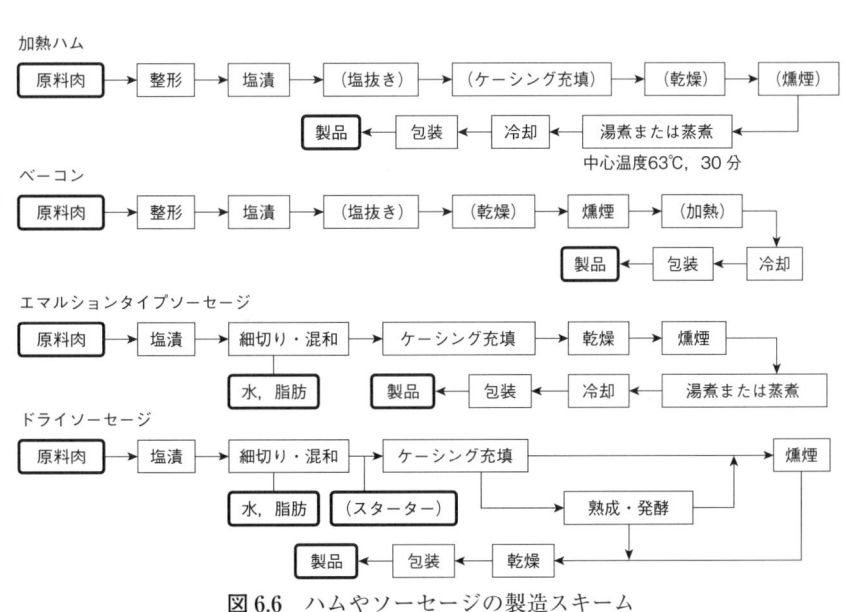

図 6.6　ハムやソーセージの製造スキーム

表6.10 ソーセージのJASによる分類

ソーセージの種類	JASにおける特徴
ウインナーソーセージ	羊腸使用，または製品の太さ20mm未満。
フランクフルトソーセージ	豚腸使用，または製品の太さ20mm以上36mm未満。
ボロニアソーセージ	牛腸使用，または製品の太さ36mm以上。
リオナソーセージ	種物（野菜，穀粒，チーズなど）を添加
ドライソーセージ	加熱しないで乾燥し，水分35%以下
セミドライソーセージ	水分が55%以下
レバーソーセージ	レバー重量が製品の50%未満
レバーペースト	レバー重量が製品の50%以上
加圧加熱ソーセージ	120℃，4分加圧加熱，またはこれと同等の加熱
無塩漬ソーセージ	塩漬していない
混合ソーセージ	魚肉および鯨肉が製品の15%以上50%未満

＊ケーシング　ソーセージや魚肉ソーセージを製造する際に肉を詰める袋。天然ケーシング（羊や豚などの腸），人造ケーシング（コラーゲンやセルロースなどから製造），プラスチックケーシング（塩化ポリビリニデンなど）がある。

乾燥（熟成），燻煙，加熱という4つの基本工程の中からいくつかを組み合わせて作られる。原料肉としては豚のもも肉（ボンレスハム），ロース肉（ロースハム）が使われる。ベーコンは豚のばら肉を整形したのち，塩漬，燻煙により製造される。豚の肩肉（ショルダーベーコン）やロース肉（ロースベーコン）を用いる場合もある。ソーセージは各種畜肉，家禽肉の挽肉などを原料として，塩漬後ケーシング＊に詰めたものである。ケーシングの種類やサイズにより名称が異なる（表6.10）。

日本で多く製造されているソーセージは，エマルションタイプソーセージで，原料肉に脂肪や水分を加えて作られる。塩漬肉から溶出される塩溶性たんぱく質の乳化，吸水性ならびに加熱ゲル形成性を利用している。サラミソーセージなどのドライソーセージは，乾燥や発酵，熟成により水分を減らし保存性を高めたソーセージである。水分は35%以下である。

表6.11に食肉加工品の栄養素含量を示す。豚肉はビタミンB_1を他の肉の10倍程度多く含んでいる。加工により大きな成分変化はないが，塩漬のためNa含量が原料肉に比べて著しく高い。

6.3.2　乳製品

牛の乳は良質なたんぱく質，脂質，カルシウムなどが豊富に含まれている

表6.11　豚肉，牛肉ならびに食肉加工品の栄養素含量　　　　(g/100g)

食品	水分	たんぱく質	脂質	炭水化物	Na	K	ビタミンB_1
豚　大型種ロース脂身つき，生	60.4	19.3	19.2	0.9	42	310	0.69
豚　ひき肉，生	65.4	18.6	15.1	0	58	310	0.62
ハム類　ロース	65.0	16.5	13.9	1.3	1000	260	0.60
ハム類　ボンレス	72.0	18.7	4.0	1.8	1100	260	0.90
ベーコン類　ベーコン	45.0	12.9	39.1	0.3	800	210	0.47
ソーセージ類　ウインナー	53.0	13.2	28.5	3.0	730	180	0.26
ソーセージ類　ドライ	24.8	25.4	43.0	2.1	1400	370	0.19
牛　ひき肉，生	64.5	19.0	15.1	0.5	49	310	0.08
コンビーフ缶詰	63.4	19.8	13.0	1.7	690	110	0.02
大和煮缶詰	64.3	19.2	4.4	9.9	720	180	0.33

注）Na，KおよびビタミンB_1含量の単位は，mg/100g。

栄養価の高い食品であるが，腐りやすく貯蔵性が低い。そのため，現在では殺菌，包装して**牛乳**として流通している（図6.7）。

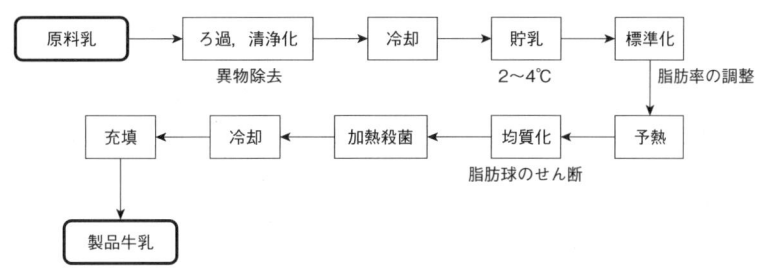

図 6.7　牛乳の製法スキーム

原料乳は，ろ過，清浄化により異物を除去する。あらかじめ目的とする脂肪率に合致するように乳成分を調整（標準化）した後，脂肪球の浮上を防止する目的で脂肪球をせん断（この操作を**均質化**という）する。加熱殺菌後，充填し製品牛乳となる。

加熱殺菌法としては，**低温殺菌法**（63℃，30分間程度；低温長時間 **LTLT**（low-temperature short-time）殺菌）より高温短時間で行う方法（72～75℃，15秒程度；高温短時間 **HTST**（high-temperature short-time）殺菌や120～150℃で2～3秒間；超高温加熱 **UHT**（ultra-high-temperature）処理）がある。LTLT法とHTST法はほぼ同等の殺菌効果を示し，原料乳由来の酵素は失活し，結核菌などの病原性細菌は死滅するが，胞子などは生存する。UHT法では，加熱条件によっては胞子を含めたあらゆる微生物を死滅できる。同じ程度の殺菌効果を示す場合には，より高温かつ短時間に行う加熱殺菌のほうが，より低温かつ長時間かけて加熱殺菌するより，ビタミンの分解などの成分変化は少ない。

乳製品としては，粉乳，クリーム，バター，ヨーグルト，チーズなどがある。図6.8に乳製品の製造スキームの概略を示した。

粉乳は，乳からほとんどの水分を除去して粉末状にしたものである。粉乳には，乳本来の品質を損なわずに長期間保存できる，必要に応じてもとに還元できる，輸送や保管に便利であるなどの利点がある。牛乳からほとんどすべての水分を除去し粉末化したものが全粉

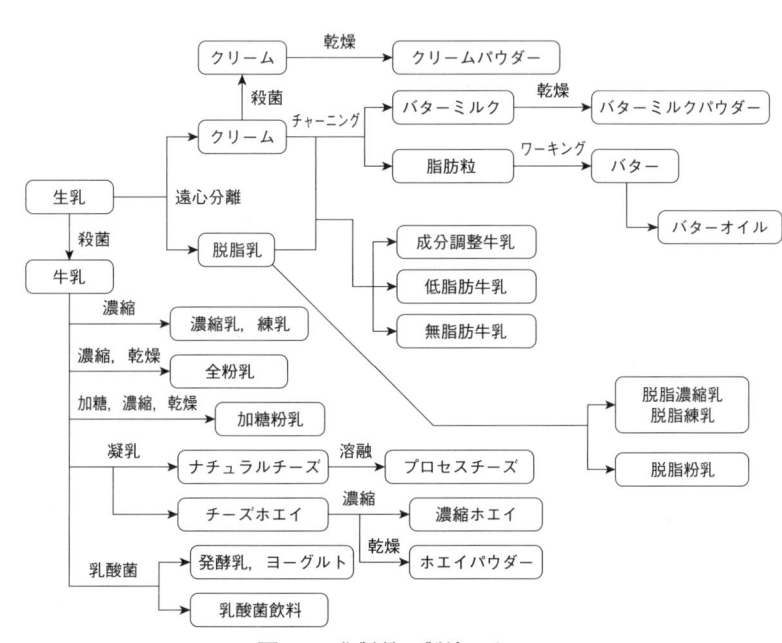

図 6.8　乳製品の製法スキーム

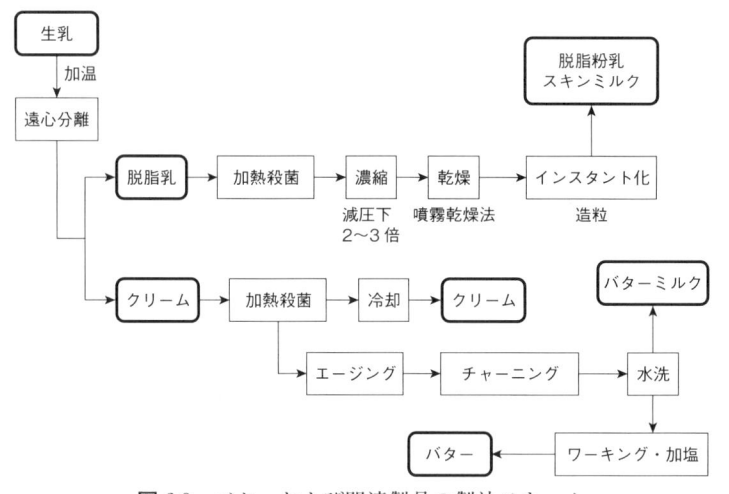

```
    ┌──────┐
    │ 生乳 │
    └──┬───┘
       │ 加温
    ┌──┴───┐
    │遠心分離│
    └──┬───┘
       │
   ┌───┴────────────────────────────────────────┐          ┌──────────────┐
   │                                            │          │脱脂粉乳      │
   ▼                                            ▼          │スキンミルク  │
┌──────┐ ┌──────┐ ┌────┐ ┌────┐ ┌──────────┐              └──────▲───────┘
│脱脂乳│→│加熱殺菌│→│濃縮│→│乾燥│→│インスタント化│──────────────┘
└──────┘ └──────┘ └────┘ └────┘ └──────────┘
                   減圧下  噴霧乾燥法   造粒
                   2〜3倍
   │
   ▼
┌──────┐ ┌──────┐ ┌────┐ ┌──────┐                          ┌────────────┐
│クリーム│→│加熱殺菌│→│冷却│→│クリーム│                    │バターミルク│
└──────┘ └──┬───┘ └────┘ └──────┘                          └──────▲─────┘
            │                                                     │
            ▼                                                     │
         ┌──────┐ ┌────────┐ ┌────┐
         │エージング│→│チャーニング│→│水洗│─────────────────────┘
         └──────┘ └────────┘ └────┘
                                      │
                                      ▼
                       ┌────┐ ┌──────────────┐
                       │バター│◀│ワーキング・加塩│
                       └────┘ └──────────────┘
```

図6.9 バターおよび関連製品の製法スキーム

乳で, 脂肪分が多いため保存中に酸化されやすい。そのため脱脂粉乳に比べ保存性が劣り, 加工乳や缶コーヒーの原料向けのものが多い。

牛乳を遠心分離すると, 上層として得られる脂質の多い部分がクリームに, 下層が脱脂乳になる。**脱脂粉乳**は牛乳の脂肪分を取り除いているので, 脂質が少なくその分他の成分の割合が増えている。**クリーム**をよく撹拌すると脂肪の塊りと水層に分かれる。塊りに食塩を練りこんだものがバターになる。脂肪を主体とした高エネルギー食品である。

ヨーグルトは牛乳を乳酸発酵させゲル化させた発酵食品である。チーズは乳酸発酵と凝乳酵素により乳たんぱく質をゲルさせたものをさらに熟成させた発酵食品で, 牛乳の貯蔵性を増している。たんぱく質は分解していて消化性がよい。

粉乳は, 多くの工程を経て製造されるが, 加熱殺菌, 濃縮, 乾燥, 造粒が共通な重要な単位操作になる。乾燥法としては, 噴霧乾燥法（スプレイドライ）が多く用いられている。原料乳を微粒化させ, 高温の気流と接触させ濃縮する方法であるが, 微粒化することにより濃縮乳の表面積が非常に大きくなり乾燥は瞬時に行われる。造粒（インスタント化ともいう）は, 粉乳の溶解性や流動性の向上, 付着・凝集防止, 飛散防止などのために行われる。

牛乳から脂肪分をクリームとして除去した脱脂乳を粉末化したものが**脱脂粉乳**（図6.9）で, 脂肪分をわずかにしか含まないため保存性が高い。常温で1〜2年間保存可能である。クリームパウダーは, クリームを噴霧乾燥したもので, 50〜80％程度の脂肪分を含んでいる。脂肪分80％以上のものは粉末バターとも呼ばれる。

ホエイパウダーは, チーズやカゼイン製造時に生成する**ホエイ***を粉末化したもので, バターミルクパウダーはバター製造時に生成するバターミルクを粉末化したものである。これらは, 製菓, 製パン, アイスクリーム, 飲料などの原料に用いられる。調製粉乳は, 牛乳または乳製品に, 乳幼児に必要な栄養素を厚生労働大臣の許可を受けて添加し, 粉末化したものである。

濃縮乳は, 生乳, 牛乳または特別牛乳を濃縮したもので, 脱脂濃縮乳は, 生乳, 牛乳または特別牛乳から乳脂肪分を除去したものを濃縮したものであ

---

*ホエイ　ホエー, 乳清ともいう。乳から脂肪分やカゼインなどを除いた水溶液。チーズ製造時に, 固形物と分離された副生成物として大量に生成する。

表6.12 濃縮乳製品（練乳）の定義と規格基準

	加糖練乳	加糖脱脂練乳	無糖練乳	無糖脱脂練乳
定義	生乳，牛乳または特別牛乳にショ糖を加えて濃縮したもの	生乳，牛乳または特別牛乳の乳脂肪分を除去したものにショ糖を加えて濃縮したもの	濃縮乳であって直接飲用に供する目でに販売するもの	脱脂濃縮乳であって直接飲用に供する目でに販売するもの
乳固形分	28.0%以上	25.0%以上	25.0%以上	18.5%以上
乳脂肪分	8.0%以下	—	7.5%以上	—
糖分（乳糖を含む）	58.0%以上	58.0%以下	—	—
水分	27.0%以下	29.0%以下	—	—

る。濃縮乳の代表に練乳がある。表6.12に乳等省令による各種練乳の定義，規格基準を示す。

練乳には，砂糖（ショ糖）を添加した加糖練乳（加糖全脂練乳）と加糖脱脂練乳，砂糖を添加しない無糖練乳がある。加糖のものをコンデンスミルク，無糖のものをエバミルクと呼ぶことが多い。加糖練乳の多くは，製菓や冷菓の原料となる。加糖はショ糖の濃厚溶液により微生物の繁殖を抑制し，保存性を高めるために行われる。無糖練乳はショ糖が添加されておらず貯蔵性が劣るため充填後加熱滅菌を行う。

バターの製造（図6.9）は，クリームの分離から始まる。クリーム中の脂肪率は30〜40%である。殺菌後クリームを冷却して一定時間（通常8時間以上）保持（エージング）する。エージングによりクリームが固化（結晶化）し，**チャーニング**（バター粒子を形成させる）時間が一定になるとともに，バターミルクへの脂肪の散逸を防ぐことができる。エージングしたクリームを激しく撹拌すると，クリーム中の脂肪球が集合しバター粒子を形成する。この操作をチャーニングという。クリームは水中油滴型のエマルションであるが，激しい撹拌作用により，脂肪球を覆っているリポタンパク質の被膜が破壊され，脂肪球同士が融合し**油中水滴型**の**エマルション**に転換すると考えられる。チャーニング後，バターミルクを排出し，水洗する。水洗によりバターのかたさが増す。加塩は，微生物の増殖を抑えるとともにバターの風味を向上させる。**ワーキング**（練圧）では，バター粒子が引き締まり，水分が調節され，食塩も均一になる。バターは，原料のクリームの発酵の有無により発酵バターと甘性（甘味）バターに分けられるが，わが国では発酵バターはほとんど普及していない。食塩添加の有無で，加塩バターと無塩バターに分けられる。わが国では，製品中に1.3〜2.0%食塩を添加した加塩バターがほとんどである。無塩バターは，製菓，製パンなどの一部で業務用に用いられている。加塩バターでは水層の食塩濃度は10%程度であるため，通常の細菌の増殖は抑制される。

発酵乳を発酵形式で分けると，**乳酸菌**による乳酸発酵のみによるものと，

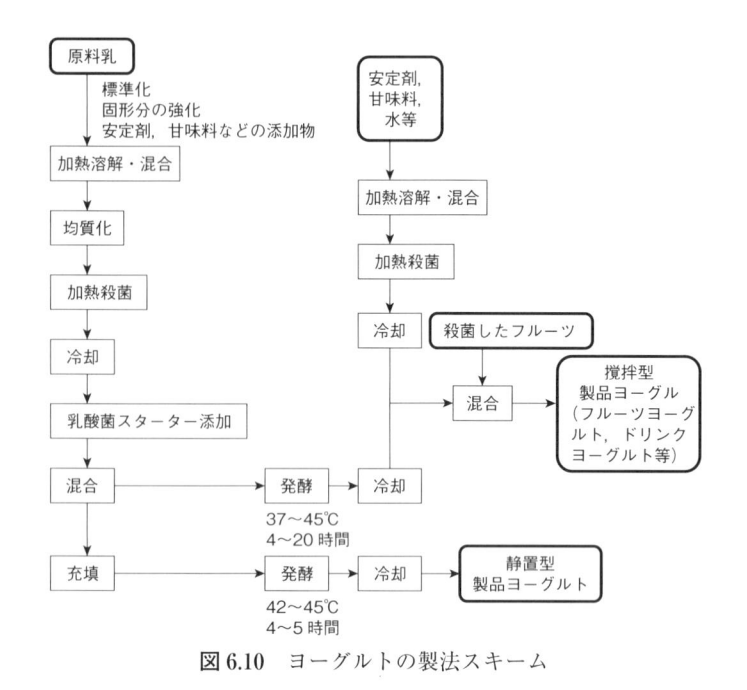

図 6.10 ヨーグルトの製法スキーム

図 6.11 チーズの製法スキーム

酵母のアルコール発酵が組み合わさったものの二通りに大別できる。前者の代表例がヨーグルトであり，ケフィール，レーベン，クーミスなどが後者の例である。わが国の乳等省令では，発酵乳は発酵乳と乳酸菌飲料の2種に分けられる。発酵乳とは，「乳またはこれと同等以上の無脂肪固形分を含む乳等を乳酸菌または酵母で発酵させ，糊状または液状にしたものまたはこれらを凍結させたもの」と，乳酸菌飲料とは「乳等を乳酸菌または酵母で発酵させたものを加工し，または主要原料とした飲料（発酵乳を除く）」と定義される。

ヨーグルトは発酵乳と同義に使われているが，乳製品の国際規格では，ラクトバチルス・ブルガリカス（*Lactobacillus delbrueckii* subsp. *bulgaricus*）とストレプトコッカス・サーモフィラス（*Streptococcs salivarius* subsp. *thermophilus*）を用いて発酵させたものと定義されている。製造時（図 6.10）に静置するか撹拌するかで，静置型（後発酵型）と撹拌型（前発酵型）に分けられる。*Lac. bulgaricus* と *Str. thermophilus* との間には共生関係がある。*Lac. bulgaricus* の生育は *Str. thermophilus* の産生するギ酸により促進され，*Str. thermophilus* の生育は，*Lac. bulgaricus* がカゼインから生成するアミノ酸やペプチドにより促進される。

チーズは，乳酸発酵と凝乳酵素により乳たんぱく質をゲル化させたものをさらに熟成させた発酵食品（**ナチュラルチーズ**）で，製造法（図 6.11）からはナチュラルチーズとプロセスチーズに分けられる。**プロセスチーズ**はナチュラルチーズを粉砕，加熱溶融して乳化したもので，組織が均一であり，また微生物や酵素が失活しているので長期保存が可能である。ナチュラル

チーズは，熟成を行う熟成タイプと熟成しない非熟成タイプに分けられる。乳たんぱく質は，カゼインミセルとして安定なエマルションを作っている。凝乳酵素（レンネット）は，カゼインサブミセルの表面のκ-カゼインのペプチド結合を特異的に切断し，パラ-κ-カゼインと親水性のグリコマクロペプチドに分解する（図6.12）。その結果，表面の親水的なグリコペプチドが遊離し，ミセル間の反発力が減少し凝集しやすくなり，カルシウムとの二次反応により**ゲル化**（凝集）する。凝集したカードからホエイを排出したものが非熟成型チーズであり，加塩後，熟成させたものが熟成型チーズである。熟成中にはさまざまな酵素反応が起こり，チーズそれぞれに特有の味，香り，テクスチャーが形成される。

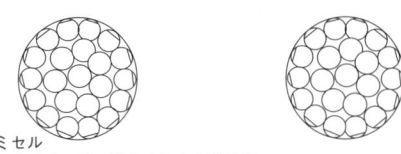

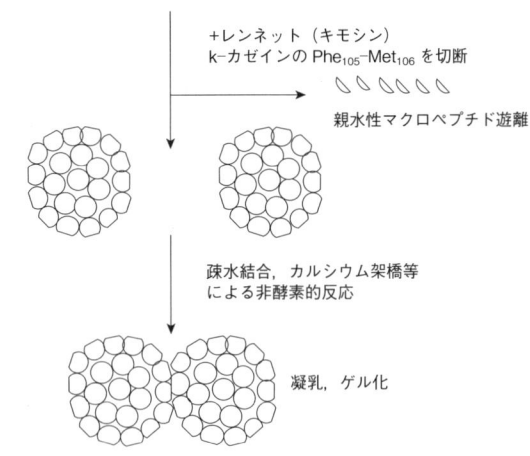

図6.12 レンネットによる凝乳機構のモデル

表6.13に牛乳および乳製品の成分組成（乾物）を示す。製造法に応じた成分組成の変化がわかる。たとえば，バターは，ほとんどが脂質で，レチノール含量が高く，添加した食塩を含んでいる。クリームも脂質含量が高いが，食塩は含んでいない。ヨーグルトは牛乳と組成比が類似している。チーズ類は牛乳に比べたんぱく質含量が高く，炭水化物が減っており，乳糖などがホエイに排出されたことがわかる。

表6.13 牛乳および乳製品の成分組成（乾物）

	たんぱく質 (g/100g)	脂質 (g/100g)	炭水化物 (g/100g)	Ca (mg/100g)	レチノール当量 (μg/100g)	NaCl相当量 (g/100g)
牛乳	26.2	30.2	38.1	870	300	0.79
全粉乳	26.3	27.0	40.5	920	190	1.1
脱脂粉乳	35.3	1.0	55.4	1100	6.2	1.5
クリーム	4.0	89.1	6.1	120	770	0.2
ヨーグルト	29.3	24.4	39.8	980	270	0.8
カテージチーズ	63.3	21.4	9.0	260	180	4.8
ゴーダチーズ	43.0	48.3	2.3	1100	480	3.3
バター	0.7	96.7	0.2	18	620	2.3

出所）食品標準成分表2010より乾物換算。

6.3.3　卵と卵加工品
（1）卵の鮮度

殻つきの卵は産卵直後から品質の劣化が始まる。微生物によるものとよらないものに大別できる。殻つき卵の品質を調べるには、非破壊検査と割卵して状態を調べる卵割検査にわけられる。表6.14に卵の鮮度の指標を示す。保存に対する温度の影響は大きく、温度が高いほどハウユニット[*1]の低下速度は大きい。

表6.14　卵の鮮度の指標

検査法	内　容
非破壊検査	
外観検査　肉眼検査	大きさ、重さ、形、亀裂の有無、色、表面状態を肉眼で検査。
外観検査　透光検査	卵の片側より細光を当て、気室の高さや卵黄の位置を見る。産卵直後の気室は約2mm。8mmを超えると鮮度が低下。
比重検査	新鮮卵の比重は1.08～1.09。鮮度が低下すると比重は低下。
卵割検査	
卵黄係数	卵黄の高さ（H）と直径（W）の比（H/W）。新鮮卵は0.45。鮮度低下に伴い小さくなる。
卵白係数	濃厚卵白の高さ（H）と直径（W）の比（H/W）。新鮮卵は0.14～0.17。鮮度低下に伴い小さくなる。
ハウユニット	濃厚卵白の高さ（H）と卵の重量（W）を測定する。ハウユニット（HU）$= 100 \cdot \log(H - 1.7W^{0.37} + 7.6)$とする。新鮮卵は86～90。鮮度低下すると60以下。
卵黄偏心度	卵割した卵の卵黄の位置を評価。中心にあるときを1点、外にでたものを10点とする。

[*1] ハウユニット　産まれたての卵を割って平らな板の上に落とすと、卵黄のまわりの卵白（濃厚卵白）はこんもりと盛り上がっているが、貯蔵期間を経た卵の濃厚卵白の盛り上がりは小さくなってくる。この濃厚卵白の形態変化と重量変化を組み合わせて、濃厚卵白の劣化度を表わした指標。鮮度が低下すると数値が小さくなる。

[*2] 液卵の殺菌条件　たんぱく質が加熱凝固しないようにする。全卵60℃ 3.5分、卵黄61℃ 3.5分、卵白56℃ 3.5分など。

（2）卵の加工品

卵の加工品としては一次加工品と、二次加工品がある。一次加工品は卵殻を除き、二次加工品の原料となるもので液状卵（液卵）、凍結卵、乾燥卵がある。二次加工品としては、ゆで卵、ピータン（皮蛋）などの殻つき加工品と、殻を除いて加工されたケーキ類、マヨネーズ、アイスクリームなどがある。

液状卵は卵殻を除き内容物だけを集めたもので保存性に乏しい。殺菌液卵は**殺菌**[*2]後、0～10℃に冷却される。液卵に保存性をもたせるため-30℃以下に急速冷凍したものが冷凍卵である。冷凍貯蔵することにより長期保存が可能となる。卵黄はそのまま凍結すると解凍後不溶性のゲルになるが、冷凍全卵を加塩（3～5％）、加糖（10％以上）して均質化してから凍結すると解凍後ゲル化しない。マヨネーズ、パン、菓子などの原料に用いられる。冷凍卵白はパン、菓子、水産・畜産練製品に用いられる。乾燥卵は水分が少ないため、長期保存が可能である、体積が小さく輸送、保管が容易である、新製品開発に利用しやすい等の利点がある。乾燥卵は水分を2.0％以下に、pHを5.5以下にすることが望ましい。乾燥法としては**噴霧乾燥法**が一般的である。卵白を乾燥する場合は、**褐変化（メイラード反応）**を抑えるため液卵中から糖を除く（脱糖）する必要がある。

二次加工品（加工卵）としては、ゆで卵、味付け卵、燻製卵、ピータン、卵焼き類、ロングエッグ（卵白と卵黄をチューブに詰めて加熱処理したもので、端から切ってもゆで卵を切ったようなものができる）、酵素処理卵（酵素処理により、熱凝固性が消去する、卵の風味が増強するなどの特徴をもつ）、マイクロ波加工卵（マイクロ波加熱により膨化、乾燥させたもの。即席めんなどの具材に

使用)，ドラム加工卵（薄焼き卵など。保存性が高い）などがある。栄養強化卵は，給与飼料にある種の栄養素を添加し，その栄養素の卵中での濃度を高めたものである。ヨウ素強化卵，鉄強化卵，ビタミンD強化卵，ビタミンE強化卵などがある。

6.4 水産食品の加工と栄養成分

日本人1人1日当たりのたんぱく質供給量（69.8g）のうち，動物性食品が37.3gで，魚介類が15.4gである。魚介類は総たんぱく質量の22％を占める。魚介類は，生で食されるほか加熱調理して食される。また，畜肉同様貯蔵性が悪いため，水産加工品としても利用される。水産加工品としては，冷凍品，缶詰品，乾製品，塩蔵品，調味品（佃煮類など），ねり製品などがある。図6.13にすり身と練り製品の製造工程図を示す。魚肉を主原料とし，すりつぶし，これに調味料やその他の材料（でんぷん，山芋，卵，野菜，豆腐など）を加えて練った（擂潰*した）ものを，むし煮，あぶり焼き，湯煮，油揚げ，燻煙などの加熱操作によって製品としたものである。練り製品には，かまぼこ類，魚肉ソーセージ類などがある。主原料はさまざまな魚のすり身であるが，スケトウダラの冷凍すり身が多く用いられている。**冷凍すり身***の製造では，たんぱく質の凍結変性を防止するために，砂糖，ソルビトール，リン酸塩などを凍結変性防止剤として用いる。

調味品としては，煮熟調味品（つくだ煮類），調味乾燥品（みりん干しなど），発酵調味品（鮨など）がある。佃煮は，水産物を醤油，砂糖などの濃厚溶液の中で，高温（100〜120℃），長時間煮熟し，貯蔵性を高めた食品である。水分活性の下がった中間水分食品である。また，加熱中にメイラード反応が進行し抗酸化性も付与されている。

加熱処理や貯蔵中にたんぱく質栄養が低下することがある。必須アミノ酸の中で最も減少するのがリシンで，過度の加熱により**メイラード反応**により減少する。しかし，通常の缶詰やレトルトの条件ではたんぱく質栄養価はほとんど減少しない。鰹節においてもアミノ酸スコアは100である。

魚介類に含まれる脂質は，**イコサペンタエン酸（EPA）**や**ドコサヘキサエン酸（DHA）**などのn-3系

*擂潰とすり身　擂潰とは，魚肉に食塩を加えて摺り，塩溶性のたんぱく質を抽出・水和させるとともにその他の副原料を均一に混合させること。食塩を加えて摺りつぶした粘稠なペースト状の魚肉のことをすり身という。冷凍すり身は，魚肉を水晒した後裏ごしした生すり身に凍結変性防止剤を添加して冷凍したものである。

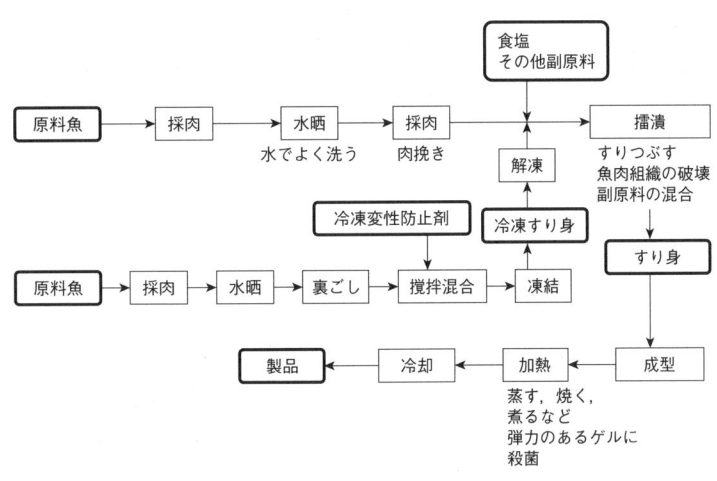

図6.13　すり身と水産練り製品の製法スキーム

多価不飽和脂肪酸を多量に含んでいる。多価不飽和脂肪酸は酸化劣化しやすい。しかしこれも通常の加工条件ではほとんど酸化されない。たとえば，揚げかまぼこ製造（180℃，2分間）やはまちのレトルト処理（120℃，50分間）において EPA や DHA 含量はほとんど変化しない。一般に脂質含量の多い赤身魚で酸化速度は速く，脂質含量が少ない白身魚で遅い。赤身魚は脂質酸化を促進するヘム鉄を多く含む。

　水産物中のビタミンは加工調理中に溶出し減少するばかりでなく，熱，光，酸素，酵素などの影響を受けて減少する。脂溶性ビタミンは加工中に酸化分解を受けやすい。食品標準成分表で生の魚と水煮したもの，焼いたものを比べると，ビタミン B_1 含量，トコフェロール含量，レチノール含量，EPA や DHA の含量はあまり変化していない（表 6.15）。開き干ししたマアジ，塩マイワシ，生干しマイワシ，カラフトマスやマサバの水煮缶詰などでは，ビタミン A（レチノール当量）はほとんど検出されない。缶詰製造工程中に消失

表 6.15　魚の加工，調理による成分変化（乾物換算）

魚	ビタミン B_1 (mg/100g)	レチノール当量 (μg/100g)	α-トコフェロール含量 (mg/100g)	EPA (g/100g)	DHA (g/100g)
マアジ					
生	0.39	39	1.6	0.90	1.7
水煮	0.30	41	1.0	0.98	1.8
焼き	0.32	38	1.7	0.96	1.9
開き干し，生	0.32	Tr	2.2	1.3	3.0
開き干し，焼き	0.30	Tr	2.5	1.4	3.3
マイワシ					
生	0.08	112	2.0	3.4	3.6
水煮	0.08	99	1.0	2.9	3.7
焼き	0.09	106	1.2	2.8	3.5
生干し	Tr	0	0.5	3.5	2.7
カラフトマス					
生	0.84	43	2.3	1.4	2.3
水煮缶詰	0.50	Tr	2.3	2.1	1.7
マサバ					
生	0.44	70	2.6	1.5	2.0
水煮	0.44	51	3.2	1.5	2.2
焼き	0.49	45	2.9	1.5	2.2
缶詰水煮（サバ類）	0.34	0	7.3	2.1	3.0
スケトウダラ					
生	0.36	290	2.6	0.12	0.17
すり身	0.12	20	2.4	0.10	0.18
練り製品					
蒸しかまぼこ	0	Tr	0.8	0.29	0.51
焼き竹輪	0.17	Tr	1.3	0.18	0.29
はんぺん	0	Tr	1.6	0.04	0.10
さつま揚げ	0.15	Tr	1.2	0.15	0.21
魚肉ソーセージ	0.59	Tr	0.6	0.05	0.15

したものと思われる。また、すけとうだらのすり身も生の魚肉と比べると3分の1に減少している。α-トコフェロールは比較的一定であり、またEPAやDHAの含量に大きな減少はなく、加工中に比較的安定であることがわかる。しかし、原料魚肉の酸化が進んでいると加熱乾燥中に酸化が急激に進むので注意が必要である。

6.5 成分間反応とメイラード反応

食品の加工貯蔵中に食品成分同士が化学反応する場合がある。最もよく起きるのが**メイラード反応（アミノカルボニル反応**ともいう）で、食品の**褐変**（非酵素的褐変）や香気成分の形成に関わっている。ほとんどの食品には、グルコースなどの糖とアミノ酸、ペプチド、たんぱく質が存在する。前者がカルボニル基を後者がアミノ基を与えるため、ほとんどの食品でこの反応は起きる。この反応の結果形成される構造不定の褐色の物質をメラノイジンという。この反応のアウトライン（図6.14）を説明すると、この反応は名前のとおり、まずアミノ基とカルボニル基とが反応し、シッフ塩基が生成される。次いでシッフ塩基の二重結合が隣に転移（アマドリ転移という）することで**アマドリ化合物**ができる。アマドリ化合物から各種カルボニル化合物が生成する。カルボニル化合物はさらにアミノ化合物と反応したり、分解、重合したりする。特にカルボニルを2つもつ**ジカルボニル化合物**は反応性に富んでいる。代表的ジカルボニル化合物に3-デオキシグルコソンや1-デオキシグルコソンがある。香気成分は**ストレッカー分解**（図6.15）というアミノカルボニル反応のサブ反応により形成される。ジカルボニル化合物とアミノ酸が反応し、アミノ酸から炭素数がひとつ少ないアルデヒドやピラジン類のような香気性化合物が形成される。メイラード反応は化学反応のため、温度が高い

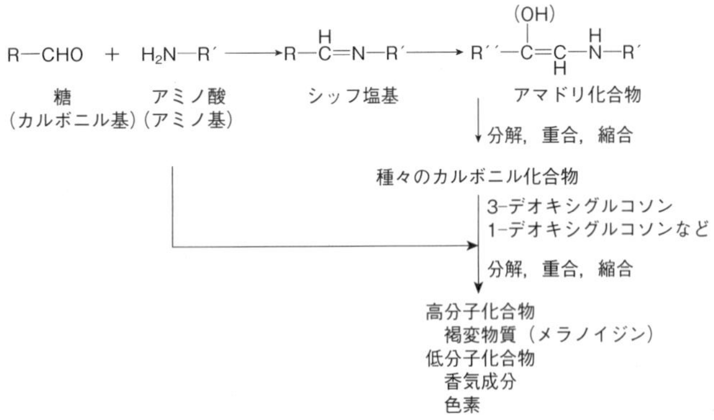

図6.14 メイラード（アミノカルボニル）反応のアウトライン

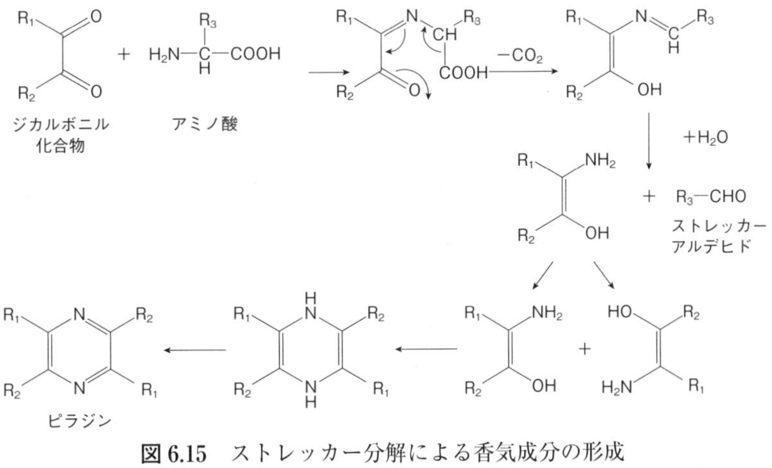

図6.15 ストレッカー分解による香気成分の形成

ほど速く進行する。

パン，きな粉，コーヒーなどの焼き色や香ばしさ，焼肉の香り，醤油やビールの色などはメイラード反応により形成される。一般に，メイラード反応は嗜好性の向上に役立っているが，好ましくない変色をもたらしたり，また反応があまり進むと栄養成分の減少の原因となったりする。必須アミノ酸であるリシンのε-アミノ基はたんぱく質やペプチド中にあっても反応しやすく，反応すると**リシン**としての有効性はなくなる。通常の食生活でこの反応のためアミノ酸欠乏が生じることはないが，乳児用の粉ミルクのようにその食品しかとらない場合には，製造，貯蔵中のリシンの含量をチェックすることが重要になる。着色まで反応が進行しなくてもリシンの一部が失われている場合もある。一般にメイラード反応が進行すると抗酸化性が増すが，一方，変異原性物質である**ヘテロサイクリックアミン**や**アクリルアミド**もメイラード反応により形成される。食品の加熱操作においては，過度の高温を避けた適切な温度管理が求められる。

6.6 保存と栄養
6.6.1 食品の劣化要因と保存方法

生鮮食品も加工食品も収穫直後もしくは製造直後に食べられることは少なく流通や保存の過程を経ることが多く，この間に起こる食品の劣化を防ぐ必要がある。野菜や果物などの生鮮食品の場合は，細胞が生きているので，殺さずに代謝を最小にすることが基本となる。一方，細胞が死んでいる加工食品の場合には，変質を最小にするような貯蔵条件を選ぶ。いずれにせよ食品はその原材料が生物であるため，水分を含んでいることが多く，またpHも中性付近であるため微生物が繁殖しやすい。食品の劣化の最たるものは微生物の繁殖による腐敗であるが，それ以外にもさまざまな内因性の酵素反応や食品成分間の相互作用や酸素との化学反応が起き，劣化する場合も多い。食品の劣化に関与する要因を表6.16に示す。

水は最も重要な要因である。食品中の水には，純水と同じ挙動をとる**自由水**ばかりでなく食品成分と強く水素結合した**結合水**も存在する。結合水は乾燥しても蒸発しにくく，また氷結しにくいため不凍水ともいう。また，その中間の準結合水も存在する。微生物が利用できるのは自由水であり，自由水を減らすことが微生物学的安定性を保つためには必要となる。その時の指標となるのが**水分活性**である。水分活性は自由水の割合を示す。

多くの細菌，酵母，カビは，水分活性0.9以下，0.88以下，0.8以下でそれぞれ生育できない。水分を20〜40％と多く含むにもかかわらず水分活性が0.65〜0.85程度にある食品を**中間水分食品**と呼ぶ。ある程度の水を含むが

表6.16 食品の劣化要因

劣化要因	内容
物理化学的要因	
水	自由水は自由に動き、微生物に利用される。結合水は食品成分と相互作用して自由に動けない。自由水の割合の指標に水分活性がある。
pH	微生物の多くは中性付近に生育に適したpHがある。
酸素	脂質などの酸化による劣化
温度	化学反応は温度が高いほど反応速度は高い。微生物の多くは27～37℃付近で増殖しやすい。
光	紫外線は波長が短くエネルギーが高い。分子が励起され分解反応などを起こす。
生化学的要因	
酵素	収穫やと殺後により細胞が破壊されたり、死滅すると酵素による無秩序な反応が起こる。
生物学的要因	
微生物	望ましくない微生物の繁殖を腐敗という。
その他の生物	穀類などの昆虫による被害は途上国では大きい。

保存性が高い食品で、伝統的製法で作られた、干し柿、ジャム、つくだ煮、サラミソーセージなどがこれに属する。食塩や糖の含量を高めることで水分活性を下げている。

水分活性と食品の変質の関係を図6.16に示す。脂質の酸化は水分活性が低下すると下がるが、下がりすぎると逆に酸化が進む。これは乾燥により結合水まで失われるようになると食品成分が空気中の酸素と直接接触することが容易になるためである。

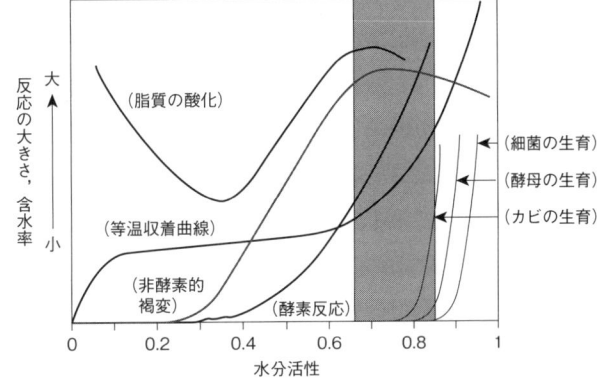

注）一定温度での試料の水分活性と含水率の関係を示したものが、等温収着曲線。

図6.16 水分活性と食品の変質

表6.17に各種保存方法を示した。表6.16に示したような、保存に関与する各要因を制御することで保存性を確保している。これらの保存法を施すことやその後保存することで、栄養成分が変化、減少することもある。冷凍保存では栄養成分はほとんど変化しないと考えられるが、他の保存法では成分変化は避けられない。

野菜や果物は生きているので冷凍せず冷蔵することが多い。低温障害の出る野菜（サツマイモ、ピーマンなど）、果物（バナナ、アボガドなど）は温度を下げすぎないように注意する。**CA貯蔵**では、環境酸素濃度の制御と冷蔵を組み合わせて貯蔵期間を延長している。酸素と二酸化炭素の濃度を2～5％程度にして冷蔵することでリンゴなどを数ヵ月できる。

食品を冷凍する場合には、**急速凍結**するのがよい。食品を凍結すると食品中の水分が徐々に凍結する。凍結点に達すると氷の結晶ができ始める。−1～−5℃を**最大氷結晶生成帯**と呼び、この温度帯をゆっくり通過すると大きな

表 6.17 各種保存法

保存法	説明	例
水分を調節する保存法	微生物の生育に必須な水分を減らす。つまり、水分活性（微生物が利用できる水の割合の指標）を下げる。	
乾燥	食品に含まれる自由水を蒸発させることで、水分活性を減少させる。自然乾燥法、熱風乾燥法、噴霧乾燥法、凍結乾燥法などがある。	乾燥野菜（自然乾燥、熱風乾燥）、粉ミルクやインスタントコーヒー（噴霧乾燥）、高野豆腐（凍結乾燥）
糖蔵、塩蔵	砂糖や食塩を加えると微生物の利用できる自由水が減少する。	ジャム（砂糖漬け）、漬物、つくだ煮、ソーセージ
低温を利用した保存法	微生物の増殖やさまざまな化学反応、酵素反応は低温で遅くなる。	
冷蔵	0～15℃で貯蔵する。青果物は呼吸を続ける。微生物の増殖を遅らせる。長期には保存できない。	野菜、果物
氷温貯蔵	−2～2℃程度で貯蔵する（水分が凍結するぎりぎり）。貯蔵期間は凍結より短いが、凍結による組織の損傷がなく、解凍の必要もない。	肉、魚介類、野菜
冷凍貯蔵	−20℃になると自由水も凍結し長期に貯蔵できる。空気凍結法、送風凍結法、金属板接触法、浸漬凍結法などがある。	各種食品
浸透圧の利用	食塩や砂糖を加えると水分活性が下がると同時に、浸透圧により微生物の原形質分離を引き起こす。	ジャム（砂糖漬け）、漬物
pH の調整	細菌は一般に中性付近で増殖しやすく、酸性にすると増殖しにくい。乳酸発酵を利用する。食酢など有機酸を添加する。	ヨーグルトやいずし（乳酸発酵）、すし（食酢）
酸素の除去	酸素を除くことで好気性菌の増殖や油脂や食品成分の酸化などを抑える。真空包装、ガス置換法のように酸素を完全に除去する方法と、CA 貯蔵、MA 貯蔵のように酸素濃度を下げる方法がある。	各種ビン詰め、缶詰め（真空包装やガス置換法）、リンゴ（CA 貯蔵）、青果物をポリエチレンフィルムで密封する（MA 貯蔵）
殺菌		
加熱殺菌	60℃、20 分程度（低温殺菌）で通常の細菌、酵母、カビは死滅する。耐熱性の芽胞に対しては 100℃以上の高温で殺菌する。低温殺菌、HTST 殺菌（75～85℃、15 秒程度）、UHT 殺菌（120～130℃、2～3 秒程度）、レトルト殺菌（120℃、4 分相当以上）等がある。	牛乳、清涼飲料、缶詰、壜詰め、レトルト食品
加熱以外の殺菌法	マイクロ波殺菌、赤外線殺菌、紫外線殺菌、放射線殺菌、燻煙、燻蒸、ろ過滅菌などがある	燻製品（燻煙、燻蒸）、生ビール（ろ過滅菌）
食品添加物の利用	保存料や酸化防止剤を添加する	多数あり

氷結晶が生成する。逆に、急速に通過（急速凍結）すると氷結晶が微細になる。氷結晶が大きくなると細胞が破壊され、解凍時に多量のドリップ（分離流出液）を生じることになる。

加工食品の場合、微生物学的安全性を確保するため、殺菌と包装を組み合わせる場合が多い。殺菌法として最もよく用いられるのが加熱殺菌である。加熱殺菌と成分変化の関係をみると、牛乳やレトルト食品などの殺菌などでは高温短時間殺菌法が用いられることが多い。これは同じ殺菌効果をあげるのにはより高温でより短時間で行ったほうが、低温長時間で行うより食品成分の変化が少ないからである。たとえば、116℃、22 分と 137℃、0.18 分はほぼ同等の殺菌効果を示すが、チアミンの分解を比べると前者では 20%であるのに対し、後者では 1%に過ぎない。

表6.18　包装材料とその特徴

材　料	特　徴
紙	安価で包みやすく，印刷もしやすい。焼却処分も可能である。破損しやすい，水に弱い，気密性に欠けるという欠点がある。最近はプラスチック材料をラミネート（複合化）して利用することが多い（牛乳，清酒，果実飲料など）。
金属	鋼板にスズをメッキしたブリキ缶が多かったが，最近は鋼板に酸化クロムの薄膜をつけたTFS缶が多い。アルミニウム缶は外からの圧力に弱いため，ビールや炭酸飲料のように内圧の高いものに使用される。金属缶は，耐久性に優れる，熱に強い，光を完全に遮断するなどの利点がある一方，酸に弱く金属が溶出されやすい，開缶しにくい等の欠点がある。缶の内面にプラスチック塗料を塗る，イージーオープン機構のものにする等の改良が行われている。
ガラス	衛生的である，金属の溶出がない，化学的に安定である，中身が見える等の利点があるが，重い，破損しやすい，光を通しやすい等の欠点がある。表面をプラスチックでコーティングした強化ビンや着色ビンなどもある。
プラスチック	石油を原料とする合成高分子で，成形が容易である，軽量である，化学的に安定である，防水性がある，透明性がある，密封開封が容易である等の利点があり，現在最も利用されている。欠点としては，光を通す，水分や酸素の透過性がある，物理的に破損しやすい等があるが，アルミ箔，紙，他のプラスチック等とラミネートすることにより欠点を補える。安定性が高いため，腐食しにくい，塩素を含むものは燃やすとダイオキシンを生じる等の欠点もある。
複合包装材	各素材にはそれぞれ利点と欠点があるため，複数の素材を複合する場合も多い。複数の素材を張り合わせるラミネート，被覆加工するコーティング，異なる樹脂を同時に押し出し成形する共押出法がある。

6.6.2　包　装

多くの食品は包装されている。包装の目的は，内容物である食品を保護することであるが，殺菌法や脱酸素法と組み合わせると貯蔵性が著しく増す。また流通，運搬に必要であるばかりか，商品情報を与える上でも重要な位置を占めている。包装形態としては，缶詰，ビン詰め，紙容器，プラスチック容器，レトルトパウチなどがある。

包装や容器に要求される要件としては，衛生性，安全性，安定性，保護性，商品性，経済性，エコロジー性などがある。材料としては，紙，金属，ガラス，プラスチック，複合包装材などがある。表6.18に包装材料の特徴をまとめた。

レトルトパウチ食品は，加圧殺菌釜（レトルト）で殺菌された袋詰め食品である。高温に耐えるプラスチックフィルムとアルミニウムをラミネート*（積層）した袋が使用される。ラミネートの例としてはポリエチレンテレフタレート，（PET，表基材）／アルミニウム（バリヤー性および強度補強）／未延伸ポリプロピレン（CPP，シール剤）などがある。通常115〜120℃，20〜40分程度殺菌される。食品衛生法上，pHが4.6を超え，水分活性が0.94を超えるものについては，中心温度が120℃で4分以上であることが求められている。形態から熱伝導面積が広く，缶詰に比べ約3分の1の殺菌時間ですむため，内容物の品質は優れたものになる。カレー，ミートソース，米飯などの製品がある。

*ラミネート　積層ともいう。異なった性質の薄いフィルムなどを張り合わせること。複数のフィルムを張り合わせることで複数の性質をもたせることができる。たとえば，アルミニウムのような金属は通気性がなく，一方，プラスチックは通気性はあるが金属にはないさまざまな特性がある。これらをラミネートすることにより，食品包装材として望ましい性質をもたせることが可能となる。

【演習問題】

問1 米の加工・貯蔵に関する次の文のうち正しいものを選べ。
(1) 日本では主にもみ米で貯蔵している。
(2) 玄米を精白米に搗精すると，チアミン含量は玄米の30％程度に減少する。
(3) 玄米を精白米に搗精すると，糊粉層はぬかに移行する。
(4) 胚芽米は精白米に胚を添加して作る。
(5) 炊飯米は，冷蔵するより凍結した方が老化が進む。

解答（3）

問2 大豆の加工に関する次の文のうち正しいものを選べ。
(1) 豆乳は，牛乳に分離大豆たんぱく質を添加して作る。
(2) 湯葉は，豆腐を凍結して切断後，蒸煮して作る。
(3) 油揚げは，テンペを油で揚げて作る。
(4) 豆腐は，豆乳に凝固剤を添加して作る。
(5) 納豆は，蒸煮した大豆を酵母で発酵させて作る。

解答（4）

問3 キュウリをぬか漬けにすると増加する栄養素は何か。
(1) ビタミンB_1
(2) ビタミンC
(3) ビタミンE
(4) 葉酸
(5) 食物繊維

解答（1）

問4 乳製品に関する次の文のうち正しいものを選べ。
(1) 牛乳を均質化するとクリームが分離しやすくなる。
(2) クリームは，油層が連続層であるエマルションである。
(3) 練乳は，牛乳を乳酸発酵させた後，噴霧乾燥して作る。
(4) ヨーグルトは，乳をコウジカビで発酵させて作る。
(5) チーズは，乳に凝乳酵素を作用させて作る。

解答（5）

問5 カラフトマスを缶詰にするとほとんど含まれなくなる栄養素は何か。
(1) ビタミンA
(2) ビタミンB_1
(3) DHAとEPA
(4) トコフェロール
(5) リシン

解答（1）

問6 食品の貯蔵に関する次の文のうち正しいものを選べ。
(1) 水分活性の高い食品は微生物が発生しにくい。
(2) 伝統的製法で作ったジャムやつくだ煮は中間水分食品である。
(3) マグロの冷凍では，最大氷結晶生成帯をゆっくり通過させる緩慢凍結がよい。
(4) サツマイモの冷蔵温度は，零度付近がよい。
(5) ミカンは，CA貯蔵により数ヵ月間貯蔵できる。

解答（2）

【参考文献】

阿久沢良造ら編：乳肉卵の機能と利用，アイ・ケイコーポレーション（2005）
日本栄養・食糧学会編：栄養・食糧学データハンドブック，同文書院（2006）
本間清一，村田容常編著：食品加工貯蔵学［第2版］，東京化学同人（2011）
文部科学省科学技術・学術審議会資源調査分科会：日本食品標準成分表 2010（2010）

7 食事設計と栄養・調理

7.1 食事設計の基礎
7.1.1 食事設計の意義・内容

私たち人間は，自分以外の生物のたんぱく質，糖質，脂質などを体内に取り入れて分解し，生命活動を営むために必要なものを作るとともにエネルギーを作り出し，生体系を維持している。したがって，食べる物の量や質が変化すると，生体の代謝や体内成分の構成に影響を与えることになる。ひとつの食品で，人間が必要とするすべての栄養素を過不足なく含むものは自然界には存在しない。動物の場合は，本能に従い摂取しても大方必要なものを摂取することが可能であるが，人間の場合は，生理的な栄養要求と嗜好的感覚が異なり，おいしいものが必ずしも体によいとは限らないため必要な栄養素に過不足が生じることが多い。また，人は必要な栄養素を食品から摂取するが，食品素材をそのまま摂取することはほとんどなく，切る，加熱するなどの何らかの調理操作を行い，食べられる状態，すなわち食べ物にするのが一般的である。

生命維持のために必要な栄養素をバランスよく摂取できるように，私たちは食べ物を組み合わせて1日数回の食事として摂取している。人間の食事は，生命を維持するための生理的役割のほかに，生活の楽しみや豊かさを得るための社会的・精神的な役割を担っている。食事サイクルは末梢器官のサーカディアンリズム*にも影響を及ぼし，同じエネルギーの食事でも，朝食よりも夕食で摂る方が体重の増加が多く，夜遅い食事は肥満を誘発するといわれている。

*サーカディアンリズム 生体リズムの中で約1日を周期とする変動をいう。睡眠，覚醒，体温や食事，代謝，ホルモンの分泌など。

健康で充実した生活を営むためには，安全性，栄養バランス，嗜好性，経済性，調理条件，機能性などを考慮しながら，食品の種類と量を適切に選択し，毎日の食事を設計することが必要である。

7.1.2 食べ物のおいしさ
(1) 食べ物のおいしさに関与する要因

食事設計にあたり，食べ物のおいしさは重要な要因のひとつとなる。食べ物のおいしさは，食べ物の状態のみでなく食べる人の状態，さらに食べている環境が複雑に絡み合い，総合的に判断された結果である（図7.1）。人は「視覚」を働かせると同時に「嗅覚」によってにおいをかぎ，無意識であることが多いが安全を確認してから，口の中に食べ物を入れる。食べ物は，口

の中で咀嚼され，唾液と交じり合い，飲み込まれる。「味覚」で甘味，塩味，うま味，酸味，苦味といった味を感じ，口中の「触覚」で硬さや粘っこさ，歯ごたえなどのテクスチャーを感じる。その間に再び嗅覚を働かせて口中から鼻腔へ抜ける風味を味わい，さらに「聴覚」を通して，バリバリ，ポリポリといった音も感じる。このように「視覚」「嗅覚」「味覚」「触覚」「聴覚」の五感を活用して「食べ物の状態」を判断している。

脳を通して，消化，吸収すべき消化酵素の分泌が指令されている。人類の歴史は飢餓との戦いであった。そこで，エネルギーになるものの存在，さらにたんぱく質，脂肪，ミネラル等，体を構成する重要な成分の存在を瞬時に「味」として判断するシステムが整ったと推定される。人における味の意義を表7.1に示す。体に必要な栄養素をおいしいと感じるのは，このような背景からと考えられる。

食べ物自体の情報と，食べる人の状態，すなわち，食べる人の感情や精神の緊張度，健康状態，年齢，季節，食習慣，過去の経験，その場の状況などの情報を脳内で統合させて，総合的に人は「おいしさ」を判断している。「おいしさ」は，個人の判断の結果である。食べ物に対するおいしさの感覚は，複雑であり，個人差も大きい。また，同じ人であっても，心理状態，食べるときの環境（気候等）により，感じ方は変化する。

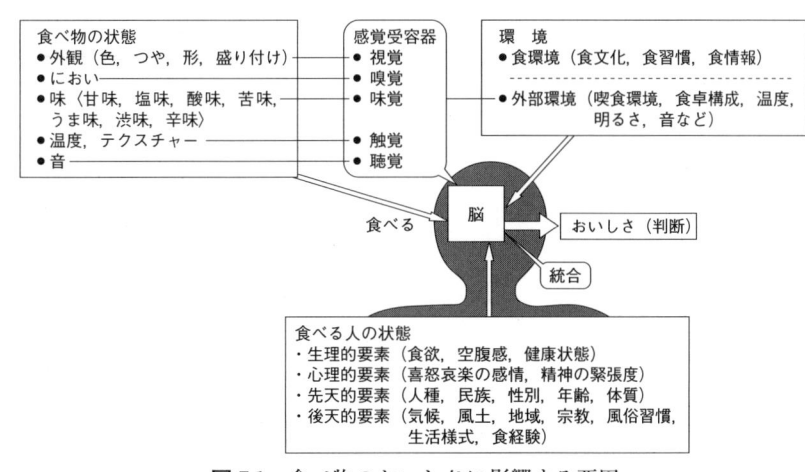

図7.1 食べ物のおいしさに影響する要因

表7.1 味の意義

味の種類	物　質	役　割
甘　味	糖の存在	エネルギーの存在，血糖になる
塩　味	ミネラルの存在	電解質維持，ナトリウムの存在
うま味	グルタミン酸	たんぱく質の存在
酸　味	酸類	代謝を促進する有機酸，未熟な果実や腐敗のシグナル
苦　味	化学物質	体内に取り入れてはいけない物質の存在

(2) 食べ物のおいしさの評価

食べ物のおいしさは，食べ物のもつ特性のみならず，食べ物を食べるという行為に伴う舌の動きや咀嚼，唾液の分泌などのきわめて複雑な条件によって変化する総合評価である。おいしさを感じているときの複雑なプロセスを完全に模倣し，再現できるような理化学的測定手法は，未だ確立されていない。たとえば，咀嚼香と呼ばれる鼻に抜けるにおいは，食べ物を実際に味わってみないと感じることはできない。そこで，食べ物のおいしさは，理化学的機器を用いた計測による方法と人の感覚を用いた測定による方法により評

表7.2 おいしさの評価法

評価法	目的		評価項目	方法	備考
理化学的評価	化学的特性の測定		呈味成分，香気成分，水分等	分析機器	客観的評価
	物理的特性の測定		色，テクスチャー，形状・組織の観察等	分析機器	
官能評価	分析型官能評価	客観的な特性の識別，評価	特性の大きさ，強さ等	分析型パネル	主観的評価
		品質の良否の鑑定	製品の合否判定，格付け，品質鑑定等	分析型パネル	
	嗜好型官能評価	主観的特性の評価	一般嗜好検査，イメージ評価等	嗜好型パネル	

価される（表7.2）。

おいしさの**理化学的評価**は，おいしさに関与する要因の指標となるパラメータを特定し，数値的に食品を評価することを目的としている。化学的特性の測定として，化学成分に由来している食品の味や香りの分析がある。物理的要因の測定として，色やテクスチャーの測定，形状・組織の観察などがある。

人間の感覚は，想像以上に鋭敏で，最先端の分析機械でも検出できない微量の香気成分をかぎ分けたり，微量な歯ごたえの違いを見分けたりすることが可能であり，さらに，機器では分析できない感覚や総合的判断，嗜好も一瞬にして評価することができるため，**官能評価**が必要となる。

官能評価は，人間の感覚を通して食べ物の特性を評価する分析型官能評価と食べ物に対する嗜好を評価する嗜好型官能評価がある。分析型官能評価は，試料間の差の検出や特性の強度を調べるもので，閾値に対する感度が優れ，高度に訓練された**パネル**＊に「どちらが甘いか」「どちらが硬いか」などを問い，結果を解析する。一方，嗜好型官能評価は，目的に応じた対象者から無作為に選ばれたパネルに「どちらが好きか」「どの甘さが好きか」などの嗜好を問う。

＊パネル　官能評価における判定員をいう。

7.2 調理の基本

7.2.1 調理の意義

調理とは，食品素材に手を加えて，食べられる状態，すなわち食べ物にする操作である。調理の意義として以下の4点を挙げることができる。

1) 食べられるもの・食べやすいものの調製（調理の原点）
2) 栄養性の優れた食事を調製し，生命の維持・健康の増進に貢献
3) 嗜好性の高い食事を調製し，生活に豊かさや満足感を付与
4) 民族が共有し，伝承すべき文化のひとつ

7.2.2 調理操作

献立作成から盛り付け，配膳に至るまでの調理過程で，食品を安全で栄養

があり，しかもおいしくするために，さまざまな調理操作が行われる。調理操作は，非加熱調理操作，加熱調理操作，調味操作の3つに分類される。

(1) 非加熱調理操作

非加熱調理操作は，食品を加熱することなく，食品の外観や物性を変化させる調理操作であり，洗う，切る，こねる，まぜる，こすなどの多くの操作がある。加熱調理操作の前処理のみならず，有害物質や不味成分の除去，テクスチャーの改善，味の浸透，香りの生成などの効果が期待され，料理の出来栄えに影響を与える。非加熱調理操作の種類と調理器具の関係を表7.3に示した。

(2) 加熱調理操作

加熱調理操作は，食品を加熱する操作である。この操作により，食品の外観，性状が変化するともに，食品成分が化学的に変化する（詳細は7.3参照）。また，加熱により食品は食品衛生上，安全なものになるとともに，消化吸収率が向上し，嗜好性も向上することが多い。

1) エネルギー源

食品を加熱調理するために用いられる器具のエネルギー源は，主にガスと電気であるが，まき，木炭なども使われている。加熱調理用のガスとしては，主に都市ガスとプロパンガス（液化石油ガス：LPG）が使用されている。都市ガスは，液化天然ガス（LNG），液化石油ガス（LPG），国産天然ガス（NG）等を原料にしており，供給しているガス事業者により組成が異なっている。ガスの種類によっては発熱量が異なるため，ガスの種類に適したこんろを使用しないと危険である。ガス燃焼の熱エネルギーの約90％は燃焼により発生した二酸化炭素と水蒸気と，暖められた空気の対流，熱伝達により調理器具または食品に伝えられる。

加熱源として，電気が調理で使われる場合，発熱の原理は，①電気抵抗による発熱（ヒーター），②**誘電加熱**：マイクロ波による誘電加熱（電子レンジ），③**誘導加熱**：電磁線によって発生したうず電流のジュール熱（電磁調理器：IH）などである。

これらの加熱調理機器は，最高温度や熱効率に違いがあるため（表7.4），目的にあった機器を使用することが大切である。

2) 熱の伝わり方

熱の伝わり方には，「伝導」「対流」「放射」の3種類がある（図7.2）。

「伝導」とは，鍋など流動しない物体の内部に温度差があるとき，高温側から低温側に熱が移動する現象，「対流」とは，水や油などの液体や空気などの気体の流れによって熱が移動する現象，「放射」とは，物体を介して熱が伝わるのではなく，熱源のエネルギーが電磁波（赤外線）として放出され，食品などに吸収されて再び熱エネルギーとなる現象である。加熱調理におい

*調理器具

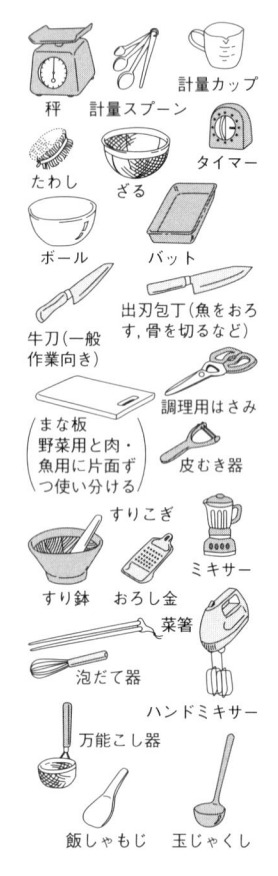

表7.3 非加熱調理操作の種類と**調理器具**＊

操作		目的	食品例，調理例	調理器具
計量・計測	はかる	重量をはかる	食材一般	秤
		容積をはかる	食材一般	計量スプーン，計量カップ
		温度をはかる	寄せ物，てんぷら，オーブン料理	温度計
		時間をはかる	料理一般	時計，タイマー
洗浄	洗う	汚れの除去 不味成分の除去 有害物質の除去	野菜，魚，いも，きのこ，果物等	洗い桶，たわし，水きりかご，ざる，食器洗い乾燥機
浸漬	もどす	吸水・膨潤	穀類，豆類，乾物等	ボール，バット
	つける	あく抜き，塩だし，うまみ成分の抽出（昆布）	ゴボウ，ジャガイモ，塩蔵ワカメ等	
		調味料浸透	マリネ	
		テクスチャーの向上	サラダの野菜	
切砕	切る	不可食部の除去，食べやすい大きさや形状，表面積増大，加熱時間の短縮，調味料の浸透促進，歯ごたえの改善，面取り，外観の美化	ジャガイモのソラニン，そぎ切り，かつらむき，千切り，短冊切り，さいの目切り，松笠いか，じゃばら切り	包丁，まな板，料理ばさみ，スライサー
	削る	表面積の増大	かつお節	かつお節削り器
	むく	不可食部の除去	食材一般	皮むき器
粉砕・磨砕	する	表面積増大，風味増強	ゴマ	すり鉢，すりこぎ等
	つぶす	組織破壊	ゆでジャガイモ	ポテトマッシャー
	おろす	組織破壊，辛味増強	大根，ワサビ	おろし金
	砕く	組織細分化，表面積増大	コーヒー等	ミキサー
	割る	可食部の取り出し	クルミ	くるみ割り
混合・撹拌	まぜる	味や材料分布の均一化 温度分布の均一化	ひき肉料理，ケーキ類，和えもの	へら，菜箸，ミキサーなど
	泡立てる	泡立て	メレンゲ，ホイップクリーム等	泡だて器，ハンドミキサー
	こねる	材料均一化，粘弾性付与	小麦粉ドウ	のし板，パンこね器
ろ過	こす	不要部分の除去	だし，卵液，味噌	ざる，万能こし器
	裏ごす	材料均質化，細分化	マッシュポテト	裏ごし器
	しぼる	組織を磨砕し，液汁分離	果汁	ジューサー
	ふるう	空気を抱き込ませる	小麦粉	粉ふるい器
圧縮・伸展	押す	型に入れて押す	押しずし	押し枠
	のばす	薄くする	麺，パイ皮，餃子等	のし板，麺棒
冷却	冷やす	冷たい料理や飲み物	冷たい料理や飲み物全般	冷蔵庫，冷凍庫
		冷却によるゲル化	ゼリー等	冷蔵庫（冷水）
		加熱による性状や成分変化の制御	青菜の色止め，過加熱の防止	（冷水）
		テクスチャーの変化	魚のあらい，霜降り	（冷水）
盛り付け	よそう			しゃもじ，お玉，スープレードル

秤　計量スプーン　計量カップ
たわし　ざる　タイマー
ボール　バット
牛刀（一般作業向き）　出刃包丁（魚をおろす，骨を切るなど）
まな板　野菜用と肉・魚用に片面ずつ使い分ける　調理用はさみ　皮むき器
すり鉢　すりこぎ　おろし金　ミキサー
菜箸　泡だて器　ハンドミキサー
万能こし器
飯しゃもじ　玉じゃくし

ては，これらが単独または組み合わされ，熱源から食品へ熱が伝わる。

3）加熱調理操作の分類と特徴

加熱調理操作は，調理操作の中で，重要な位置を占めている。加熱調理操作の違いにより，食品への熱の伝わり方が異なるため，出来上がりの風味やテクスチャーが大きく異なり，それぞれに特徴がある。加熱方法は「**湿式加熱**」「**乾式加熱**」との2つに大別できる（表7.5）。そのほか，「**誘電加熱**」「**誘導加熱**」「**真空調理法**」「**クックチルシステム**[*1]」がある。

湿式加熱は，水または水蒸気を熱媒体とする加熱方法で，ゆでる，煮る，蒸す，炊くなどがある。湿式加熱は，水の沸騰する温度である100℃（1気圧）を最高温度として維持できる。圧力鍋の場合は，最高温度約120℃くらいまでの加熱が可能である。

表7.4　おもな加熱調理器具と熱効率の比較

エネルギー源	エネルギー転換原理	加熱調理器具	発熱体	最高温度（℃）	熱効率（％）
ガス	燃焼熱	都市ガスこんろ	ガスバーナー	1,700	40–50
電気	抵抗加熱	ニクロム線ヒータ	ニクロム線	1,500	40–56
		電気オーブン	シーズヒータ	800	48–74
		ハロゲンヒータ	ハロゲンランプ	500	70–75
	誘導加熱（IH）	電磁調理器	なべ	300	80–84
	誘電加熱	電子レンジ	食材	100	—
まき	燃焼熱	まきこんろ	まき	800	15–20
木炭	燃焼熱	木炭こんろ	木炭	800	27–34

伝導：加熱器具，食品内部での高温部から低温部への移動

対流：水，油，空気などの流体物から食品への熱の移動

放射：電磁波（赤外線）による熱の移動

出所）日本家政学会編：食生活と調理，54，朝倉書店（1991）

図7.2　熱の伝わり方と加熱調理における熱の移動

*1 **クックチルシステム**　通常の調理機器と調理方法で加熱調理した食品を，短時間（30分以内）に急速冷却（0～3℃）して冷蔵保存し，提供時に再加熱するシステム。大量調理システムとして利用。

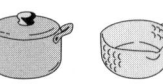

*2 **鍋類**

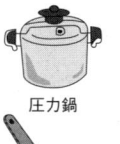

厚手深鍋　打ち出し鍋
圧力鍋　蒸し器
フライパン　中華鍋

表7.5　加熱調理操作の分類（湿式加熱と乾式加熱）

加熱法		熱の媒体	主な伝熱法	加熱温度	熱発生機器				鍋類[1] [*2]				
					こんろ[2]	電磁調理器	オーブン	電子レンジ	鍋	蒸し器	焼き網	フライパン	てんぷら鍋	中華鍋
湿式加熱	煮る	水	対流	80～100℃または115～120℃	○	○	○	○	○					○
	ゆでる	水（調味液）	対流	100℃	○	○			○					○
	蒸す	水蒸気	対流，水蒸気の凝縮	100℃または85～90℃	○	○				○				
	炊く	水，水蒸気	対流，水蒸気の凝縮	100℃	○	○			○					
乾式加熱	焼く（直接）	（空気）	放射，対流	200～300℃	○		○				○			
	焼く（間接）	鉄板，鍋など	伝導，放射	130～250℃	○	○	○					○		
	炒める	油と鍋	伝導	150～250℃	○	○						○		○
	揚げる	油	対流	115～120℃	○	○							○	○

注1）材質，条件等により異なることもある。
2）電気こんろ，ガスこんろをさす。

乾式加熱は，熱源からの放射や，空気や油の対流，金属の鍋やフライパンによる伝導により食品を加熱する方法である。食品の表面は数百℃に達するため，温度のコントロールが重要となる。

4）代表的な加熱調理操作

〈ゆでる〉*1

食品を大量の水または湯の中で加熱する操作である。加熱後のゆで水は通常利用せず，調味料も用いないという点で，「煮る」とは異なる。ゆでてそのまま食べるものと，調理の下ごしらえとして行われるものがある。ゆでる目的は，①食品組織の軟化，②でんぷんの糊化，③たんぱく質の熱凝固，④不味成分の除去などである。

水からゆでるものと湯からゆでるものがある。根菜類や大きな形状のものなど長時間の加熱を要するものは水から入れ，中心部までできるだけ均一に加熱するのが良い。できるだけ加熱時間を短く緑色をきれいに保持したい**葉菜類***2 や，煮崩れを防ぐため表面の糊化を早めたい麺類や，表面のたんぱく質の熱凝固によりうまみ成分の流出を防ぐため肉・魚介類は，沸騰水に入れる。ゆでる効果を高めるために，食塩，**酢***3，**ぬか***4 などを加えることもある。

〈煮る〉*5

調味液の入った煮汁の中で，食品を加熱するとともに同時に調味を行う操作である。対象となる食品の種類が多く，また，同時に多種類の食品を加熱することができる。煮汁の対流により，熱が移動し，直接食品を温めるので，外側から均一に加熱されムラはできにくいが，対流の振動が激しいと煮崩れを起こしやすい。加熱中に食品に水分が付加される一方，水溶性の成分は流出する。**煮物の種類***6 は，煮汁の量，使用調味料，材料や煮方により多くの種類がある。

煮る時にふたをする理由は，蒸発による熱の損失を防ぐ，煮汁の余分な蒸発を防ぐためである。煮汁が少ない，または煮崩れしやすい食材の場合は，食材の上に直接ふたをのせて（これを**落としぶた***7 という）加熱する。落としぶたを使用すると沸騰した煮汁が循環しふたにあたり，食品が上からも加熱され均等にしかも調味料が浸みこみやすくなると同時に煮崩れにくくなる。落としぶたは，木製以外にも和紙やパラフィン紙，アルミ箔などを鍋の大きさにあわせて切り穴をあけたものでもよい。

〈炊く〉

米に水を加えて加熱し，米飯に仕上げる加熱調理操作を「炊く」という。米を水の中で加熱する初期段階では「煮る」と同じであるが，徐々に対流する水がなくなり「蒸す」に移動する。最終的には余分な水分がない状態に仕

---

*1 〈ゆでる〉

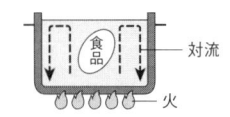

*2 葉菜類のゆで方　材料投入時の温度低下の影響を小さくするため大量の沸騰水（5〜10倍）の中で短時間加熱する。加熱終了後は，余熱による過熱防止とアク成分除去のため冷水に取る。

*3 酢の効用　レンコン，ウド，ゴボウ，カリフラワーなどは，酢を加えてゆでると白く仕上がる。

*4 ぬかを入れてあくを除去　たけのこのえぐ味成分はぬかの成分に吸着される

*5 〈煮る〉

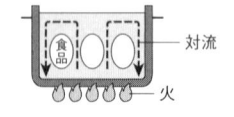

*6 煮物の種類　煮しめ，煮付けは少ない煮汁中でよく煮て，調味した汁に浸みこませる調理法。煮汁の多い場合には，含め煮，煮込みなどがある。その他，うま煮，照り煮などがある。

*7 落としぶた

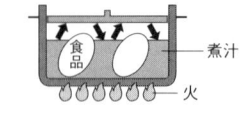

上げ，加熱途中で撹拌しないことが，煮る操作とは異なる。また，米以外の食品で，水炊き，炊き合わせのように煮る操作をさすこともある。

〈蒸す〉*1

水を沸騰させ水蒸気にし，その水蒸気が蒸し器内を対流して食品に触れると水蒸気のもつ熱を放出する。その熱が食品内部に伝わり，食品は加熱されると同時に水蒸気は凝縮して水滴になる。水滴となった水は水分の少ない食品では一部吸収され，残りの水は再び水蒸気となり加熱が継続する。**蒸し加熱***2は，「ゆでる」「煮る」と同様，焦げる心配はなく，水を補給していれば一定の温度で長時間加熱が可能である。「ゆでる」「煮る」と比較すると，水溶性の成分やうまみ成分の流出が少なく，煮崩れも少ない。油を使わずに調理できるのも特徴のひとつであり，電子レンジ加熱で代用できるものも多い。

〈焼く〉*3

焼くには直接焼きと間接焼きがある。直接焼きは，網や串などを使って直接食品を火にかざし，主に放射熱を利用して加熱する方法である。食品の表面は150～250℃の高温となり，表面では水分が蒸発し，焦げ風味が加わる。間接加熱は，鍋やフライパン，石などを媒体にし，食品を加熱する。食品の上部は熱をうけないので，食品の上下を返して焼いたり，蒸し焼きにしたりすることもある。

直接焼きも間接焼きも，表面のたんぱく質の熱凝固，でんぷんの糊化により，煮物に比べ成分の溶出が少ない。

〈炒める〉*4

熱した鍋やフライパンに少量の油を媒体とし，主として伝導伝熱で加熱する方法である。「焼く」と「揚げる」の中間に位置し，高温短時間加熱である。油脂は食品が鍋や鉄板に焦げ付くことを防ぐとともに，食品相互の付着も防止する。材料に均等に熱を伝え，焦げないように，また，鍋の余分な水分を蒸発させるために，加熱中に撹拌を行うのが特徴である。食材は油膜に包まれ，表面だけが凝固するので，食品成分や水分の流出が少ない。加熱中に調味することができる。

〈揚げる〉*5

多量の油脂を熱媒体とし，油の対流伝熱により120～200℃で加熱する調理法である。高温の油の中に食材を入れると，食品の表面から激しく水分が蒸発し，代わりに**油が吸収**される*6。揚げ種の表面付近では，脱水と吸油が起こり，水と油の交代が進む。出来上がった揚げ物は，脱水乾燥した表面のパリッとした食感で，油脂味が加わり，風味も向上する。

〈誘電加熱：電子レンジ加熱〉

電子レンジ加熱は，2450MHzのマイクロ波を食品に照射し，加熱する

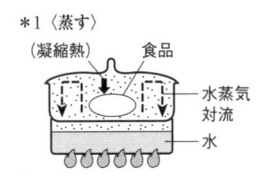

---

*1〈蒸す〉

*2 蒸し加熱の温度　いも類，米類などのでんぷん性食品は，強火の高温で加熱する。茶碗蒸しやカスタードプリンなどの希釈卵液は，「すだち」防止のため85～90℃に調整して加熱する。

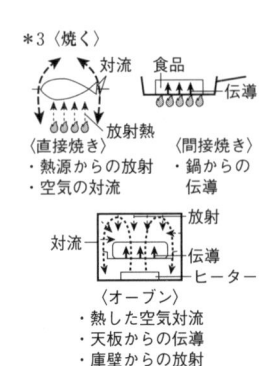

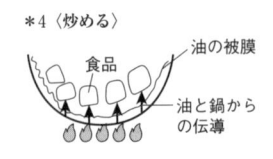

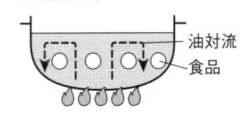

*3〈焼く〉

〈直接焼き〉
・熱源からの放射
・空気の対流

〈間接焼き〉
・鍋からの伝導

〈オーブン〉
・熱した空気対流
・天板からの伝導
・庫壁からの放射

*4〈炒める〉

*5〈揚げる〉

*6 揚げ物の吸油率　素揚げ：8～10%，から揚げ：6%，てんぷら9～10%，フライ12～17%
出所）松本仲子監修：調理のためのベーシックデータ，女子栄養大出版部（2007）

図7.3 電子レンジの構造

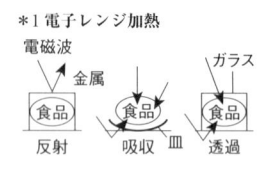

*1 電子レンジ加熱

（図7.3）。マイクロ波が食品に照射されると，食品中の水などの小さな分子や高分子の側鎖などは誘電分極し，マイクロ波の振動に合わせて一秒間に24億5千万回，プラスとマイナスの回転運動を行う。その分子運動により食品は発熱する。**電子レンジ加熱**[*1]は，食品自体が発熱するので，食品の温度が早く上昇し，他の加熱調理操作に比べ圧倒的に短い時間で効率よく加熱される。マイクロ波の吸収効率は，食品の成分や形状により異なる。水分量が少なく油脂量が多い食品は，水分量が多いものに比べ，温度上昇速度が遅い。また，マイクロ波は，耐熱ガラス，陶磁器，プラスチック類などを透過するので，耐熱性のあるものは電子レンジの容器として適する。金属は，マイクロ波を反射する性質があるので，金属製の食器やアルミ箔で包んでものは，電子レンジで加熱することはできない。

電子レンジ加熱の特徴として，短時間調理が可能なため栄養成分の損失や，味，色，香りの変化が少ない，食品の再加熱が容易である，加熱速度が早いため食品内部の酵素の失活が早く，酵素反応が十分進まない，水分の蒸発が早いなどが挙げられる。

〈誘導加熱：電磁調理器（IH）〉[*2]

誘導加熱は，一般にIH（induction heating）と呼ばれている。使用できる鍋に制限があり，なべ底が平らで，鉄やステンレスなどの磁力をもつ物に限られるが，鍋自体を発熱させるため，熱効率が高く約80〜84％である（図7.4）。発熱を電気的に制御できるので，温度管理が容易である。最近では，コイルの改良や周波数の改良により使用できる鍋の範囲が広がっている。

〈真空調理法〉

真空調理法は，食品を調味料とともに特殊フィルムに入れ，

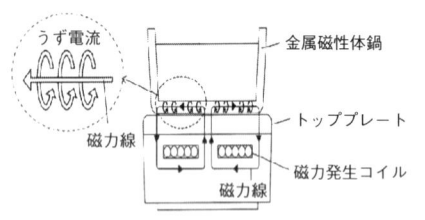

図7.4 電磁調理器の構造

コラム13 「水で焼く」過熱水蒸気調理器

最近「水で焼く」というキャッチフレーズの，過熱水蒸気を利用した加熱調理器が出回っている。従来のスチームオーブンは，100℃以下のスチームで食品の乾燥を抑えながらヒータやマイクロ波を使用し食品を加熱する。過熱水蒸気を利用した加熱方法（過熱水蒸気調理器）では，水を沸騰させ発生した水蒸気をさらに加熱して100℃以上の高温状態にした水蒸気を利用している。過熱水蒸気は，熱エネルギーが空気の約8倍であるため，オーブンのように熱風で加熱するよりも過熱水蒸気を当てた方が熱を効率よく伝え，短い時間で内部までしっかり加熱することができる。

過熱水蒸気で加熱すると，食品の表面温度が，100℃に達するまでは，蒸し加熱と同様に食品が加熱される。食材が100℃に達すると，オーブン加熱と同様に気体からの対流伝熱や庫壁からの放射伝熱によって加熱される。食材の水分が蒸発していき表面が乾燥する。完全に乾燥してしまうと，過熱水蒸気の高温の熱で加熱される。すなわち，蒸すと焼くが同時にできる加熱調理器といえる。

過熱水蒸気調理器は，庫内を水蒸気で満たすので，きわめて低酸素状態であり，脱油効果，減塩効果，ビタミンC破壊抑制効果，油脂の酸化抑制効果がある。

真空包装後，低温（58〜95℃）の湯せんまたはスチームオーブンで加熱する方法である。加熱温度と時間は食品の種類や大きさなどにより異なり，肉，魚などは60〜70℃，野菜，果物は85〜95℃で加熱される。風味や栄養成分の損失が少ない。

(3) 調味操作

調味操作は，嗜好性を高めるひとつの手段であり，だし汁や調味料を加えて，食品そのもののもち味を引き出し，あるいは足りない味を補うことができる。調味料を加えることで，塩味，酸味，甘味，うま味，苦味，辛味，渋味などの味を食品に付けることができる。塩味は，食塩だけでなく，醤油（塩分含量約15％），味噌（塩分含量約10〜13％）によっても調味される。酸味は，食酢のほか，果物の搾汁が用いられる。甘味は，砂糖やみりん（糖分含量約40％）により付与される。煮ものの調味順序は，砂糖（さ），**食塩**（し），酢（す），醤油（せ，「せうゆ」に由来），味噌（そ）といわれる。分子量の小さい食塩は浸透しやすいので，分子量の大きい砂糖を先に加える。醤油や味噌など香りを残したいものは後で加える。

調味操作は，味付けのみならず，食品の色，テクスチャーなどにも影響を及ぼす（表7.6）。

7.2.3 食品の特性に応じた調理の特性

食品を調理の素材として用いるとき，その用途を決定づけるような特性すなわち「調理性」がある。米と小麦，肉と魚，野菜と果物など栄養的には共通点をもつ食品群であるが，食品の特性に応じた取扱いが必要である。

(1) 米

米には，うるち米ともち米がある。うるち米のでんぷんは，アミロース20％，アミロペクチン80％からなるが，もち米はアミロペクチン100％である。このため，もち米は粘性があり，調理法も異なっている（表7.7）。でんぷんの糊化を目的に，加水，浸漬，加熱，蒸らしの段階を経て行われる。

(2) 小麦粉

小麦粉は70％の炭水化物と8〜15％のたんぱく質を含んでいる。小麦粉に50〜60％の水を加えてこねると，たんぱく

表7.6 食塩の調味以外の効果

調理性		例
防腐作用	微生物の繁殖を抑制	塩漬け，各種塩蔵品
たんぱく質への作用	凝固の促進	卵，魚，肉
	魚肉をしめる（酸による変性）	しめさば
	すり身の形成	ハンバーグ，すり身，練り製品
	グルテン形成の促進	パン，麺類
組織への作用	浸透圧による吸水	サラダの野菜を水につける
	浸透圧による脱水	漬物
酵素への作用	ポリフェノールオキシダーゼの抑制	果物や野菜の変色防止
	アスコルビナーゼの抑制	果物のビタミンCの酸化防止
その他	ぬめり，粘りの除去	魚，里いもの洗浄

表7.7 米の調理性

	うるち米（飯）	もち米（おこわ）
加水量	米重量の1.5倍	米重量の0.8～1.0倍
出来上がり倍率	米の2.2～2.3倍	米の1.6～1.9倍
吸水率（飽和状態）	20～25%	30～40%
加熱方法	炊く（米でんぷんの糊化に20分必要）。	蒸す。途中でふり水により水分を補給する。ふり水の回数により硬さを調節する。

表7.8 小麦粉成分（たんぱく質とグルテン）の活用による分類

調理形態			例
グルテン形成の活用	膨化させる	スポンジ状	パン類，中華饅頭，ピッツァ，発酵菓子（ドーナッツ，サバラン，ピロシキ）（かりんとう）
	膨化させない	団子状 紐（線）状 うす板状 小麦蛋白質	団子，すいとん 手で延ばす…そうめん 包丁で切る…うどん，中華めん 押出す…マカロニ，スパゲッティ，パスタ類 餃子，焼売，雲呑，春巻 生麩，焼麩
グルテン形成の制御	膨化させる	スポンジ状 空洞状 層状	スポンジケーキ類，バターケーキ類，マフィン，ドーナツ，サバラン，パンケーキ類，ホットケーキ，たこ焼き，どら焼き，人形焼き シュー類…シュークリーム，エクレア パイ類…アップルパイ
	膨化させない	バッター状[*2] ペースト状 ルウ状	お好み焼き，クレープ，ワッフル （クッキー，ビスケット） ソース類，グラタン類，コロッケなどのつなぎ，スープ類，シチュー類
でんぷんの粘性活用	吸水性活用	水でとく 粉でまぶす パン粉にする	衣揚げ，天ぷら衣 唐揚げ，ムニエル フライ類，コロッケ，カツ類
		小麦でんぷん	糊材料，菓子材料

（岡田，1993を参照）
出所）島田淳子編：植物性食品Ⅰ，66，朝倉書店（1993）

*1 ドウ 添加する副材料の種類によりドウの粘弾性に影響を与える。食塩はグルテン形成を促進し，粘弾性を高めるので，麺類の調製に利用される。砂糖や油脂はグルテン形成を妨げる。

*2 バッター 小麦粉に水100～200%を加えた流動性のある生地をバッターといい，クレープやてんぷらの衣に利用される。

*3 ジャガイモ 粉質性の男爵，農林1号などは，でんぷん質が多く，加熱した後細胞分離を起こしやすいので，粉ふきいもやマッシュポテトに適している。粘質性のメークインなどは，でんぷん含量が少なく，ペクチンの可溶化も進みにくいので，硬く，煮崩れしにくく煮物に適する。

質であるグリアジンとグルテニンが相互作用し，グルテンのネットワークを形成し，他の穀類にはない粘弾性をもったドウ（生地）[*1]ができる。小麦粉の調理は，小麦に含まれるたんぱく質とでんぷんの性質をコントロールして多種多様な形態で利用されている（表7.8）。

(3) いも類

代表的ないも類には，ジャガイモ[*3]，サツマイモ，サトイモ，ヤマイモなどがある。いずれも地下茎や根にでんぷんを含んでいる。水分を多く含んでいるので，でんぷんの糊化には各種の調理法が利用できる（表7.9）。

(4) 豆類

豆類（乾物豆）は，成分組成の違いにより，たんぱく質や脂質を主成分とするもの（大豆，落花生）と炭水化物を主成分とするもの（小豆，インゲンマメ）に分類される。その調理特性や利用形態に違いがある（表7.10）。エダマメ，サヤエンドウなどの未熟な新鮮豆類は，水分含量が高く野菜と同様に調理されるので，野菜に分類される。

(5) 野菜

野菜の成分はほとんど水分であるが，ミネラル，ビタミン類，食物繊維の給源である。野菜類は，抗酸化性，抗変異原性，抗発がん性，免疫賦活作用，血圧上昇抑制作用などの機能性成分を有するので，重要な調理素材である。また，野菜には，出盛り期（旬）があり，食卓に季節感をもたらす。野菜の嗜好特性として，色をはじめとする外観，味，香り，テクスチャーがあり，これらは調理操作中により変化する（表7.11）。

(6) 果実

果実は水分80～90%で，炭水化物として，糖質，セルロース，ペクチン

表7.9 いも類の調理性

	調 理 性	例
酵素による褐変	ジャガイモ，ヤマイモは，チロシナーゼの作用で切り口が空気に触れると褐色する。水につけると褐変を防止できる。	ジャガイモやヤマイモの褐変
粘質物	サトイモのぬめりは糖とたんぱく質が結合したもので，ゆでる際に1%の食塩を加えると粘性が下がる。	サトイモの下ゆで
加熱によるでんぷんの糊化	いもに含まれている水分で糊化するので，焼く，揚げる，電子レンジ加熱も可能。	フライドポテト，焼きいも
加熱による細胞の分離	加熱により，ペクチンが流動化し細胞が分離しやすくなる。冷めるとペクチンの流動性が失われるので，粉ふきや裏ごしは熱いうちに行う。細胞膜が破壊されると，糊化したでんぷん粒が流出し粘りを生じる。また，細胞の分離は，煮くずれの原因になる。	粉ふきいも，マッシュポテト，きんとん，いもの煮物
でんぷんの糖化	ゆっくり加熱すると，サツマイモ中のβ-アミラーゼは，でんぷんを分解して，麦芽糖を生成し，甘くなる。電子レンジ加熱では，すぐに酵素が失活するため甘くならない。	石焼きいも

表7.10 豆類の調理性

	調 理 性	例
吸水性	豆類は加熱の前に十分な吸水と膨潤が必要である。小豆の場合は吸水が遅いので，吸水させないでそのまま加熱することもある。	大豆，小豆等豆類一般の浸水
加熱による軟化	加熱途中で，渋切り*1を行う。また，均一に軟化させるためにびっくり水*2を加える。長時間煮ると軟らかくなる。短時間で軟らかに煮るためには，重そうを加えるとよい。圧力鍋を使用すると早く煮える。	大豆，小豆等豆類一般の煮方
あんの形成	でんぷん量が多い豆（小豆，インゲンマメ）からあんを作ることができる。	小豆，インゲンマメ
色の変化	黒豆の調理においては，鉄鍋を使用する，または古釘を入れると種皮のアントシアン色素が安定し，美しい色に仕上がる。	黒豆

*1 渋切り 豆の皮に含まれるタンニン，サポニンなどの不味成分を取り除くために，沸騰したら茹で水を捨てること。

*2 びっくり水 豆を煮ている途中で加える冷水のこと。沸騰後に冷水を加えると，ゆで水の温度が下がり，子葉部分全体への吸水が促進され，豆が均一に加熱される。

質を含み，食物繊維の給源となる。果実の嗜好特性として，特有の色，味，香り，テクスチャーなどが挙げられる。果実の調理性を表7.12に示す。

(7) 肉 類

食肉には，たんぱく質15～20%，脂質3～50%，ビタミン（Cを除く），ミネラルが含まれる。食肉は，牛肉，豚肉，鶏肉が主なものであり，食肉の色，味，成分等の品質は，動物の種類や品質，部位，年齢等により異なる。調理に際しては，肉の性質に合わせた調理法が用いられる（表7.13）。

(8) 魚介類

魚介類は，肉類に比べ種類が豊富である。また，産卵直前は脂質含量が高

*野菜の吸水と脱水

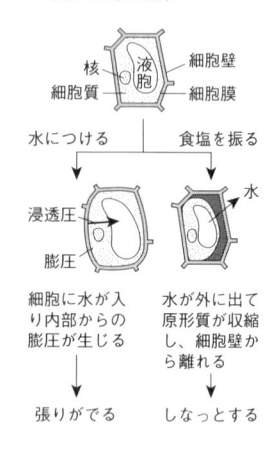

(図：野菜の細胞構造と水・食塩による変化)
水につける → 浸透圧・膨圧 → 細胞に水が入り内部からの膨圧が生じる → 張りがでる
食塩を振る → 水が外に出て原形質が収縮し、細胞壁から離れる → しなっとする

表7.11 野菜の調理性

調理性		説明	例
吸水性*		生野菜を冷水につけると、細胞が水を吸水し、テクスチャーが変化する。	野菜サラダ
食塩による脱水*		生野菜に食塩を振ると、浸透圧により脱水する。	キュウリの塩もみ
アクの除去		野菜はアク成分（えぐ味、渋味、苦味など）を含むものがある。水、酸、アルカリ、ぬかに浸すとあく抜きができる。	タケノコ、山菜、ゴボウなど
酵素による褐変		酵素により褐変する。水浸により褐変を抑制できる。	ナス
加熱による軟化		細胞壁や細胞膜に含まれるペクチンが分解し、軟化する。	野菜一般
色の変化	クロロフィル	ホウレンソウなどの緑色野菜に含まれる色素で、熱や酸により褐色となる。緑色を保つためには、多量の湯の中でふたをせず短時間ゆでて、冷水に取る。	青菜のお浸し
	カロチノイド	ニンジン、カボチャなどに含まれるオレンジ色の色素で、熱に安定である。水に不溶。脂溶性であるため、油で調理するとよい。	炒め物、揚げ物
	アントシアニン	シソ、ナス、紫キャベツに含まれる色素で、酸性で赤色、中性で紫色、アルカリ性で青色になる。	紫しその梅酢漬け
	フラボノイド	タマネギ、カリフラワーに含まれる色素で、酸性で無色、アルカリ性で黄色になる。	カリフラワーは酢水でゆでる

表7.12 果実の調理性

調理性	説明	例
ペクチンのゲル化	果物に含まれるペクチンは、酸と砂糖とともに加熱するとゲル化する。	ジャム、マーマレード
たんぱく質分解酵素の作用	キウイ、パイナップル、メロン、イチジクなどには、たんぱく質分解酵素が含まれており、肉を軟化させる働きがある。ゼラチンゼリーにこれらの生の果物を用いると固まりにくくなる。	肉の軟化
酵素による褐変	酵素により褐変する。食塩、レモン汁により褐変を抑制できる。	リンゴ

くなり、旬といわれ、味もよくなる。魚類の成分は、季節、漁獲場所、生育期間により大きく変動するが、肉類と同様にたんぱく質を15〜20%、脂質0.5〜30%、その他の微量成分を含んでいる。魚介類の種類により、たんぱく質の組成、脂質含量、脂肪酸組成に違いがあり、調理性も異なる（表7.14）。

(9) 卵類

食用として鶏、ウズラの卵が利用されている。**鶏卵**はビタミンCを除くすべての栄養素を含んでおり、優れたアミノ酸組成を有するたんぱく質源で

表7.13 肉類の調理性

調理性		例
加熱による凝固・収縮	加熱するとたんぱく質は45〜50℃で凝固を始める。凝固・収縮して硬化する。	ステーキ,ハンバーグ
加熱による軟化	水とともに長時間加熱すると,コラーゲンがゼラチン化し軟らかくなる。	シチュー
肉の色の変化	生肉の色はミオグロビンとヘモグロビンによる。酸化や加熱により赤色から褐色へ変化する。	ステーキの焼き色
すり身形成	食塩添加によりアクチンとミオシンはアクトミオシンを形成し,加熱後に粘着性のあるゲルとなる。	ひき肉料理,ハンバーグ
加熱による保水性の変化	加熱すると保水性が低下し,肉汁が流出するとともに,肉がかたくなる。	一般的な肉類の加熱

表7.14 魚介類の調理性

調理性		例
生食	生食する場合は,鮮度が重要である。刺身の切り方は,肉質が軟らかい魚は厚い平造りや角切りにする。硬い魚は薄く切る(糸造り,そぎ造り)。あらいは,刺身の一種で,魚肉に特別な食感を出せる調理法である。	刺身,あらい*
食塩による凝固	塩焼きの際にふる塩(2%)は,調味のみならず,肉をしめる効果がある。多量の塩をふると塩の浸透作用で脱水し,硬くなる。	焼き魚
すり身形成	魚肉の2〜3%の塩を加えてすると,すり身になる。これを加熱すると弾力のあるかまぼことなる。	かまぼこ,ちくわ
加熱による凝固	加熱すると,たんぱく質は45〜50℃で凝固を始める。凝固・収縮して硬化する。筋原繊維たんぱく質が多いタラやヒラメはほぐれやすいので,でんぶに適する。	なまり節,でんぶ
加熱による収縮	60℃以上に加熱すると,ミオシンとコラーゲンが収縮し,厚さが増すとともに水分が出る。	切り身の焼き魚
酢による凝固	塩じめにした魚肉を酢に浸すと,たんぱく質が凝固して表面が白くなる。	しめさば,しめあじ
加熱によるゼラチン化	長時間加熱すると,皮や骨に含まれているコラーゲンが分解し,ゼラチン化する。冷えると固まる。	煮こごり

*あらい 活魚をさばき,魚肉を薄くそぎ切りにし,氷水であらって,臭みや脂肪を除き,筋肉を収縮させたもの。

あるとともに,脂質,ミネラル(リン,鉄),ビタミン(A, D, E, B群)の給源である。卵類は,卵白と卵黄の性質を生かして,別々に,または一緒に割りほぐし,いろいろな調理に使われている(表7.15)。

(10) 牛 乳

乳類の代表的なものが牛乳である。牛乳は,水分86〜88%,脂質約3%,たんぱく質約3%,乳糖4.8%,その他,ミネラル,ビタミンを含んでおり,飲料として利用されることが多い。色が白く,口当たりも滑らかなので,調理の副材料として利用される(表7.16)。

(11) 油 脂

油脂は,油脂含量の多い動植物性原料から抽出,精製されたものである。

*1 卵アレルギーと揚げ卵　卵アレルギーの主要原因物質は卵白中のオボムコイドであるといわれている。卵焼きなど卵のみを用いた卵料理では，オボムコイド量の減少はきわめてわずかであったが，130℃ 5分揚げた卵では，生卵の100分の1に減少することが報告されている。また，薄力粉を添加しているドーナツ，カステラ，クッキーなどではオボムコイド量は顕著に減少するが，これは小麦粉共存下での高温加熱によるものと推定されている。(小澤慶子他：卵料理及び加工品中の塩溶性オボムコイド量から求めたアレルゲン活性，日本食品科学工学会, 49, 145-154 (2002))

*2 乳化　水と油は互いに溶けず，混じりあわないが，乳化剤が存在すると，油と水のいずれかが液滴となって乳濁液（エマルション）を形成する。水中油滴型（O/W）と油中水滴型（W/O）がある。前者の代表がマヨネーズ，生クリームであり，後者の代表がバター，マーガリンである。

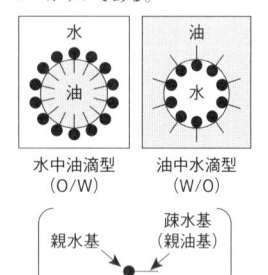

表7.15　卵類の調理性

調理性		例（　）は卵液濃度
熱凝固性	卵のたんぱく質は熱により凝固する。卵白は72～80℃，卵黄は68℃くらいで凝固する。食塩や酸は凝固を促進する。	半熟卵，温泉卵，固ゆで卵，**揚げ卵**[*1]，目玉焼き，ポーチドエッグ，薄焼き卵，炒り卵（66～77%），カニ玉（55～60%）
希釈性	だしや牛乳で希釈すると，凝固したゲルは軟らかくなる。その際，カルシウムや食塩は凝固を強め，砂糖は弱める。	厚焼き卵（65～75%）オムレツ（65～75%），卵豆腐（30～50%），カスタードプディング（25～33%），茶碗蒸し（20～25%）
起泡性	卵白は，優れた起泡性を有する。	スポンジケーキ，パウンドケーキ，マカロン
乳化性[*2]	卵黄の脂質に含まれるレシチンやリポたんぱく質による。	マヨネーズ，パウンドケーキ，アイスクリーム
流動性・粘性	ひき肉のつなぎ，てんぷらの衣。	てんぷら

油脂の種類により生理的機能のみならず，風味，融点，乳化しやすさ，酸化されやすさなどが異なる。油脂は，料理の口触りを滑らかにするとともに，加熱すると100℃以上になるので，炒める，揚げるなどの高温の熱媒体としても調理に用いられる（表7.17）。

(12) 砂糖

砂糖は食塩と並ぶ基本的な調味料である。調理に用いられるのは，主にショ糖である。砂糖は，甘味以外にもさまざまな調理性を有している（表7.18）。

(13) でんぷん

食品から抽出されたでんぷんは，調理素材として利用されている。でんぷんは穀類，豆類を原料とする地上でんぷんと，いも類やくず，わらびなどを原料とする地下でんぷんに大別される。でんぷんの種類や濃度，でんぷんの種類により糊化特性がそれぞれ異なる。調味料や他の食品成分もでんぷんの糊化に影響を及ぼす。食酢はでんぷんを加水分解するので，食酢の添加量に

表7.16　牛乳の調理性

調理性		例
出来上がりを白くする	乳白色に仕上げる。	ホワイトソース，ブラマンジェ，奶豆腐（牛乳かん）
たんぱく質のゲル強度を高める	牛乳に含まれるカルシウムやその他の塩類により，ゲル強度が増大する。	カスタードプディング，茶碗蒸し
焦げ色の生成	牛乳中のアミノ酸と乳糖が反応し，焦げ色がつく。	クッキーの焼き色
ジャガイモの硬化	ジャガイモのペクチンはカルシウムと結合して不溶化する。	ジャガイモの牛乳煮
酸により凝固	カゼインに有機酸，塩類，タンニンが作用して沈殿する。	ヨーグルト
脱臭作用	におい成分が脂肪球やカゼイン粒子に吸着される。	魚，レバーの臭み取り
滑らかな食感	コロイド溶液であるため，滑らかな食感となる。	ホワイトシチュー

表7.17 油脂の調理性

	調理性	例
高温加熱	100℃以上の加熱ができる。食品中の水分は脱水するが、栄養素の損失は少ない。	揚げ物，炒め物
香味と食感の付与	食品に油脂独特の香りとなめらかな食感を与える。	揚げ物，炒め物，ドレッシング
乳化性	乳化剤の存在によりエマルションを形成する。	生クリーム，マヨネーズ
クリーミング性	固体脂を撹拌した際に，空気を抱き込み，空気が細かい気泡となって油脂中に分散し軽い口ざわりとなる。	バターケーキ，バタークリーム
ショートニング性	小麦粉製品をもろく砕けやすくする。	パイ，クッキー，パウンドケーキ
付着防止	食品の加熱器具への付着を防ぐ。ゆでめんに油脂をまぶすとほぐれやすくなる。	炒め物，間接焼き スパゲティ
水と混合しない	油脂の比重は水よりも軽い。	フレンチドレッシング

表7.18 砂糖の調理性

	調理性	例
呈味性	料理に甘味を付与する。	煮物，ニンジンのグラッセ
砂糖溶液の加熱変化	煮詰め温度により，冷ましたときの砂糖の結晶状態や物性が変化する。	シロップ（103℃くらい），フォンダン（106～110℃），砂糖衣（115～120℃），銀絲*1（140～150℃），金絲（160～170℃），カラメル（170～190℃）
保水性	でんぷんの老化を抑制する。ゼリーの離しょうを防ぐ。	ようかん，団子，ぎゅうひ 寒天ゼリー*2
防腐作用	食品の水分を奪い，微生物の発育を抑制する。	砂糖漬け，シロップ漬け，ジャム
抗酸化性	共存する油脂の酸化を抑制する。	クッキー，バターケーキ類
物性への作用	ゼリーのゲル強度を増強する。ペクチンのゲル化を促進する。グルテン形成を抑制する。	ゼラチンゼリー*3 ジャム 小麦粉ドウに砂糖添加
たんぱく質への作用	卵白起泡の安定性を向上させる。希釈卵液の熱変性を抑制する。	メレンゲのきめと安定性 カスタードプリン
着色，着香作用	メーラード反応により，焦げ色と香りを付与する。カラメル化により着色する。	パンの焦げ色 カラメルソース
発酵性	イースト発酵の栄養源となる。	パン

*1 銀絲（イヌスー），金絲（ゲヌスー） 140～170℃まで加熱した砂糖溶液は温度が低下していく80～100℃位の時，伸びて糸を引く。銀絲は色のついていないもので，金絲は黄金色である。素揚げにしたサツマイモにからませて利用されている。

*2 寒天 紅藻類のテングサ，オゴノリを主原料とする海藻から抽出した多糖類。溶解温度は，寒天濃度0.5～1.0％で80～90℃程度，凝固温度は28～35℃である。夏期でも室温で融解しないので，取り扱いやすい。

*3 ゼラチンゼリー 動物の皮，骨などの結合組織の主成分であるコラーゲンの加水分解物を原料とする。溶解温度は，ゼラチン濃度2～4％で40～50℃程度，凝固温度は5～12℃である。寒天ゼリーに比べ透明感があり，弾力性も大きく，滑らかで口の中で溶ける。

表7.19 でんぷんの調理性

	調理性	例
粘稠性	低濃度（1～数％）で加熱すると，粘稠性をもつ。滑らかな食感を与えるとともに，汁の実の沈殿防止，保温効果がある。	かき卵汁（0.5～1.0％） あんかけ（3～4％）
ゲル化性	高濃度（8～15％）で加熱するとゲル化する。でんぷんの種類により，ゲルのテクスチャーが異なる。地下でんぷんのゲルは，透明で付着性，弾力性がある。地上でんぷんのゲルは，白くもろい。	ごま豆腐，くず桜，ブラマンジェ（8～12％）
吸湿性	吸水して膜をつくる。すり身やひき肉のつなぎとなる。	から揚げの衣，すり身のつなぎ

伴い，でんぷんの粘度は低下する。

7.3 調理操作による食品成分の変化と栄養

7.3.1 炭水化物

(1) でんぷんの糊化と老化

米，小麦，いもなどに含まれる生でんぷんは，一般にβ-でんぷんと呼ばれ，水に溶けないため消化吸収されない。これに水を加えて加熱すると，ミセル構造が壊れ，粘性の高い糊状となる（図6.2参照）。これをでんぷんの**糊化（α化）**という。糊化でんぷんは粘りと透明感があり，食味も良好となる。β-でんぷんに比べ酵素作用（アミラーゼ）をうけやすくなり，消化性（糖への分解）が向上する。

糊化したでんぷんを放置すると，再び部分的に結晶化し，β-でんぷんに近い構造に戻る。これをでんぷんの**老化（β化）**という。老化したでんぷんは，硬く，透明感がなくなり，消化も悪くなる。

(2) ペクチンの軟化と硬化

加熱前の野菜やいもの組織は硬い。これは植物の細胞壁内や細胞壁間に存在するペクチンによる。中性あるいはアルカリ性条件下で加熱すると，ペクチンが可溶化し，細胞間の接着力が弱くなり，軟らかくなる。60～70℃で加熱すると，ペクチン間に新たな架橋構造が形成され硬化することもある。レンコンを酢で煮るとシャキシャキした食感となるが，これは弱酸性下でペクチンの分解が起こりにくいからである。

7.3.2 たんぱく質

たんぱく質は，アミノ酸がペプチド結合により結合した高分子であり，高度に規則性をもつ立体構造を保持している。食品に含まれるたんぱく質の立体構造が変化することを**たんぱく質の変性**という。変性は，加熱，pHの変化をはじめ，乾燥，凍結，撹拌等さまざまな要因によって起こる。調理にみられるたんぱく質の変性を表7.20に示す。変性に伴いたんぱく質の収縮，凝固が起こるため物性が変化し，食感に影響を及ぼすとともに，消化酵素の作用をうけやすくなり消化率が向上する。また，大豆などのマメ科植物には，トリプシンの活性を阻害する酵素が含まれるが，加熱により不活性化する。

表7.20 たんぱく質の変性

	変 性	例
物理的変化	熱凝固	肉，魚，ゆで卵，茶碗蒸し
	収縮	肉の加熱によるコラーゲンの収縮
	ゲル化	卵豆腐，ゼラチンゼリー，にこごり
	グルテン形成	パン，麺
	起泡	メレンゲ（卵白の泡）
	界面活性	湯葉，牛乳の被膜
	凍結・乾燥	凍り豆腐
化学的変化	酸変性	牛乳からカッテジチーズ，しめさば
	塩類による凝固	豆腐（にがりによる豆乳の凝固）
	アルカリによる凝固	ピータン

7.3.3 脂 質

動物性の脂質は，常温で固体である場合

が多い。温めると融解し，バターの融点は28〜36℃，豚脂は28〜40℃，牛脂は，35〜50℃である。牛脂の融点は体温よりも高いので，口に入れても脂質は溶けず，口どけが悪く冷たい料理には向かない。冷えた豚肉料理，ハム，ソーセージは，口に入れると脂質は溶解するので，加熱しなくてもそのままおいしく食べられる。食品中の脂質は，加熱によって融解するので，ゆでる，直火であぶる，炒めることで脂質を減少させることができる。逆に，揚げ物では，食品素材の5〜25％の吸油が起こる。

空気中に放置または高温での加熱により油脂は酸化される。油の酸化により食味は低下し，特有なにおいを生じ，粘りが出る。これを油脂の酸敗という。油脂の酸化は，日光，高温を避け，低温で貯蔵することにより，ある程度は防止できる。

7.3.4 ビタミン

ビタミンは，調理過程で損失が起こりやすく，熱，酸，アルカリ，空気中の酸素，光，酵素作用などにより失われる（表7.21）。ゆでる，揚げる際には，煮汁，ゆで汁，揚げ油への流出が起こる。乾式加熱で調理時間の短い炒め物，揚げ物，電子レンジ加熱ではビタミンの損失は少なく，ゆで物，煮物のように水中で長時間加熱する調理操作では，ビタミンの損失が大きい。水溶性ビタミンは，脂溶性ビタミンに比べて調理における損失は大きい。特に，ビタミンCは調理による損失が最も大きく，約半分は失われる。

野菜や果物は切断，皮をむく，磨砕などの操作でアスコルビナーゼ（ビタミンC分解酵素）の働きが活発になり，ビタミンCの酸化が促進される。このアスコルビナーゼは，ニンジンやキュウリで特に多く含まれる。大根おろしでは，60分後のビタミンC残存率が約80％であるが，にんじんを混ぜた大根おろし（もみじおろし）では，20分で90％のビタミンCが酸化される。

調理によりビタミン類が増加する例として，漬物が挙げられる。米ぬか中のビタミンB群やキムチのトウガラシの成分が野菜に浸透し，これらが生体にとって有益な機能性を示す。

7.3.5 ミネラル

ミネラルは酸，アルカリ，熱に対して安定であるため，調理操作で破壊されることはないが，水溶性ビタミンと同様，漬け汁，ゆで汁，煮汁中に流出し，炒め物や揚げ物，電子レンジ加熱では損失が少ない。

表7.21 主なビタミンの安定性

	熱	酸	アルカリ	酸素(空気)	光	酵素	調理における損失(％)
ビタミンA	×	○	○	×	×	○	0〜40
ビタミンD	×	○	○	×	×	○	0〜40
ビタミンB$_1$	×	○	×	○	○	×	0〜80
ビタミンB$_2$	○	○	×	×	×	○	0〜75
ビタミンC	×	○	×	×	×	×	0〜100
ナイアシン	○	○	×	○	○	○	0〜75

7.3.6 酵　素

　生の肉・魚・野菜，果物には，食べ物のおいしさや栄養にかかわるさまざまな酵素が存在している。これらの酵素は，色・香気，味，テクスチャー，栄養素に変化に関与している。酵素の作用は，必ずしもプラスに働くとは限らないため，調理の際には，必要に応じて酵素反応を利用したり，抑制したりすることが必要である。

　野菜や果物の切り口が褐変するのは，ポリフェノールオキシダーゼの作用によるものである。これを防止するためには，塩水につける，酢水につける，加熱するなどの操作が有効である。ねぎ類の香気生成は，細胞の破壊により酵素の作用で起こる。ワサビの辛味も細胞の破壊によって生じるので，辛味を出すためには，すりおろすという操作が必要となる。

7.3.7 その他の成分

(1) 加熱による抗酸化性ポリフェノールの増大

　野菜に含まれるポリフェノール類は加熱調理すると溶出されやすくなり，ラジカル補足活性が上昇するという報告がある。オレガノの葉を加熱するとポリフェノール量は増加し，ラジカル捕捉活性も増大する。

　ゴマの種子には，セサモリンが含まれているがそれ自身は抗酸化性をもたない。ゴマを炒ったり，ゴマ油をフライ加熱すると，セサモリンは分解されて抗酸化性をもつセサモールが生成する。これが焙煎ゴマ油の極めて高い酸化安定性の要因となっている。

(2) 加熱によるメラノイジンの生成

＊ 詳細は 6.5→p.209 参照（成分間反応）。

　調理過程では，炒める，焼くなどの操作により**メイラード反応**＊が起こる。この反応により，香ばしい風味が付くとともに，褐変する。褐変色素であるメラノイジンは抗変異原性，抗酸化性があることが報告されている。一方，リシン，アルギニン，トリプトファンなどのアミノ酸が糖と反応することにより，たんぱく質の栄養価は低下する。

(3) 調味に用いる香辛料

　調理の際に香辛料がしばしば用いられる。香辛料は賦香作用（香り付け），肉や魚の臭みを消す矯臭作用（におい消し），特有の色素による着色作用，辛味などの食欲増進作用，抗酸化作用，抗菌作用を有している。豚肉にショウガとニンニクを加えて水煮した場合，ショウガの抗酸化成分が汁中に溶出し，豚肉の酸化を防止する働きをしている。

(4) 調味料の風味増強効果

　味付けに使う調味料は，それぞれがもっている味を食品に付与するだけでなく，食品素材との間で味の相乗効果，対比効果，抑制効果などの成分間相互作用が起こり，風味を一層引き立てている（表7.22）。うま味成分であ

る 5'-イノシン酸ナトリウムと L-グルタミン酸ナトリウムが共存すると，相乗効果がみられ，それぞれの単独の味の強さの和よりも何倍も味を強く感じられる。かつお節と昆布でだしをとるとうま味が増強されるのは，この効果によるものである。肉料理にトマトソースが利用されるが，この組み合わせにも同様の相乗効果が

表 7.22　味の相互作用

分 類	味（多）＋（少）	例
相乗効果	うま味の増強：MSG*1 ＋ IMP*2	昆布とかつお節のだし
対比効果	甘味＋塩味（甘味を強める） うま味＋塩味（うま味を強める）	しるこ，あん，煮豆に食塩 だし汁に食塩
抑制効果	苦味＋甘味（苦味を弱める） 塩味＋酸味（塩味を弱める） 酸味＋塩味・甘味（酸味を弱める） 塩味＋うま味（塩味を弱める）	コーヒーに砂糖，チョコレート 漬物 すし飯，酢のもの 塩辛

*1 MSG：L-グルタミン酸ナトリウム　*2 IMP：5'-イノシン酸ナトリウム

みられる。また，アミノ酸，うま味物質，糖などの味覚強度は食塩が共存すると増強される。これは異なる 2 種類の味が存在するときに一方の味が強まったように感じる対比効果による。

7.4　献立作成
7.4.1　食品構成の作成

食品構成とは，栄養的な特徴をもとに分類した「食品群」をもとに，どの食品群からどのくらい摂取すれば，食事摂取基準を充足させることができるか，食品群別の目安量を示したものである。私たちは，栄養素そのものを食べているわけではなく，食品から栄養素を摂取しているので，食品構成による献立作成は有効である。食品構成による献立作成により，食品成分表を使って栄養計算を行わなくても，対象者に必要な食事摂取基準をほぼ充足することができる。

食品構成に用いられる食品群は，日常生活で利用しやすい「3 色食品群」「4 つの食品群（1957 年，香川綾）」「6 つの基礎食品」，糖尿病交換表や腎臓病交換表で用いられる食事療法用のもの，国民健康・栄養調査で用いられる「18 食品群」，病院給食や学校給食など特定の集団施設で独自に作成されたものなどがある。特に集団給食の場合は，その集団の過去の食品の使用状況や使用頻度などの実績や，地域の特性を考慮に入れた食品構成を作成することが必要となる。

7.4.2　献立作成条件と手順

献立は，食事の目的に，食品の選択，調理法を考慮して，食卓に供する料理の種類とその組み合わせや順序を決めることである。

献立作成上，考慮すべき条件は以下である。

① 対象者の把握（年齢，性別，生活状態，嗜好など）
② 食事の目的（日常食，行事食，供応食，病人食など）
③ 栄養バランス（朝，昼，夕の比率，食品構成）

④ 経済性
⑤ 調理作業の能力（調理の技能，調理設備，調理器具，作業の手順など）
⑥ 季節感（旬の食材）
⑦ 衛生管理
⑧ 環境への配慮（エネルギー消費，排水への負荷，ゴミの減量など）などが挙げられる。

献立作成の手順の一例を以下に示す。
① 対象者を把握し，食事の目的，食品構成等を決定する。
② 主食（米飯・パン・麺など）を決定する。
③ 主菜を決定する。主菜はたんぱく質源となる肉類，魚介類，卵，大豆・大豆製品から選ぶ。
④ 副菜を決定する。副菜はビタミンやミネラルの給源となる野菜，いも類，海草類を用い，味付けや調理法が主菜と重ならないようにする。
⑤ 献立に変化をつけるとともに，主菜や副菜で不足している食品を補う。

7.4.3 供食，食卓構成，食事環境

供食は食事をもてなすことである。栄養を満たす目的よりも，人間的な交流に重点がおかれる。その食事の目的に合わせて，食べる人が心地よい満足感を得られるように料理を食器に盛り付け，食卓を整えることが必要である。供食は，おいしさを演出する重要なプロセスのひとつである。**食卓構成**は，供食の趣旨に従って食卓の環境を整えることである。

日常食の食卓構成は，食事をする人の年齢，性別，生理状態，労働の程度などを考慮し，季節感があり，栄養バランスがよい主食，主菜，副菜，副々菜の献立を考える。

行事食は，地域の伝統や文化の影響を受けており，さまざまな形式で行われるため，それぞれの行事の意義を理解し，食卓構成を考えることが必要である。行事食には，誕生日，七五三の祝い，成人式，結婚式，人生の節目の記念日などの通過儀礼の食事と，正月，七草，節分，桃の節句（ひな祭り），彼岸，端午の節句，七夕，月見，冬至，大晦日などの年中行事のためのものがある。その行事の由来や意味をもつ食材や料理が，献立に取り入れられていることがある（表7.23）。

代表的な料理形式として，日本料理，西洋料理，中国料理，エスニック料理などがあり，それぞれの国の風土や歴史にはぐくまれた特徴がある（表7.24）。

食事環境とは，食事をする空間の環境である。食事をおいしく食べるためには，食べ物自体のおいしさのみならず，食べる人の状態，さらに食卓周辺のみならず食事をする部屋のインテリアや雰囲気を含めた外部環境を整える

表7.23 行事食とおもな料理

行事名	月　日	食材，料理
正月	1月1日〜3日	雑煮，屠蘇，数の子，黒豆，田作り，たたきごぼう，昆布巻きなど
七草	1月7日	七草粥
節分	2月3日	煎り豆，いわし，巻きずし
桃の節句	3月3日	ひなあられ，菱餅，ちらしずし，はまぐりの潮汁，白酒
彼岸	春分の日の前後3日間	ぼたもち，精進料理，彼岸団子
端午の節句	5月5日	ちまき，柏餅，鯛のかぶと煮
七夕	7月7日	そうめん
月見	旧暦8月15日 旧暦9月13日	月見だんご，さといも（きぬかつぎ）
彼岸	秋分の日の前後3日間	おはぎ，精進料理，彼岸団子
冬至	12月22日頃	ゆず，かぼちゃ煮
大晦日	12月31日	年越しそば

表7.24 料理の形式

種　類	例
日本料理	本膳料理，懐石料理，会席料理，普茶料理，郷土料理など
西洋料理	フランス料理，イタリア料理，ドイツ料理，イギリス料理，ロシア料理，スペイン料理など
中国料理	北京料理，上海料理，広東料理，福建料理，四川料理など
エスニック料理	ベトナム料理，タイ料理，インドネシア料理など

ことが重要である．食事の目的やメニューにあった食器，テーブルクロス，部屋のインテリアの色彩や素材，照明，音楽などに配慮し食事の雰囲気を演出することが，食事をもてなすうえで必要である．

【演習問題】

問1　食べ物の嗜好性についての記述である．正しいものの組合せはどれか．
（2010年国家試験）
a　嗜好は，個人の一生を通して普遍的なものである．
b　だし汁に少量の食塩を加えると，うま味がひきたつ現象を相乗効果という．
c　嗜好型官能評価のパネルは，一般消費者が適当である．
d　砂糖の濃度が同じとき，ゲルでは水溶液に比べて甘味が弱い．
　（1）aとb　（2）aとc　（3）aとd　（4）bとc　（5）cとd
解答　(5)

問2　鶏卵の調理性に関する記述である．正しいのはどれか．（2008年国家試験）
（1）泡立てた卵白の安定性は，食塩によって増加する．
（2）鶏卵中のアレルゲン活性は，揚げ物調理によっても低下する．
（3）マヨネーズは，卵白で油を乳化させたものである．

(4) だし汁で希釈した場合，卵液濃度15%で熱凝固する。
(5) 卵白は，低温ほど起泡性が高い。

解答 (2)

問3 植物性食品の調理性に関する記述である。正しいものの組合せはどれか。

(2009年国家試験)

(a) ホウレンソウのβ-カロテンは，ゆで物より蒸し物で損失率が高い。
(b) 大根おろしのビタミンCは，時間経過とともに増加する。
(c) 野菜のぬかみそ漬けは，ビタミンB_1を増加させる。
(d) ゆでる操作によるビタミンCの損失率は，ジャガイモに比べて，ハクサイが高い。

(1) aとb (2) aとc (3) aとd (4) bとc (5) cとd

解答 (5)

【参考文献】
川端晶子，大羽和子：健康調理学，学建書院（2004）
渋川祥子編著：食べ物と健康—調理学，同文書院（2009）
畑江敬子・香西みどり編：調理学，東京化学同人（2003）
山野善正編：おいしさの科学事典，朝倉書店（2003）

索　引

A 帯　55
CA 貯蔵　134, 194, 211
C3 植物　190
C4 植物　190
FAO/WHO 合同専門家会議　117, 131
HACCP　116, 147, 148, 149
HTST　201
　——法　69
IMP　235
in vitro　164
I 帯　55
JECFA　142

LCA　10
LDPE　182
LL（long life）牛乳　70
LLDPE　182
LTLT　201
　——法　69
MA 貯蔵　194
MSG　235
NY　182
PET　182
pH　131
PP　182
PS　182

SPF　59
S-メチルメチオニン　39
UHT　201
　——法　69
Z 板　55, 57
α-ラクトアルブミン　65
β-アミラーゼ　32
β-ガラクトシターゼ　66
β-コングリシニン　33
β-ラクトグロブリン　65
γ-ウンデカラクトン　48
γ-オリザノール　25
κ-カゼイン　65

あ　行

ISO　149
アイスクリーム　68
アイスミルク　69
亜鉛（Zn）　99
青梅　124
アオノリ　52
赤小麦　27
アガロース　54
アクニジン　49
アクチン　56, 57, 198
　——フェラメント　55
アクリルアミド　31, 136, 210
揚げ卵　230
揚げ物の吸油率　223
亜硝酸塩　57, 198
小豆　35
アセルファムカリウム　78
アスタキサンチン　62
アスパラガス　41
アスパルテーム　78
アディポサイトカイン　7
アビジン　70
アヒル卵　73
アフラトキシン　136
アボガド　49
アマドリ化合物　209
アマノリ　54
アマメシバ　170
アミグダリン　37, 48
アミノカルボニル　186, 209
アミノ酸　92
　——スコア　61
　——組成によるたんぱく質　21

アミラーゼ　189
アミロース　189
アミロペクチン　189
アーモンド　37
アユ　64
あらい　229
アリイン　41
アリシン　41
アリチアミン　41
アリューロン層　188
アリルイソチオシアネート　83
アルギン酸　53
　——ナトリウム　53
アルコール飲料　84
アルファ化米　26, 189
アレルギー様食中毒　126
アレルゲン除去食品　167
アンズ　48
安息香酸　48

硫黄（S）　99
イカ　64
活けじめ　63
イコサペンタエン酸（EPA）　59, 61, 207
異性化糖　77
イソチオシアネート　39
イソフムロン　87
イソフラボン　34
イチゴ　49
一日摂取許容量　145
一律基準　149
一般飲食物添加物　142
一般衛生管理事項　148
遺伝子組み換え食品　146, 154
遺伝子組み換え農産物　154

遺伝子組み換え不分別　154
銀糸（イヌスー）　231
イヌリン　33, 42
イノシン酸　56
　——ナトリウム　80
異物　141
いも類　226
医薬品的な効能効果　174
インゲンマメ　36
インド型米　24
飲用乳　66

ウイスキー　88
ウィルス性食中毒　122
ウコン　84
うすくち醤油　81
ウスターソース　80
ウズラ卵　73
ウナギ　64
うま味調味料　80
ウメ　48
うるち米　24
ウーロン茶　85
ウンシュウミカン　47

栄養基準量　176
栄養機能食品　18, 169
栄養機能表示　177
栄養強化　160
栄養素機能表示　176
栄養表示　176
　——基準　155
エキス成分　61
エネルギー　158
　——量　23
エノキダケ　51

239

エバミルク　69
エビ　64
エマルション　68，191，203
エラスチン　56
エリスリトール　78
エリタデニン　50
エルカ酸　74
エルゴステロール　50
エルシン酸　74
えん下困難者用食品　167
エンドウ　36

オイゲノール　83
おいしさ　216
大麦　28
オキシミオグロビン　57
落としぶた　222
オボアルブミン　70
オボトランスフェリン　70
オボムコイド　70
オボムシン　70
オリゴ糖　94
オリゼニン　25
オリーブ油　76
温泉卵　72

か　行

塊茎　30
解硬　56，197
塊根　30
介入試験　164
カカオバター　86
カカオマス　86
科学性食中毒　126
科学的根拠　169
カキ　47，64
カキタンニン　47
核果類　44
加工食品　153
加工助剤　160
加工乳　67
花菜類　44
過酸化脂質　135
果実　226
過剰摂取　157
カゼイン　65，205
　──ミセル　65
脚気　188
褐藻類　52
褐変（化）　197，206，209
割卵検査　73
カテキン　85
カード　65

加糖練乳　69
カニ　64
加熱調理操作　219
カビ毒（マイコトキシン）　126，136
カーフ　58
カフェイン　85，86
カプサイシン　83
カプセル　175
芽胞　122
カボチャ　43
カーボンフットプリント　10
下面発酵　87
カラザ　70
硝子質小麦　26
カリウム（K）　99
カリステフィン　49
カリフラワー　44
カルシウム（Ca）　99，162
カロテノイド　101
環境汚染物質　127
観察試験　164
乾式加熱　221
乾性油　74
寒天ゼリー　231
官能検査法　63
官能評価　218
寒梅粉　26
簡略名　144

キウイフルーツ　49
危害　113
規格基準型特定保健用食品　162
キクイモ　33
キクラゲ　52
気孔　70
生地　226
気室　70
キシリトール　78
寄生虫症　129
既存添加物　142
キチン　64
絹ごし豆腐　35
機能性食品　106
きのこ　124
気泡性　72
基本5味
キモシン　65
キャッサバ　33
キャノーラ種　74
キャベツ　39
キャリーオーバー　161
キュアリング　198
牛海綿状脳症　178
牛脂　56

急速脱水乾燥　189
急速凍結　211
牛肉　58
牛乳　66，201，229
吸油　223
キュウリ　43
　──アルコール　43
強化米　26，185，189
凝固剤　192
凝固性　72
行事食　236
供食　236
凝乳酵素　205
強力粉　27
魚介類　59，227
筋原繊維　55
　──たんぱく質　55，61
菌根菌　49
均質化　66，201
筋収縮　55
筋周膜　54
筋漿（筋形質）　55
菌床栽培　50
筋漿たんぱく質　55，61
筋小包体　55
筋上膜　54
筋節　60
筋繊維　54
筋束　54
ギンナン　38，124

グアニル酸　50
　──ナトリウム　80
ククルビタシン　43
クチクラ層　70
クッキングエクストルーダー　105
クックチルシステム　221
組換え DNA　178
グラコノ-δ-ラクトン　35
クラブ小麦　26
クリ　38
グリアジン　27，190
グリコアルカロイド　193
グリシニン　33，191
グリチルリチン　79
クリプトキサンチン　47
クリーム　68，202
クルクミン　84
グルコノデルタラクトン　192
グルコマンナン　32
グルタミン酸　53，56
　──ナトリウム　80
グルテニン　190
グルテリン　27，190

索　引

グレインウイスキー　88	五訂増補日本食品標準成分表脂肪酸成分表編　23	3色食品群　15
グレープフルーツ　47		酸敗油脂の判定方法　135
クロシン　84	コーデックス（Codex）　117, 142, 147	残留農薬　138
クローブ　83		──のポジティブリスト制度　149
クロロフィル　101	コーヒー　86	
	コプラ　37	ジアリルジスルフィド　41
鶏脂　56	糊粉層　188	シイタケ　50
K値　63	ゴボウ　42	塩漬け　198
桂皮酸メチル　51	ゴマ　37	シガテラ毒　62
鶏卵　73, 178, 228	ゴマ油　37, 75	シガトキシン　62
ケーシング　200	古米　24	ジカルボニル化合物　209
血液　178	古米臭　25	嗜好　218
結合水　210	小麦　26	死後硬直　56, 197
結着剤　198	小麦粉の調理　226	脂質　21, 159
結着性　198	米　24, 225	シス型　130
欠乏　157	米油　25, 74	システム認証　149
金絲（ゲネスー）　231	コラーゲン　56	シソ　40
ケフィール　69	コレステロール　22	シソニン　40
ゲル化　191, 205	コロイド　105	湿式加熱　221
ケルダール分解法　156	コングリシニン　191	疾病のリスク低減表示　177
検疫所　115	コーングリッツ　190	指定感染症　128
減塩醤油　81	根菜類　42	指定添加物　142
減菌　132	混成酒　86	シトロネラール　83
健康食品　168, 169, 171	コンデンスミルク　69	シナモン　83
健康増進法　18	コンニャクイモ　32	シニグリン　83
健康表示　176	コーンパフ　190	渋切り　227
原産国表示　161	コンブ　53	脂肪球　65
原産地表示　161	コーンフレーク　190	脂肪酸　22
原木栽培　50		ジメチルスルフィド　52
玄米　25, 187	さ　行	霜降り肉　56
		ジャガイモ　31, 124, 226
こいくち醤油　81	細菌　126	JAS規格　175
高温短時間殺菌法　69	細菌学的方法　63	JAS法　144, 153
硬化油　76	細菌叢（フローラ）　107	ジャワ型米　24
香魚　64	細菌性食中毒　120	11Sグロブリン　33
仔牛肉　58	最大死後硬直　57	シュウ酸カルシウム　32
香信　50	最大氷結晶生成温度　134, 211	自由水　210
公正取引委員会　175	サーカディアンリズム　216	熟成　56, 197
紅藻類　52	魚臭さ　62	主菜　16
紅茶　85	サキトキシン　63	主食　16
高野豆腐　35	桜肉　59	旬　61
凍り豆腐　35, 191	殺菌　132	準強力粉　27
国際標準化機構　149	サツマイモ　31	準仁果類　44
国際連合食料農業機関（FAO）　18, 117, 176	サトイモ　32	ショウガ　42
	砂糖　77, 230	──オール　43
国立健康栄養研究所　169	サバ　64	使用基準　146
ココア　86	サフラン　84	条件付き特定保健用食品　162
──パウダー　86	サポニン　34	錠剤　175
ココナッツ　37	サラダ油　77	上新粉　26
──ジュース　37	サラミソーセージ　200	脂溶性ビタミン　97
──ミルク　37	酸化防止剤　198	醸造酒　86
コショウ　83	漿果類　44	しょうちゅう　88
骨格筋　54	サンショウ　83	焼酎乙類　88
骨粗鬆症　163	サンショオール　83	焼酎甲類　88

241

消費期限　154	スクラロース　79	タマネギ　41
賞味期限　153	スタキオース　34	ターメリック　84
上面発酵　87	スターター　68	タラ　64
醤油　81	ステビオシド　79	単行複発酵酒　86
蒸留酒　86, 88	ストレッカー分解　197, 209	単式蒸留しょうちゅう　88
食育基本法　2	すまし粉　35	淡色野菜　39
食塩　80, 225	スルフォラファン　44	炭水化物　22, 93, 156
食塩相当量　22		単糖　93
食事環境　236	生活習慣病　6	たんぱく質　21, 33, 92
食事設計　216	制限アミノ酸　190	――の変性　232
食事摂取基準　16, 92	清酒　87	単発酵酒　86
食事バランスガイド　16	成人病　5	
食酢　81	生鮮食品　153	血合筋　60
食生活指針　16	生態系ピラミッド　3	チアミン　188
食卓構成　236	生乳　66, 178	――欠乏　188
食中毒統計　118	精白　25	蓄積脂質　56
食肉　227	製品認証　149	チーズ　68
食品安全委員会　114, 115, 116, 154, 172	生物濃縮　3, 138	窒素―たんぱく質換算係数　21
食品衛生管理者　116	製粉　184, 188	チャーニング　68, 203
食品衛生法　17, 113, 115	成分基準　178	チャビシン　83
――6条4号　141	成分調整乳　66	中間水分食品　131, 210
――第48条　116	精米　187	中力粉　27
食品構成　235	世界貿易機関（WTO）　176	腸管出血性大腸菌　120
食品成分表　18	世界保健機関（WHO）　117, 176	超高温殺菌法　69
食品添加物　141	セサミン　37	調味操作　225
――公定書　142	赤血球凝集素　191	調理　218
食品，添加物等の規格基準　177	ゼラチンゼリー　231	
食品の変質防止法　131		ツェイン（ゼイン）　29
植物ステロール　34	総合栄養食品　168	ツキヨタケ　51
植物性自然毒　124	即席麺　189	
植物性油脂　74	組織脂質　56	テアニン　85
食物アレルギー　147	ソーセージ　199	テアフラビン　85
食物繊維　22, 95	その他の機能強調表示　177	テアルビジン　85
食物連鎖　3, 8, 123	ソバ　30	低温殺菌法　201
白玉粉　26	ソラニン　31, 193	低温保持殺菌法　69
白小麦　27	ソルビトール　46, 78	低脂肪牛乳　66
仁果類　44		低たんぱく食品　167
新感染症　128	**た 行**	テオブロミン　86
真空調理法　224		テクスチャー　105
神経管閉鎖障害　163	タイ　64	鉄（Fe）　99
ジンゲロン　43	ダイオキシン　138	テトロドトキシン　62
人畜共通感染症　129	ダイコン　42	デュラム小麦　26
シンナミックアルデヒド　83	大豆油　74	寺納豆　35
侵入経路　128	大腸炎患者用食品　168	転化糖　78
新米　24	堆肥栽培　50	テングサ　54
	耐用一日摂取量　138	電子レンジ加熱　224
酢　22	耐用週間摂取量　128	天然香料　142
水稲米　24	タケノコ　41	天然添加物　142
水分　21	タコ　64	でんぷん　189, 230
水分活性　131, 210	脱脂粉乳　202	――貯蔵組織　187
水溶性ビタミン　97	脱渋　48	――の糊化　184, 185, 189, 232
水様卵白　70	脱水状態の病者用食品　168	――の老化　189, 232
スギヒラダケ　51	脱ぷ　187	
	タピオカ　33	ドウ　188, 190

242

索引

銅（CU）　99
糖アルコール　78
トウガラシ　83
凍結変性　191
搗精　25, 184, 187
搗精歩留まり　25
等電点　92
豆乳　35
豆腐　226
動物性自然毒　123
動物性油脂　74
道明寺粉　26
トウモロコシ　29
　——油　29, 76
毒きのこ　51, 124
独占禁止法　175
ドクツルタケ　51
特定健康診査　7
特定原材料　159
特定保健指導　7
特定保健用食品　18, 106, 161, 169
特別牛乳　66
特別用途食品　18, 161, 166
ドコサヘキサエン酸（DHA）　59, 61, 207
トマトケチャップ　81
トマトピューレ　81
トランス型　130
　——不飽和脂肪酸　130
トランス脂肪酸　76, 130
トリアシルグリセロール当量　19, 21
ドリップ　133
鶏肉　59
トリプシンインヒビター　34, 185, 190
トリプトファン　190
トリメチルアミン　62
　——オキシド　62
トレハロース　50
トロポニン　56, 57
トロポミオシン　56
冬姑　50
豚脂　56

な 行

ナイアシン（ニアシン）　98
ナシ　46
ナス　43
ナスニン　44
ナタデココ　37
ナタネ油　74
ナチュラルチーズ　68, 204
納豆　35

ナトリウム（Na）　99, 159
7S グロブリン　33
生でんぷん　189
ナメコ　51
ナリンギン　47
にがり　35, 192
肉基質たんぱく質　55, 61
煮こごり　60
二条大麦　28
ニトロシルヘモクローム　199
ニトロソアミン　62
ニトロソミオクモローゲン　57
ニトロソミオグロビン（ニトロシルミオグロビン）　57, 199
二分脊椎　163
日本型米　24
日本食品標準成分表準拠アミノ酸成分表 2010　18, 23
日本食品標準成分表 2010　18
煮物の種類　222
乳飲料　68
乳化性　72, 230
乳酸　57
乳酸菌　203
　——飲料　69
乳児用調製粉乳　167
乳清たんぱく質　65
乳糖　66
乳糖省令　177
妊産婦・授乳婦用粉乳　167
ニンジオン　42
ニンニク　41
ぬか　222
ネギ　40
熱帯果類　44
濃厚卵白　70
濃縮乳　202

は 行

胚芽　188
胚芽米　25, 188
廃棄率　20
灰分　22
パインアップル　49
ハウ・ユニット（HU）　73, 206
麦芽　29
薄力粉　27
暴露　138
HACCP　147

　——システムの 12 手順　148
　——システムの 7 原則　148
バター　203
発酵茶　84
発酵乳　69
発色剤　198
発色助剤　198
馬肉　59
パネル　218
パパイヤ　49
ハム　199
パーム油　76
春小麦　26
春雨　36, 189
半乾性油　74
半発酵茶　84
非アルコール飲料　84
非加熱調理操作　219
ヒジキ　53
ヒスタミン　62, 64
ビスフェノール A　138
微生物性食中毒　119
微生物の生育　131
ビタミン　22, 97
ビタミン A　97
ビタミン B₁　97, 188
ビタミン B₂　97
ビタミン B₆　98
ビタミン B₁₂　98
ビタミン C　98, 192, 194, 196
ビタミン D　97
ビタミン E　94, 194
ビタミン K　97
ビタミン K₂　35
ビタミン U　39
ピータン（皮蛋）　74
びっくり水　227
羊肉　59
必須脂肪酸　96
ヒトエグサ　52
ビーフン　26, 189
ピーマン　43
氷菓　69
病者用食品　166
ビール　58, 87
品質表示基準　153
ファゼリオン　36
ファットスプレッド　76
フィコエリスリン　54
フィロズルチン　80
フォスファチジルコリン　72
不乾性油　74

243

副菜　16	防除　137	メチル水銀　128
副食　16	ホウレンソウ　39	メチルピリドキン　38
フグ毒　123	ホエイ　65，192，202	メトミオグロビン　57，199
複発酵酒　86	ホエイパウダー　202	メレンゲ　72
フコキサンチン　53	保健機能食品　18，166	もち　189
ふすま　27，28	保水性　198	もち米　24
腐生菌　49	ポストハーベスト　143	専ら医療品　173
普通筋　60	ホスビチン　71	モニタリング検査　115
普通小麦　26	保存基準　181	木綿豆腐　35
ブドウ　49	ホモゲンチジン酸　32，41	モモ　48
不当表示　175	ホンシメジ　51	モヤシ　36
腐敗　130		モルトウイスキー　88
腐敗食品の判定方法　134	ま　行	
不発酵茶　84	マイコトキシン　136	や　行
フモロン　87	マイタケ　51	薬事・食品衛生審議会　142
冬小麦　26	マーガリン　76	野菜　226
フラノクマリン　47	マグネシウム（Mg）　99	ヤシ油　37，76
フラボノイド　102，108，197	マーケットバスケット方式　146	やまのいも　32
ブランチング　196	マスキニン　191	ヤラピン　32
ブレスローの7つの健康習慣　6	マッシュルーム　52	
プレバイオテック　107	マツタケ　51	誘電加熱　219，223
ブレンデッドウイスキー　88	――オール　51	誘導加熱　219，224
プロスキー法　156	マヨネーズ　80	油脂　74，229
プロセスチーズ　68，204	慢性腎不全患者用食品　168	油中水滴型　203
ブロッコリー　44	マンニトール　53	輸入食品　115
プロバイオテック　107		湯葉　35，192
プロパンチア-S-オキシド　41	ミオグロビン　55，57，62，197，198	
プロビタミン　97	ミオシン　56，57，198	葉菜類　39，222
ブロメライン　49	――フェラメント　55	葉酸　98，163
プロラミン　190	味覚修飾物質　49	溶出試験　138
粉状質小麦　26	味噌　81	ヨウ素　52，53
粉乳　69	ミネラル　98	ヨーグルト　69
噴霧乾燥法　206	ミラクルフルーツ　49	4-メチルチオ-3-ブテニルイソチオシアネート　42
	みりん　81	
平行複発酵酒　86	ミロシナーゼ　42，83	ら　行
ペクチン　45，232		揉漬　207
――質　45	無機質　22	ライフサイクルアセスメント　10
ベーコン　199	蒸し加熱　223	ライ麦　30
ヘスペリシン　47	無脂肪牛乳　67	ライ麦パン　30
ベタイン　61	無洗米　26	ラクターゼ　66
ヘット　56	6つの基礎食品群　15	ラクトアイス　69
ヘテロサイクリックアミン　210	無糖練乳　69	ラクトース　66
ペピリン　83	無毒性量　145	ラクトフェリン　65
ヘマグルチニン　34	無乳糖食品　168	落花生　38
ヘム色素　101		ラード　56
ペラグラ　29	メイラード　186	ラミネート　213
ペリラアルデヒド　40	――反応　102，197，206，207，209，234	卵黄　70
ヘルシンキ宣言　164	命令検査　115	卵黄係数　73
ベンズアルデヒド　48	メタ重亜硫酸カリウム　87	卵殻　70
変性　185	メタボリックシンドローム（内臓脂肪症候群）　6	卵殻膜　70
放射性物質　8，100，139	メチオニン　190	
放射線　177		
――照射食品　139		

索　引

卵白　70

理化学的評価　218
陸稲米　24
リコピン　43
リシン　190, 210
リスク管理　114
リスクコミニケーション　114
リスク評価　113, 172
リスク分析　113
リゾチーム　65, 70
リナマリン　33
リベチン　71
両性イオン　92
緑黄色野菜　38, 194
緑藻類　52

緑茶　84
緑豆　36
リン（P）　99
リンゴ　46
倫理委員会　164

類別名　144
ルチン　30, 41

冷凍すり身　207
レシチン　34, 72, 191
レチノール　194, 197
レディートゥーイート食品　186
レトルト食品　187
レトルトパウチ食品　213
レンコン　42

連続式蒸留しょうちゅう　88
レンチオニン　50
レンチナン　50
練乳　69, 203
レンネット　65, 205

六条大麦　28

　　　　わ　行

ワイン　86
ワカメ　53
ワーキング　203
ワサビ　83

執筆者紹介

**吉田　　勉	東京都立短期大学名誉教授	
*佐藤隆一郎	東京大学大学院農学生命科学研究科教授	
*加藤　久典	東京大学総括プロジェクト機構特任教授	
藤原　葉子	お茶の水女子大学大学院人間文化創成科学研究科教授（1.1, 1.2）	
曽根　保子	お茶の水女子大学生活環境教育研究センター助教（1.3）	
大石　祐一	東京農業大学応用生物科学部教授（2.1, 2.2, 2.4）	
服部　一夫	東京農業大学応用生物科学部准教授（2.3, 2.5, 2.6）	
田村　倫子	東京農業大学応用生物科学部助教（3）	
小島　聖子	女子栄養大学生涯学習講師，戸板女子短期大学食物栄養科非常勤講師（4）	
清水　俊雄	名古屋文理大学健康生活学部教授（5）	
村田　容常	お茶の水女子大学大学院人間文化創成科学研究科教授（6）	
高崎　禎子	信州大学教育学部教授（7）	

（執筆順，＊＊監修者，＊編者）

食物と栄養学基礎シリーズ4　食べ物と健康

2012年3月30日　第一版第一刷発行　　◎検印省略

監修者　吉田　勉
編者　佐藤隆一郎
　　　加藤久典

発行所　株式会社　学文社
発行者　田中千津子

郵便番号　153-0064
東京都目黒区下目黒 3-6-1
電話　03(3715)1501(代)
http://www.gakubunsha.com

©Sato Ryuichiro, Kato Hisanori & T. Yoshida Printed in Japan 2012
印刷所　シナノ印刷㈱
乱丁・落丁の場合は本社でお取替します。
定価は売上カード，カバーに表示。

ISBN 978-4-7620-2262-3

食物と栄養学基礎シリーズ 全12巻

吉田 勉（東京都立短期大学名誉教授）監修

管理栄養士国家試験出題基準（ガイドライン）で求められる範囲を網羅しつつ、実際に専門職に携わるにあたり重要な知識や新知見を随所に取り入れ、実践に役立つ最新の内容となっています。その上で、専門分野を目指す方々だけでなく、広く一般にも興味が涌くような内容となるよう、図表、用語解説やコラムなども豊富に盛り込んでいます。

各B5判/並製

（未刊は仮書名）

1 『公衆衛生学』 栗原伸公編著
  （978-4-7620-2260-9・予価2800円）
2 『生化学基礎』 高畑京也・堀坂宣弘・正木恭介編著
  （978-4-7620-2220-3・本体2300円）
3 『解剖・生理・病理』 飯嶋正広・栗原伸公編著
  （978-4-7620-2261-6）
4 『食べ物と健康』 佐藤隆一郎・加藤久典編
  （978-4-7620-2262-3・本体2800円）
5 『食品衛生学』 石綿肇・西宗髙弘編
  （978-4-7620-2263-0）
6 『調理学』 南道子・舟木淳子編著
  （978-4-7620-2264-7）
7 『基礎栄養学』 佐藤隆一郎・加藤久典編
  （978-4-7620-2265-4・本体2500円）
8 『応用栄養学』 布施眞里子・篠田粧子編著
  （978-4-7620-2266-1・本体2200円）
9 『栄養教育論』 土江節子編
  （978-4-7620-2267-8）
10 『臨床栄養学』 飯嶋正広ほか編
  （978-4-7620-2268-5）
11 『公衆栄養学』 栗原伸公ほか編
  （978-4-7620-2269-2）
12 『給食経営管理論』 名倉秀子編
  （978-4-7620-2270-8）